AF240723

DE

L'HUILE DE FOIE DE MORUE

ET

DE SES SUCCÉDANÉS.

DE L'HUILE

DE

FOIE DE MORUE

ET

DE SES SUCCÉDANÉS

Par F. DUBOIS,

Docteur en médecine, lauréat des Sociétés impériales de médecine de Marseille
et de Toulouse, de la Société royale de médecine de Gand ;
membre correspondant de la Société médicale d'émulation de Paris,
des Sociétés impériales de médecine de Bordeaux, Lyon, Marseille, Toulouse ;
de la Société des Sciences médicales et naturelles de Bruxelles,
des Sociétés de médecine d'Anvers, Bruges, Gand, etc.

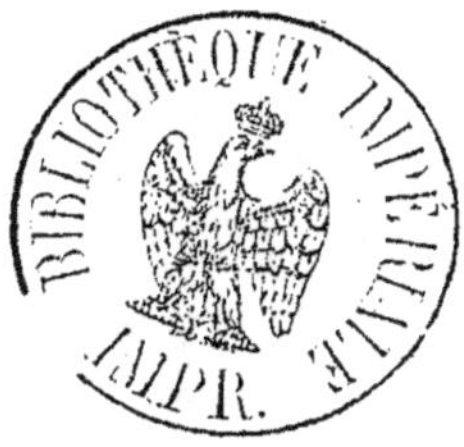

PARIS

LIBRAIRIE DE P. LETHIELLEUX,
RUE BONAPARTE, 66.

TOURNAI

LIBRAIRIE DE H. CASTERMAN,
RUE AUX RATS, 11

H. CASTERMAN
ÉDITEUR.
1861

PROPRIÉTÉ.

PRÉFACE.

L'ouvrage que je soumets au jugement du public, a été présenté, en 1854, à l'Académie de médecine de Paris, en réponse à la question : « De l'huile de foie de morue considérée comme agent thérapeutique » (1).

L'illustre compagnie m'a fait l'honneur de lui décerner une mention honorable, et j'ai la conviction qu'il eût été couronné (2), si, par une anomalie qu'il serait peut-être bien difficile d'expliquer, l'on n'avait admis au concours un mémoire du docteur Taufflieb couronné, en 1852, par la

(1) Concours pour le prix de l'Académie.

(2) Voir le rapport sur les mémoires envoyés au concours, lu par M. Gibert, secrétaire annuel, au nom d'une commission composée de MM. Guénau de Mussy, Roche, Guibourt, Bouvier, et Gibert rapporteur (*Académie de médecine de Paris, séance publique annuelle du 12 décembre 1854*).

société medico-pratique, et publié à Paris, en 1853, sous le titre : « De l'huile de foie de morue et de son usage en médecine » (1).

Quoiqu'il en soit, l'Académie en citant mon travail avec éloge, m'a imposé, en quelque sorte, l'obligation de le revoir avec soin, afin de le rendre plus digne encore de son suffrage. J'ai fait tous mes efforts pour m'acquitter de cette dette; et depuis six années je n'ai pas cessé de m'occuper, très-activement, du perfectionnement de mon œuvre.

Aussi cet ouvrage, bien que différant peu, quant à la forme et à l'ordre dans lequel il est disposé, au mémoire adressé, il y a six ans, à l'Académie de médecine de Paris, en diffère beaucoup par l'étendue, par le choix et par le nombre des matériaux qui s'y trouvent rassemblés. C'est, en quelque sorte, un ouvrage nouveau, comme on peut s'en assurer en le comparant au mémoire qui a pris part au concours de l'Académie.

____

(1) Le mémoire de Taufflieb, couronné par l'Académie, a été remis au secrétariat de la société avant le 1er mars 1854, peu après, comme on le voit, la publication de son ouvrage sur le même sujet. Ne faut-il pas conclure de là que le premier n'est qu'une copie du second, et que Taufflieb, en le soumettant au jugement de l'Académie, ne pouvait s'empêcher de faire connaître qu'il en était l'auteur? Cette conclusion est d'autant plus fondée que l'ouvrage du praticien de Barr, qui a reçu les honneurs de la publicité, est rempli d'observations qui lui sont personnelles. Or, le réglement de l'Académie, comme celui de tous les corps savants, etc., porte : « Tout concurrent qui se sera fait connaître directement ou indirectement, sera, par ce seul fait, exclu du concours » (*Décision de l'Académie, du 1er septembre 1838*).

Au reste, bien que j'ai suivi, en le composant, le précepte de Boileau :

> Hâtez-vous lentement ; et sans perdre courage,
> Vingt fois sur le métier remettez votre ouvrage;

je ne puis me dissimuler tout ce qu'il laisse encore d'imparfait ; aussi je sens vivement combien j'ai besoin de l'indulgence du public ; je le prie de vouloir bien se rappeler toute la difficulté de ma tâche, et de croire que si je ne suis pas parvenu au but, j'ai du moins la conscience de n'avoir rien négligé pour y parvenir. Heureux si mon travail, fruit de longues et de consciencieuses recherches, atteint le seul but que je me suis proposé, celui d'apporter mon grain de sable à l'édifice de la science, et d'être, pour si peu que ce soit, utile à l'humanité.

L'HUILE DE FOIE DE MORUE

ET DE SES SUCCÉDANÉS.

LIVRE PREMIER.

CHAPITRE I.

COUP D'ŒIL HISTORIQUE SUR L'ACTION THÉRAPEUTIQUE DES CORPS GRAS.

L'emploi thérapeutique des corps gras remonte à une époque très-reculée. Nous lisons dans la Bible, que Tobie ayant pris un poisson monstrueux sur les bords du Tigre, l'ange Raphaël, qui l'accompagnait, lui dit : « *Exentera hunc piscem, et cor ejus, et fel, et jecur repone tibi ; sunt enim hæc necessaria ad medicamenta utiliter... Fel ejus valet ad unguendos oculos, in quibus fuerit albugo, et sanabuntur* » (*L. Tobiæ*, c. VI).

Hippocrate recommande l'huile d'amandes douces, ainsi que l'huile de sésame contre la phthisie (*Oper., edit. Foesii, p. 484, 407*). S'il faut en croire Fedotoff (*De oleo jecoris aselli*), le médecin de Cos aurait signalé l'huile de poisson comme un remède analeptique propre à combattre l'hystérie. Celse préconise contre la phthisie, l'usage externe de la graisse de mouton et de chèvre, ainsi que les frictions huileuses. (*L. I, c.* VIII, *l. III, c.* CXXII).

Pline (*Hist. natur., l. XXVIII, XXXII*) parle de l'huile de foie de dauphin, du foie de raie (*raya pastinaca L.*) de la graisse de phoque (*phoca vitulina L.*) et d'autres corps gras dont l'action thérapeutique était déjà connue de son temps. Il dit : « *Lichenas et lepras tollit adeps vitulini marini..... Quidam delphini jecur in fictili torrent, donec pinguedo similis oleo fluat, ac perungunt... Pruritum scabiemque non hominum modo sed et quadrupedum efficacissime sedat jecur pastinacæ decoctum in oleo. Podagris articularisque morbis utile est oleum in quo decocta sint intestina ranarum, item vituli marini cujus et adeps prodest... Omnium piscium fluviatilium marinorumque adeps liquefactus sole admixto melle, oculorum claritati plurimum confert.* » Le lait de femme est, d'après Pline, un remède avantageux contre les maladies du poumon. Il recommande contre la phthisie le lard d'une laie maigre, nourrie d'herbe, la graisse de porc, le beurre ainsi que la graisse de chèvre. Il rapporte que la mantèque, mélange de sang et de graisse d'autruche, était fort estimée, chez les romains, contre les douleurs rhumatismales et les tumeurs froides.

Aretée conseille, contre la phthisie, l'usage, tant interne qu'externe, de l'huile d'olives (*Op., l. I, c.* VIII). Marcellus, médecin romain qui vivait sous Marc-Aurèle, préconise la graisse de porc contre la même affection (*Van den Bossche, hist. medec.*). Cælius Aurelianus loue l'efficacité de l'huile d'olives contre les vers (*Oper., t. II, p. 340*). On voit figurer les huiles et les noix parmi les vermifuges recommandés par Alexandre De Tralles (*Epist. de Lumbricis,* etc.).

Un militaire, au service des Pays-Bas, le capitaine Geiger, qui a parcouru la Cafrérie et le pays des Hottentots, assure que l'huile de poisson est employée, de temps immémorial, comme remède populaire, par les habitants de ces contrées. Cette huile est préparée avec le foie d'une espèce de raie dont la queue est en forme de dard et qui est appelée vulgairement, par les Hottentots, Roch Pylstaart. [1]

La décoction de graisse de mouton dans du lait est, depuis bien des siècles, un remède populaire, en Angleterre, contre la phthisie (*Sales-girons*).

Nous avons parlé du rôle des corps gras dans la thérapeutique des anciens, venons maintenant à leur usage, dans des temps beaucoup plus rapprochés de nous.

P. Forestus signale l'utilité de l'huile de foie de morue, *gadus lota, L.*, contre les obscurcissements de la vue. « *Ex jecore cujusdam pisciculi, vulgari lingua à nostris dicti aelpuyik liquor quidam defluit, experimento certo obscuritati admodum commodus et utilis. Capitur autem hic piscis in aquis veelandiæ propè delphensem urbem* » (*Obs. et curat. medic.*, l. *XII*, p. *43*). Le même praticien a vu un jeune homme, de 18 ans, évacuer un grand nombre de vers après avoir pris un mélange d'huile d'olives et de suc de grenadier (*oper. cit.*, l. *XXI*, obs. xxvii).

Rondelet (*De piscibus*, l. *I*, c. i — l. *XIII*, c. ix) parle de l'huile de humantin (*squalus centrina L.*) contre le squirrhe du foie, l'hydropisie et les douleurs articulaires. Il fait également mention de l'emploi du foie de raie contre la démangeaison. « Le foie de raie, dit-il, avec le fiel, est

---

[1] Tout porte à croire que ce poisson est, soit la pastenaque, *raya pastinaca, L.*, soit l'aigle de mer, *raya aquila, L*

bon contre la mangeson au lieu du foie de la pastenague (*loc. cit.*, *l. XII*, *c.* xvii).

Dodoens (*Prax. medic.*) recommande contre la toux les frictions sur la poitrine avec l'huile d'amandes douces, la graisse de poule ou celle de chapon. Au rapport d'Ambroise Paré, l'huile d'olives, prise par la bouche, fait périr les vers (*Oper.*, *l. XX*, *c.* v).

Schenckius cite le cas d'un espagnol qui fut guéri d'un cas de phthisie des plus graves en se tenant à l'usage du pain et de l'huile, pour toute nourriture (*Obs. med.*, *l. XI*).

Olivier de Serres, dans son théâtre d'agriculture (*édit. de 1805, t. II, p. 691*) dit en parlant des remèdes à opposer à la phthisie : « Le malade se fera oindre, soir et matin, la poitrine, devant et derrière, avec l'huile d'amandes douces et beurre frès. »

L'huile de sésane est, au rapport de Prosper Alpin, un remède fréquemment employé, en Egypte, dans différentes maladies de la peau (*De plantis Ægypti, p. 99*).

Rivière regarde l'huile de pieds de veau comme un remède excellent contre la goutte (*Prax. medic.*, *l. XVI*, *c. 1*). Il affirme que l'huile d'olives est un remède populaire contre les vers (*Ibid. l. X*).

La graisse de daim, associée au lait, est, d'après Scroeder, un remède utile contre la phthisie ; il recommande l'huile de lote, *gadus lota, L.*, ainsi que la graisse de caille contre les taches de la cornée (*Pharm. medico-chim. l. V, p. 682*).

Macasius, en 1654, recommande la graisse de serpent contre les scrophules (*Prompt. mat. med.*).

En Écosse, on donne, depuis deux cents ans, du lard frit

et salé aux rachitiques (*Trousseau, ann. de Bouchardat, 1857*).

P. Borelli (*Hist. et obs. medico-phys., cent.* IV, *p. 269*), Hartmann (*Prax. chym., p. 95*), Lanzoni (*Zoologia parva, c.* XIII) et Ettmuller (*oper., t. I, p. 815*) ont signalé, après Forestus, l'utilité de l'huile de foie de lote, *gadus lota, L.*, contre les taches de la cornée.

P. Borelli, en 1657, parle de l'usage qu'on faisait, à cette époque, du beurre de femme pour combattre la phthisie (*loc cit., cent.* III, *obs.* XXCII).

Fr. Hoffmann a employé avec succès la graisse de chien contre la phthisie (*Med. rat. system., t. IV., c.* x). Il vante les heureux effets des huiles en application locale dans plusieurs affections du cuir chevelu. « *Nihil ad reprimenda capitis ulcerosas efflorentias reperitur Valentius quam pinguia oleosa* » (*ibid. t. III, p. 189*).

Le beurre est, pour Lanzoni, un remède fort efficace contre la phthisie et l'ophthalmie (*Oper., t. I. p. 394*).

Michel de Heredia, médecin de Philippe, roi d'Espagne (*oper., Lyon 1665*), et Fonseca, célèbre médecin portugais (*Consult. med.*), ont recommandé contre la phthisie les frictions avec la graisse de vipère, le long de l'épine dorsale.

Louis de Serres, 1669, dit que « l'huile d'amandes douces est grandement profitable aux phthisiques » (*La véritable médec. opposée à l'erreur, etc. Lyon, 1669*).

Wedel affirme que l'usage interne de la même graisse lui a réussi dans deux cas de phthisie (*Miscell. cur., an 1671, p. 207*).

Jérôme Reusner préconise la graisse de hérisson contre la goutte (*obs. 115*).

*

D'après Lanzoni, le Salmone thymalle, *Salmo thymallus, L.*, fournit une graisse d'une belle couleur rougeâtre, qui est employée contre les taies (*loc. cit., cap.* XIX).

Morton conseille contre la phthisie l'usage fréquent des corps gras à l'intérieur, mais surtout l'huile de lin récente (*Phthisiol., l. II, c.* VIII).

Baglivi vante le beurre associé au sucre contre les toux catarrhales les plus intenses (*Prax. med., l. I, p. 115*).

Rosinus Lentilius faisait recouvrir la poitrine des phthisiques d'une forte couche de graisse de chien (*Miscell. medico-pract.*).

Lemery prétend que la chair de l'ange de mer, *squalus squatina, L.*, qui contient, selon lui, de l'huile, en abondance, « est propre pour les maladies de consomption et pour ceux qui tombent en chartre. » Il dit que les Indiens font beaucoup de cas de la graisse de mangouste contre les scrophules, le rhumatisme et la goutte (*Dict. des drogues*).

L'huile d'olives est, d'après Andry, un remède efficace contre les vers (*De la génération des vers*).

Labat (*Hist. nat. des Antilles*) raconte que la graisse de serpent est fort estimée, dans cette contrée, contre le rhumatisme et la sciatique.

P. Hermann fait mention de l'utilité de la graisse de héron, unie à celle de caille, de la graisse du *salmo thymallus* contre les taches de la cornée; de la graisse de daim et de celle de cheval contre la phthisie; de la graisse d'anguille et de chat contre les affections articulaires (*Cynosura mat. medic., t. III*).

Passerat de la Chapelle (*Anc. journ. de médec., t. VI, p. 305*), Binet (*id. op., t. XV, p. 214*), Baumes (*ibid., t. LVI, p. 406*), ont publié des faits en faveur de l'effi-cacité de l'huile de noix contre le ténia.

Nous lisons dans Morgagni un cas de guérison de phthi-sie, à l'aide de l'huile d'amandes douces (*De sedibus et causis morb., epist. 15, c.* XXI).

L'huile de foie de morue, mais surtout l'huile de baleine, est un remède populaire connu depuis nombre d'années en Allemagne, en Angleterre, en Belgique, en Hollande, etc. Katsenberger dit que son père, vieillard de quatre-vingt dix-huit ans, lui a raconté que dès le commencement de sa carrière médicale, l'huile de foie de morue était déjà considérée comme un remède puissant contre la goutte (*Hufeland journ., 1824*).

D'après Bardsley (*Med. reports, London 1807, p. 20*) dès 1766, l'huile de foie de morue était employée contre le rhumatisme à l'infirmerie de Manchester où elle avait été introduite par le Dr Kay. Percival, en 1771, (*Percival's med. essays, p. 354*), Darbey et Conspruch, vers la même époque, signalent l'utilité de l'huile de foie de morue con-tre cette maladie.

Gunther se rappelle que, dès son enfance, en 1778, ce remède était fort en vogue contre la goutte, à Hardenberg, sa ville natale (*Hufeland journ., 1824*).

Les paysans de la Basse-Saxe, s'il faut en croire Sandi-fort, font usage de l'huile de baleine contre les vers (*The-saurus dissert., v.* I, *p. 267*).

Kopp assure que l'huile de baleine est employée, depuis fort longtemps aux Indes occidentales et principalement à l'île de la Trinité, pour combattre les scrophules, le scorbut, les maladies de la peau et du foie (*Denkwürdigkeiten in der aerzliche, prax. Bd.* IV).

Heberden administrait l'huile de lin en lavements contre les ascarides vermiculaires (*Med. transact., v.* i, *p. 49*).

Gouan se loue des effets avantageux qu'il a obtenus de l'huile de noyer contre le leucoma (*Mémoires de la soc. de médecine de Montpellier*).

Dehaen, en 1775, fait les plus grands éloges de l'huile de lote contre les taches de la cornée (*Rat. med., pars dec., c.* vi, *p. 457*).

Samuël Moore affirme, dans une thèse soutenue à Edimbourg, vers 1781, que l'huile de foie de raie est un remède vulgaire, en Ecosse, contre le rachitisme (*Webster, medicinæ prax. systema, etc. t. III, p. 85*).

Jeze, en 1783, (*Anc. Journ. de méd., t. LXIX, p. 439*) et Meyer (*Mercure génér. de l'Europe, an. 1787*) citent des faits qui déposent en faveur de l'huile de noyer contre les taches de la cornée.

Beddoes, d'après Salles–Girons (*Méth. fumigat de la phthisie, etc.*) administrait les corps gras, à l'intérieur et à l'extérieur, pour combattre la phthisie.

Marino, Malacarne, Masino, Camuzzoni, Marcolini ont employé avec succès l'huile d'olives contre le rhumatisme (*Giacomini., Trait. de mat. médic. et de thérap., p. 506*).

Thumberg rapporte que le beurre salé passe, au Japon, pour un remède efficace contre la phthisie (*Voy., t. III, p. 52*).

Ainslie raconte que la graisse de dindon est employée à l'intérieur, chez les indiens, dans les affections paralytiques ainsi que dans la raideur des articulations (*Mater. med. indic., t. II. p. 200*). Il dit que les médecins indous attribuent à la chair de requin, *squalus carcharias*, L., des propriétés particulières dans plusieurs maladies, mais surtout dans le rhumatisme (*loc. cit., t. II, p. 399*).

Labillardière a obtenu les résultats les plus avantageux de l'huile d'olives, à hautes doses, contre le ténia. (*Mérat. et De Lens, oper. cit.*)

Hull, 1801, rapporte un cas d'ostéomalaxie avantageusement combattu par l'huile de foie de morue. (*Translation of Baudelocque's memoirs on the cesarian oper, Manchester, 1801, p. 159*).

Gouan a été plusieurs fois témoin de l'efficacité de l'huile d'olives, contre certaines taies de la cornée (*Journ. génér. de médec., t. XXVIII, p. 460*).

Les essais tentés par Oliviero, 1810, tendent à prouver l'efficacité de l'huile de radis dans les affections rhumatismales et pulmonaires (*Kluyskens, ann. de littér. méd. étrang., t. X, p. 600*).

Caulet de Veaumorel dit que la graisse d'hippopotame est considérée, au cap de Bonne-Espérance, comme un remède excellent contre la phthisie. (*Dict. encycl., t. IX, p. 119*).

Dès 1817, MM. Van den Bosch, de Rotterdam (*Geneeskundige Waarnemingen, Utrecht 1825*), et Bodel, de Dordrecht (*ibid*), constatent l'utilité de l'huile de foie de morue contre le rachitisme.

Ritter, 1823, cite des faits à l'appui de l'efficacité de la graisse d'ours contre les taches de la cornée (*Rev. médic., t. X, p. 449*).

La graisse de serpent est, au rapport de Denham et Clapperton, une espèce de panacée, chez les Arabes. (*Voyages dans le nord et le centre de l'Afrique*).

Schenck, de Siegen, publia, en 1822, (*Hufeland Journ.*)

une série de recherches sur l'huile de foie de morue qui attirèrent particulièrement l'attention des praticiens, sur cè remède, et contribuèrent beaucoup à le faire entrer définitivement dans le domaine de la thérapeutique. Depuis cette époque, des recherches multipliées, sur ce point, ont été publiées en Angleterre, en Allemagne, en Belgique, en France et dans d'autres pays.

Avant de terminer ce coup d'œil historique, je dois signaler les essais, tentés, dans ces derniers temps, par différents praticiens, pour remplacer l'huile de foie de morue par d'autres corps gras, moins désagréables à prendre et plus à la portée de toutes les fortunes (1).

L'un des premiers, j'ai cherché à appeler l'attention des praticiens sur ce point, en proclamant l'unité d'action thérapeutique des corps gras (2), et en signalant les résultats avantageux que j'avais obtenus de l'huile de pavot, dans le traitement du rachitisme et des scrophules. Mes recherches, sur ce point, ont été publiées, il y a bientôt vingt ans, dans les *Annales et Bulletin de la société de médecine de Gand* (*Bull., 1841, p. 245. — Annal., 1844, p. 25*). Trousseau les cite, avec éloge, dans son excellent traité de thérapeutique et de matière médicale (3e édit., t. i, p. 283).

(1) Nous extrayons de l'ouvrage de Hogg (Etude sur l'huile de foie de morue) le tableau suivant, indiquant le prix des diverses huiles de foie de morue :

1° L'huile noire du commerce se vend, les 1000 gram. . . . fr. 4
2° L'huile brune it. 5,50
3° L'huile blonde it. . . . . , ... 6
4° L'huile blanche it. 7
5° L'huile vert-doré, dite, dans le commerce, huile de foie de morue
    de Hogg, le flacon triangulaire. 8

(2) On trouvera, dans le cours de cet ouvrage, des preuves nombreuses à l'appui de cette vérité, qui souffre bien peu d'exceptions.

Depuis, des tentatives analogues ont été faites, en différents pays, et avec non moins de succès, par des médecins, dont l'autorité est d'un grand poids : en Allemagne, par Popken qui a tenté l'usage du lard rôti, chez les scrophuleux (*Wochenscrift für die gesammte Heikunde, 1841*); en Angleterre, par Duncann et Nunn, qui ont cherché dans l'huile d'amandes douces un remède pour combattre les scrophules (*Bull. de thérap., 1850, p. 92*), par Thompson, l'un des plus célèbres médecins de la Grande-Bretagne, qui a publié des recherches fort intéressantes sur l'utilité de l'huile de coco et de pieds-de-bœuf dans la phthisie (*Bouchardat, ann. cit., 1853 — Bull. de thérap., an. 1854*); en France, par le professeur Trousseau, qui a constaté que le lait, la graisse d'oie sapide, mais surtout le beurre, sont d'excellents moyens pour combattre le rachitisme (*Bouchardat, loc. cit., 1847*).

CHAPITRE II.

ACTION PHYSIOLOGIQUE DES CORPS GRAS.

Les effets produits par les corps gras, sur l'économie, sont variables. Essayons de mettre de l'ordre dans leur énumération, en rattachant les effets aux organes où ils se manifestent.

§ I.

ACTION DES CORPS GRAS SUR LE TUBE DIGESTIF.

Tout porte à croire, qu'une partie seulement des matières grasses ingérées dans le canal digestif, pour peu qu'elles soient en quantité notable, est absorbée par le chyliferès. Le reste est éliminé par différents émonctoires. C'est presque toujours la partie inférieure du conduit alimentaire qui est chargée de cette fonction. Alors l'impression produite par le corps gras (s'il est en quantité notable) sur la muqueuse digestive, y occasionne des évacuations alvines plus ou moins abondantes, plus ou moins nombreuses, peu séreuses, presque exclusivement formées de matières stercorales, mélangées avec une quantité plus ou moins grande de graisse.

L'observation semble prouver, que toute la partie grasse des aliments qui n'a pu être émulsionnée par le suc pancréatique, est évacuée par cette voie ; car la sécrétion du pancréas paraît exercer une grande influence sur la quantité de graisse contenue dans les fèces. Dans sept cas de maladie du pancréas, où cette glande était plus ou moins détruite, l'examen des selles a montré une grande quantité des matières grasses de l'alimentation (*Eisenmann*). Jeffrey et Lussana (*Gaz. med. lombarda*) citent des faits analogues. Si on détruit le pancréas, chez des chiens, l'amaigrissement fait des progrès rapides, et les matières grasses de l'alimentation se retrouvent, en grande partie, dans les matières fécales (*Cl. Bernard*).

On considère, assez généralement, les matières grasses comme indigestes, et l'opération qui doit les convertir en chyle comme, étant souvent pénible et lente. Cela peut être vrai, pour ces substances prises en trop grande quantité, mais je ne puis croire qu'il en soit ainsi quand on les ingère en quantité modérée ; car nous en consommons, presqu'à tous nos repas une assez grande quantité, sans en ressentir, presque jamais, la moindre gène, la moindre impression pénible à l'estomac. Il est un fait fréquemment observé, par les praticiens, et qui prouve, de la manière la plus évidente, combien l'on s'exagère les propriétés indigestes des corps gras. En effet, ne voit-on pas, chaque jour, des malades dont l'estomac ne peut supporter, même les aliments les plus légers, et qui, cependant, digèrent, à merveille, l'huile de foie de morue, même à une dose assez élevée ?

Comment une substance qui, on peut le dire, n'a pas besoin d'être digérée, peut-elle devenir d'une digestion difficile ? Ne sait-on pas, surtout, depuis les belles recherches de L. Corvisart, que les matières grasses nourrissent d'emblée et, sans devoir subir aucun changement de la part des organes digestifs? C'est un fait acquis à la science, que la matière grasse est absorbée en nature dans le tube digestif. Le suc gastrique n'a aucune action sur elle. Magendie a fait voir, depuis longtemps, que plus les aliments sont gras, plus il y a de graisse dans le chyle. Les expériences de Tiedmann et Gmelin (*Rech. sur la digestion*), celles, plus récentes de Sandras et Bouchardat, Blondlot, Delafond et Gruby, ont établi que les matières grasses, de nos aliments, pénètrent dans les vaisseaux chylifères et constituent le principe qui donne au chyle sa couleur blanche. Claude Bernard a constaté que ces matières, pour être absorbées, n'ont besoin que d'être émulsionnées par le suc pancréatique[1].

§ II.

ACTION DES CORPS GRAS SUR LE FOIE, LES POUMONS ET LES REINS.

D'après les recherches de Gluge et Thiernesse (*Bull. de l'Acad. roy. de méd. de Belgique,* an. *1843-1844.* — n. *9*), l'huile grasse, administrée soit en injections dans les veines, soit par la bouche, a une tendance naturelle à se déposer dans le foie, les poumons et les reins. A doses progressivement croissantes, elle détermine des accidents graves, tels que: l'hépatisation totale ou partielle des poumons, l'accumulation d'un fluide graisseux dans le parenchyme de ces organes ainsi que dans le foie, les reins et le sang, lésions qui peuvent se traduire par ces mots: poumons gras, foie gras et reins gras. Administrée en petite quantité et pendant peu de temps, elle disparait insensiblement du

---

(1) Déjà Eberle, en 1834, *Phys. der Verdauung, p.* 327, avait émis la même opinion.

sang et des organes où elle s'était fixée, et les animaux qui en usent continuent à se bien porter.

D'après Gluge et Thiernesse, l'huile grasse, introduite dans l'économie, n'éprouve aucun changement avant son arrivée dans les poumons, le foie et les reins. C'est seulement dans ces trois organes que sa transformation s'opère, et qu'elle concourt à la formation de l'urine et de la bile, et à la respiration, par sa combustion. Au reste, ces deux expérimentateurs avouent que cette manière d'interpréter l'action des huiles n'est qu'une hypothèse infiniment probable, et que tout est encore à prouver relativement à ce point de haute physiologie.

Le foie est, d'après Bouchardat, chargé d'éliminer de l'économie, l'excédent des matières grasses contenues dans le sang ainsi que la cholestérine, matière essentiellement destinée à être rejetée au dehors (*Mat. méd., t. 2, p. 113*). Bauër professe une opinion analogue, et il pense que l'huile ingérée passe dans la circulation, et qu'elle est ensuite éliminée, pour la plus grande partie, avec la bile (*Arch. de la méd. belge, sept. 1844*). Les observations de Klencke, qui a trouvé la bile saturée de graisse chez les animaux qui avaient pris de l'huile de foie de morue, semblent encore confirmer cette manière de voir (*loc. cit. p. 108*).

C'est un fait certain, mais peu connu, que les matières grasses, introduites dans l'économie, peuvent être éliminées par les voies urinaires. Des faits authentiques confirment cette assertion : Clauderus a vu une femme, de 35 ans, qui, de temps en temps, rendait, par les urines, pendant plusieurs jours de suite, des morceaux de graisse d'une certaine grosseur (*Miscell. cur., dec. 2, obs. 183*).

Rommélius dit qu'il n'est pas rare de voir de la graisse

dans les urines (*id. op., dec. III, obs. XIV*). Tulpius cite le cas d'une femme, de 70 ans, dont les urines et les fécès contenaient habituellement de la graisse (*Obs. med., lib. III, c. XIX*). Tiedmann et Gmelin ont trouvé de la graisse dans l'urine d'un chien, qui avait été nourri pendant quatre jours avec des corps gras (*Die Verdanung, nach versuchen*). Becquerelle a constaté que l'urine, à l'état normal, contient une faible quantité de graisse. Dans quelques urines, cette quantité peut être beaucoup augmentée (*Séméiotique des urines, p. 120*). Klencke dit qu'on rencontre, parfois, des globules de graisse dans les urines de ceux qui font usage d'huile de foie de morue (*loc. cit., p. 18*).

D'après Lehmann, l'urine de tortue contient de la graisse, en grande quantité (*Lehrbuch der physiol. chim*). Frerichs affirme qu'on rencontre habituellement de la graisse dans l'urine de chat bien portant (*Lang, de adipe in urina et renibus*). Lang a constaté, tout récemment, la présence de la graisse, en quantité notable, dans sa propre urine ainsi que dans l'urine de plusieurs chats et de plusieurs chiens. Il fait remarquer que sa quantité est moindre chez les animaux maigres, et plus forte chez ceux qui se nourrissent de chair que chez ceux dont l'alimentation est végétale (*loc. cit.*). Dans certaines maladies, les urines contiennent de la graisse, nous nous abstiendrons d'en parler, ne pouvant nous occuper ici que de l'urine à l'état normal.

Ce que nous venons de dire, sur la présence de la graisse dans les voies urinaires, peut expliquer, jusqu'à un certain point, les effets diurétiques qu'on voit, parfois, survenir à la suite de l'administration des corps gras, surtout de l'huile de foie de morue (1). En effet, Richter a fréquemment ob-

---

(1) Tout porte à croire, ainsi que le pense Bouchardat, que la plupart des

servé que cette huile activait la sécrétion urinaire (*Mediz Zeitung, 1835, n 26*). Sur 71 sujets, soumis à l'usage de l'huile de foie de morue, Reister a observé huit fois une accélération de la sécrétion des urines avec sédiment briqueté (*Trousseau, loc. cit., t. 1, p. 279*). Caron du Villards a expérimenté, sur lui-même, que l'usage de ce médicament déterminait, plusieurs heures après son ingestion, un flux abondant d'urines exhalant une odeur fétide (*Bull. génér. de thérap., mai 1834*). Pour ma part, j'ai quelquefois observé des effets semblables, et, toût récemment encore, j'ai vu l'usage de cette substance déterminer, chez un enfant rachitique, un flux abondant d'urines exhalant une odeur de poisson. D'autres observateurs, tels que Asmus, Bradsley, Oberghaus, Percival, Sandelin et d'autres ont également vu l'huile de foie de morue produire des effets diurétiques.

§ III.

ACTION DES CORPS GRAS SUR LA PEAU ET LE SYSTÈME PILEUX.

Des faits, bien constatés, établissent que la peau peut, dans certaines circonstances rares, il est vrai, servir à l'élimination des corps gras. Scroeder affirme qu'en Westphalie l'on est dans l'usage de faire boire aux blessés de l'huile d'olives avec de la bière chaude, en telle quantité que leur sueur exhale une odeur d'huile (*Pharm. medico-chim. p. 544*). Moellenbroc a observé une sueur huileuse, chez

médicaments qui sont éliminés par les reins agissent comme diurétiques, et que ceux qui sont éliminés par la peau agissent comme diaphorétiques, et ainsi de suite. Woelher dit que les sels qui sont éliminés par les urines agissent, pour la plupart, à la manière des diurétiques.

une jeune fille. Cette sueur durait le jour et la nuit, et paraissait n'avoir d'autre inconvénient que de tacher son linge (*Miscell., cur., dec. 1, an. 2, obs. XIX*). Mœbius (*Fund. physiol. c. III*) et Planque (*Bibl. chois de méd., t. 29, p. 517*) ont observé, chacun, un cas analogue. Simon Schulze, médecin à Thorn, a connu une fille, de 17 ans, qui avait chaque nuit une sueur oléagineuse, d'une odeur fétide (*Miscell. cur., déc. 1, an. 6-7, obs. 170*). Paullini rapporte qu'un moine qui avait l'huile en aversion et qui, par esprit de mortification, ne prit, pour toute nourriture pendant deux jours de suite, que du pain avec de l'huile, fut pris d'une sueur abondante qui avait entièrement l'odeur et la saveur de l'huile (*ibid., dec. 2, an. 5, app., p. 70*).

« Tous les êtres, dit Virey, exposés à un froid violent ont besoin de corps gras à l'extérieur, comme à l'intérieur. Aussi nous le voyons par les oiseaux et les phoques des régions glaciales, qui, dévorant des poissons huileux, sont gras, imprégnés d'une huile abondante qui pénètre la profondeur de tous leurs tissus jusqu'à la peau, d'où elle transpire par les pores. Il en est de même du Lapon, du Samoïède, du Labradorien, gorgés d'huile et de graisse ; leur peau la sue, et ils exhalent l'affreuse odeur de rance et de lard de veau marin » (*Dict. des. sc. méd., t. XIX, p. 304*). Fourcault a dit, tout récemment, dans un ouvrage couronné par l'Institut, que la peau exhale de la graisse, surtout quand le corps est en exercice (*Causes gén. des malad. chron., p. 177*). Reister a vu la transpiration contracter l'odeur d'huile, chez deux malades soumis à l'usage de l'huile de foie de morue (*Trousseau, loc. cit., t. 1, p. 279*). Moll, qui a expérimenté l'huile de foie de morue, sur lui-même, a observé que, pendant son usage, sa transpiration exhalait l'odeur de poisson (*Dr Moll in Schmidt Jahrbü-cher. Bd. 8, p. 143*). Magendie rapporte qu'un chien soumis à l'usage du beurre frais, pendant 68 jours, répan-dit, pendant toute la durée de l'expérience, une forte odeur d'acide butyrique. Son poil était gras, au toucher, sa peau était onctueuse et couverte d'une couche de graisse (*Rapp. fait à l'Ac. des. sc. au nom de la comm. dite de la gélatine*).

J'ai connu un valet de ferme dont la transpiration exhala une forte odeur de poisson pourri, pendant tout le temps qu'il fit usage d'huile de poisson (*huile des corroyeurs*), qui lui avait été prescrite, pour un rhumatisme chronique. Son linge était imprégné d'huile, au point que les personnes chargées de le nettoyer, s'en trouvaient incommodées.

L'ingestion des corps gras augmente quelquefois la tran-spiration cutanée. « Il est d'observation, dit Giacomini, que les huiles provoquent la sueur (*Trait. philos. et expér. de mat. médic., p. 506*). Sur 71 sujets soumis à l'usage de l'huile de foie de morue, Reister a vu, dans 12 cas, la transpiration augmentée. (*Trousseau, loc. cit.*) Percival, Sandelin, Oberghaus et une foule d'autres ont également constaté les propriétés diaphorétiques de l'huile de foie de morue.

On voit quelquefois l'usage des corps gras, surtout l'usage de l'huile de foie de morue, déterminer des éruptions cutanées. Sur 71 sujets soumis à l'usage de l'huile de foie de morue, Reister a vu deux fois de petites taches rouges avec prurit survenir à la peau (*Trousseau, op. cit., t.* I, *p. 279*). Klencke dit que sous l'influence de cette huile on voit fréquemment apparaître, à la surface cutanée, des éruptions pourprées, qui sont les crises de la maladie (*op. cit.,p. 18*). Duclos affirme que l'usage prolongé de l'huile de foie de morue détermine presque constamment à la peau, des éruptions vésiculeuses miliaires ou eczémateuses. L'eczéma produit par ce médicament, est simple; il occupe ordinairement toute l'étendue de la surface cutanée, et apparaît du 5e au 6e jour du traitement, puis cesse, le plus souvent, pendant toute sa durée (*Bouchardat, an. cit., 1847, p. 92*). D'autres praticiens prétendent également avoir vu survenir différentes affections cutanées à la suite de l'administration de cette huile. Pour mon compte, je crois avoir remarqué que c'est, presque toujours, à la suite de l'administration d'une huile dé foie de morue rance et de couleur foncée qu'on voit survenir les éruptions dont il s'agit. Rarement j'ai eu l'occasion d'observer de pareils éruptions après l'usage des huiles claires, dont l'emploi est aujourd'hui, presque généralement adopté.

Je suis très-porté à croire que l'usage des corps gras n'est pas sans influence sur le système pileux : comparez le poil satiné des animaux doués d'un certain degrés d'embon-point avec le poil terne et sec des animaux maigres; voyez le pélage luisant et de belle apparence des animaux dont le tissu adipeux est ordinairement très-développé, comme chez la plupart des herbivores; comparez le poil du cheval de peine, presque toujours, maigre, décharné, avec celui du cheval de maître, dont l'embonpoint est souvent remarquable. Remarquez la différence qui existe entre la chevelure d'un homme gras et bien nourri et celle d'un homme maigre, qui vit dans la misère et les privations, et vous serez amené à conclure que la graisse a sur le système pileux une influence qu'il serait difficile de contester.

J'ai connu un homme, de 60 ans environ, dont les cheveux frisèrent d'une manière notable après avoir pris pendant longtemps de l'huile de foie de morue, à une dose assez élevée (300 grammes par jour). Ses cheveux reprirent leur rectitude normale après qu'il eut cessé l'usage de l'huile, pendant un certain temps (1).

Faisons remarquer, en terminant ce paragraphe, que l'usage si répandu, de tout temps, des onctions graisseuses, de tout genre, pour activer la pousse des cheveux, pour remédier à leur aridité, à leur rudesse, etc., semble venir à l'appui de ce que nous venons de dire sur l'influence des corps gras sur le système pileux.

§ IV.

ACTION DES CORPS GRAS SUR LE SYSTÈME OSSEUX.

Un accoucheur belge, le Dr Hoebecke, prétend que l'huile de poisson, prise à l'intérieur, peut déterminer le ramollissement des os, surtout des os spongieux et des os plats. Il affirme avoir constaté, chez dix femmes, des rétrécissements du bassin survenus à la suite de l'administration de cette substance, contre des douleurs rhumatismales (*Bull. méd. belge, fév. 1838*). MM. De Lavacherie (*Ann. de la soc. de méd. de Gand, av. 1838*) et Simon (*ibid.*) professeur à l'université de Liége, ont rapporté des faits analogues.

(1) Ce fait pourrait paraître étrange, si l'on ne connaissait les singulières métamorphoses dont le système pileux est quelquefois le théâtre. Ne sait-on pas que les cheveux et la barbe peuvent changer presque subitement de couleur? Alibert (*Descript. des malad. de la peau*) parle d'une femme dont les cheveux frisaient beaucoup avant son mariage, et qui, à la suite d'une grossesse, perdirent cette qualité au point qu'il était impossible de les mettre en boucle.

Est-ce bien à l'huile, qui a été administrée, qu'il faut attribuer le ramollissement osseux dont il s'agit? Je ne le pense pas, et je crois qu'on peut interpréter ces faits d'une toute autre manière. Tout porte à croire, qu'ici l'ostéomalaxie a été confondue avec le rhumatisme. Le ramollissement des os, chez les adultes, est précédé ordinairement de douleurs vives, profondes, analogues à celles que font éprouver la goutte et le rhumatisme. En effet, l'histoire de la science contient des faits qui prouvent qu'on a pu quelquefois confondre ces deux affections. Abraham Bauda a vu un jeune homme qui, à l'âge de vingt ans, fut atteint d'ostéomalaxie et traité pour une affection rhumatismale (*Dehaën, Prœlect. acad.*) On sait, d'ailleurs[1], que le ramollissement des os survient surtout chez les individus profondément débilités par la misère et les privations de toute espèce, qu'il débute fréquemment après l'accouchement, et très-souvent pendant la gestation ; qu'il commence ordinairement par des douleurs dans les lombes et la région pelvienne, et qu'il donne lieu à un retrécissement du bassin différent de celui du rachitisme et analogue à celui signalé par les praticiens dont il vient d'être question.

On peut également soutenir que les déformations osseuses dont il s'agit ont été bien plutôt l'effet d'un rhumatisme chronique que de l'emploi de l'huile de poisson. D'après les observations de Morgagni, Lieutaud et d'autres, le rhumatisme peut donner naissance à l'ostéomalaxie. Cheselden, Ruysch, Albinus, Haller, Wenzel ont recueilli différents exemples de lésions du tissu osseux coïncidant avec la goutte, dont elles étaient l'effet immédiat ou des complica-

---

(1) Ceci s'applique aux faits rapportés par Hoebecke, De Lavacherie et Simon.

tions. Portal pense que l'humeur arthritique ou rhumatismale, quelle qu'en soit la cause, peut déterminer le ramollissement et la courbature des os. Il cite le fait du fameux
Couthon, complice de Robespierre, qui fut atteint d'ostéomalaxie à la suite d'un rhumatisme qui avait été vainement
combattu par une foule de remèdes (*Obs. sur la nat. et le
trait. du rachitisme*). Pouteau a observé un fait analogue
chez une religieuse, qui devint rachitique à la suite d'un rhumatisme chronique (*Dict. des. sc. méd.*, t. *46, p. 577*).

Tout récemment, le Dr Staquet, médecin de régiment
dans l'armée belge, a rapporté quatre observations de déformations osseuses survenues dans les mêmes circonstances. « Pour moi, dit-il, je crois, d'après ce que j'ai été à
même d'observer, que les huiles de poisson ne sont absolument pour rien dans le développement de ces déformations
du système osseux, vu que dans les cas où on les leur a
attribuées, elles avaient été administrées pour des affections
rhumatismales anciennes qui, comme tous les médecins
doivent le savoir, peuvent altérer et déformer le tissu
osseux » (*Ann. de la soc. de méd. de Gand, 1842, p.
133*).

§ V.

ACTION DES CORPS GRAS SUR LA NUTRITION

L'utilité des corps gras, dans l'alimentation, est loin d'être
appréciée aujourd'hui à sa juste valeur. En effet, la plupart
des auteurs d'hygiène ne leur accordent qu'une propriété
nutritive très-restreinte, et semblent bien plutôt les considérer comme des condiments que comme des aliments.
Rostan (*Cours élément. d'hyg.*, t. I) place les huiles, le

beurre, les corps gras, en général, et le lait parmi les aliments relâchants et peu réparateurs. Levy affirme que les substances grasses affaiblissent le ressort des tissus et diminuent la puissance musculaire (*Trait. d'hyg.*, t. II, p. 123).

Nous n'adoptons pas cette manière de voir, et nous pensons, au contraire, que les matières grasses sont des aliments très-réparateurs et dont l'économie ne saurait se passer sans danger. Il faut bien, en effet, que cette alimentation soit utile à l'homme, puisqu'elle fait la base du régime alimentaire de presque tous les peuples. On a surtout remarqué que les peuples des régions boréales aiment passionnément la graisse. C'est un fait vérifié par tous les voyageurs : les Lapons, les Groenlandais, les Irlandais, les Iroquois et tous les sauvages de l'Amérique septentrionale font leurs délices de la graisse, des huiles et même du suif. On rapporte que les sauvages du Canada, dans leurs longues et périlleuses chasses, trouvent le suif et la graisse plus nourrissants et plus substantiels que toute autre espèce d'aliment. Les flibustiers, dans leurs courses au travers des solitudes de l'Amérique, ne trouvent rien de plus restaurant, au rapport de Virey, que de sucer la moëlle crue des os de bœuf qu'ils tuent. Le capitaine Roos dit qu'une nourriture abondante d'huile et de graisse est le véritable secret de la vie, chez les Groenlandais, qu'ils dépérissent et meurent sous tout autre régime. (*Relat. du second voy. fait à la rech. du passage au nord-ouest, p. 176*).

L'utilité de cette espèce d'alimentation n'a point échappé à la sagacité d'Hippocrate. Il dit : *Cum vero carnem generare voles, pingua et calida magis conferunt.* » Celse, Avicenne et une foule d'auteurs anciens ont également pro-

clamé l'heureuse influence des corps gras sur la nutrition.

Il résulte des recherches de Sandras et Bouchardat
(*Mém. sur la digestion*) que les huiles grasses ingérées par
les animaux procurent, eu égard à leur masse, une quantité plus considérable de chyle que toute autre substance.
« Les corps gras, dit Bouchardat (*Ann. cit., 1845*)
jouent un rôle d'une très-grande importance dans la nutrition des animaux; aucune substance alimentaire ne peut
les remplacer exclusivement; ils interviennent dans la nutrition, non-seulement de l'homme et des carnivores, mais
encore dans celle de tous les mammifères, et peut-être de
tous les animaux. »

D'après Payen (*Des subst. aliment., p. 297*), on ne saurait contester l'utilité des matières grasses dans l'alimentation, et cette utilité ressort plus évidente encore, lorsque l'on
considère la grande quantité de ces matières accumulées
dans les œufs pour subvenir aux premiers développements
du jeune animal. Pour lui, les faits les plus concluants établissent leur indispensable nécessité dans toute ration alimentaire complète, et prouvent que l'engraissement rapide
des animaux de boucherie et de plusieurs autres a lieu sous
leur influence.

« Plus de cent jeunes porcs de la race de Hampshire, dit
le célèbre chimiste (*loc. cit., p. 299*), furent nourris (à
Grenelle, dans un de mes établissements), pendant deux,
trois, quatre et cinq mois, principalement avec la viande
cuite de têtes de moutons, qui contenait de 12 à 15 centiè-
mes de graisse et formait le tiers au moins de leur ration
composée, pour les deux tiers au plus, de divers résidus de
légumes. A plusieurs reprises, on a constaté l'augmentation

de poids de ces animaux, dont l'embonpoint était remarquable.

» Une autre expérience se faisait parallèlement à celle-
ci : de petits animaux semblables, provenant des mêmes
portées obtenues à Sannois, chez Magendie, étaient nourris
avec les aliments végétaux ordinaires (pommes de terre
et divers débris d'épluchage de légumes), contenant en
somme, à l'état humide, moins de deux millièmes de leur
poids de matière grasse. L'engraissement fut beaucoup
plus lent dans ces conditions, et l'augmentation de poids
resta constamment de moitié moindre. »

Ces deux expériences comparatives, répétées plusieurs
fois, ont toujours offert les mêmes résultats.

« Nous croyons devoir citer encore ici un fait important,
observé par M. Magendie : cet éminent physiologiste fit
nourrir expérimentalement aussi un chien, en introduisant
chaque jour une forte proportion de beurre dans sa ration
alimentaire. L'augmentation de poids et l'engraissement
eurent lieu rapidement sous l'influence de ce régime, à ce
point qu'au bout de deux mois l'animal, en assez mauvais
état de santé d'ailleurs, n'était pour ainsi dire qu'une boule
de graisse.

» Tous ces faits, ajoute Payen, et un grand nombre
d'autres analogues que nous pourrions citer, démontrent
l'influence qu'exercent sur les animaux les substances grasses
introduites dans leur nourriture. Mais doit-on en conclure
que les choses se passent ainsi dans l'alimentation des hommes? Il est permis de croire du moins que c'est en partie
dans ce sens qu'agit l'alimentation habituelle des beaux enfants de l'Ecosse et de différents comtés de l'Angleterre,
qui prennent pour base principale de la partie féculente de

leur nourriture le gruau d'avoine, si abondamment pourvu de matière grasse (1). »

Edwards et Balzac (*Archiv. géner. de méd.*, *2ᵉ sér.*, *t.* 1, *p. 319*) ont constaté que des chiens nourris avec une soupe de pain et de gélatine, ou avec du pain et de l'eau seuls périssent au bout de quelques semaines ; qu'au contraire l'addition de bouillon prévient cet accident.

C'est un fait certain que les viandes grasses nourrissent bien plus que les viandes maigres : témoin la chair de porc qui nourrit beaucoup sous un petit volume. « Depuis quelques années, disent Dumas, Boussingault et Payen, on applique en grand, dans des établissements spéciaux, la méthode d'alimentation des porcs avec la chair musculaire cuite, et l'on a reconnu que lorsqu'elle vient d'animaux amaigris, elle ne peut suffire qu'à l'entretien et à la croissance des cochons : là se borne l'effet de cette nourriture, à laquelle il faut faire succéder une des alimentations propres à développer les sécrétions adipeuses » (*Rech. sur l'engr. des bestiaux, etc.*).

Simpson a établi que les ouvriers des fabriques de laine forment une classe saine, ce qu'il attribue aux émanations des corps gras au milieu desquelles ils vivent, et qui sont absorbées principalement par la peau et peut-être aussi par les voies aériennes. (*Gaz. médic.*) Thomson a eu de nombreuses occasions d'observer la belle apparence et la parfaite santé dont jouissent habituellement les ouvriers qui travaillent dans les manufactures dont il s'agit. Il attribue cette manière d'être aux substances grasses avec lesquelles ils sont incessamment en rapport, et il fait voir que plus ils

______

(1) Il en contient 4 fois plus que la farine de blé.

sont en contact avec l'huile, meilleure et plus vigoureuse est leur santé. (*De l'infl. exerc. par les manufact. de laine sur la santé*).

On a aussi constaté, en France, l'excellente santé dont jouissent habituellement les ouvriers qui travaillent la laine, surtout si on les compare à ceux qui travaillent le coton. Ces faits ont été confirmés par Willermé (*Ann. d'hyg. publ., t.* xxı) et Thouvenin (*ibid., t.* xxxvı).

Pour mon compte, j'ai quelquefois été frappé de la bonne santé dont jouissent habituellement les personnes qui travaillent dans nos fabriques d'huile. Au reste, on peut facilement vérifier le fait en observant ce qui se passe dans l'un des faubourgs de Lille, où les fabriques d'huile sont en très-grand nombre. Je crois aussi avoir remarqué que les ouvriers employés dans ces fabriques n'ont pas habituellement l'appétit aussi développé que ceux qui sont adonnés à d'autres travaux, ce qu'il est permis d'attribuer aux émanations huileuses, très-restaurantes, au milieu desquelles ils vivent. Déjà Ramazzini avait fait une observation analogue à la mienne : il attribue aux propriétés nutritives des émanations du suif le dégoût et la perte d'appétit qu'éprouvent habituellement les ouvriers qui travaillent dans les fabriques de chandelles. (*Essai sur les malad. des artisans*).

Nous avons considéré jusqu'ici les propriétés nutritives des corps gras, d'une manière générale, occupons-nous maintenant de ces mêmes propriétés dans quelques substances grasses en particulier.

Lait. — Le lait n'est, à proprement parler, qu'une sorte d'émulsion constituée par une matière grasse (le beurre) tenue en suspension dans du sérum. On peut donc le ranger parmi les corps gras. C'est, bien évidemment, à la matière grasse qu'il renferme qu'il faut attribuer les propriétés éminemment nutritives du lait, car si vous lui enlevez cette substance, que vous reste-t-il de ces propriétés?

Le lait est une substance tellement nutritive que plusieurs auteurs très-recommandables ne craignent pas de le comparer, les uns au chyle, les autres au sang. *Lac est sanguis alimenti redundantia,* dit Hippocrate. Cheyne le regarde comme du sang blanc. Donné et Levy affirment que le lait, à sa sortie du sein de la mère, est presque du sang. Fr. Hoffmann voit dans ce liquide une sorte de chyle : *Ac denique quilibet homo, quousque vita fruitur, chylo ex alimentis digestis et solutis extracto, qui non nisi lac est, nutrimentum accipit et vigescit.* (*Oper. om., t.* VI, *p. 2*). Van Swieten professe la même opinion qu'Hoffmann : *Certum est, lac continere in se omnia, quæ ad nutritionem requiruntur; unde recens natis, et debilibus hominibus, utile et bonum nutrimentum dat. Est enim chylus, efficacia viscerum et vasorum sani animalis sic elaboratus, ut jam proprius accedat ad indolem nostrorum humorum.* (*Comment. in H. Boerhaave aphor., t.* IV, *p. 370*). Le lait est, selon Brachet, une nourriture presque digérée, et qui n'a, pour ainsi dire, besoin que d'être absorbée pour être du chyle. (*Trait. de physiol., p. 81*).

Le lait est, au rapport de Prout, le type de l'aliment. C'est d'après Payen (*loc. cit., p. 51*) un aliment complet, puisque seul il peut servir de nourriture aux enfants et aux jeunes animaux pendant un an et au delà. Il a soin d'ajouter que le lait le plus riche en beurre et en matières azotées est aussi le plus nutritif. « Le lait est, dit Bouchardat (*Mat. méd., t. 2, p. 134*), le plus admirable aliment que

*

la chimie la plus perfectionnée pourrait inventer; il contient en effet une substance animalisée, le caséum; une matière grasse, le beurre; un principe non azoté d'une nature mobile, le sucre de lait; et du phosphate de chaux; tous principes qui sont utiles comme éléments réparateurs ou nourriciers de toute l'économie animale. »

Le lait est l'unique aliment de l'homme et des autres mammifères, dans le premier âge de la vie, ce qui prouve sa propriété nutritive, à un haut degré. Sous ce rapport, il présente une analogie frappante avec l'œuf qui, lui aussi, est une émulsion et suffit à la nourriture du poulet avant son éclosion.

Winckelmann rapporte que, dans les premiers temps de la Grèce, les jeunes athlètes étaient soumis à la diète lactée. Haller (*Elem. physiol.*) a rassemblé un grand nombre de faits relatifs à des personnes qui ont pu vivre de longues années en ne prenant d'autre nourriture que du lait. Bacon parle d'un homme qui vécut cent-vingt ans, sans avoir jamais pris d'autre nourriture. (*Hufeland, L'art de prolong. la vie*). Les Cafres, les Russes, les Tartares se nourrissent principalement de lait. On sait que le lait de renne, qui est très-gras, est la base de la nourriture des Lapons. Au rapport de Denham et Clapperton (*Voyage dans le nord et le centre de l'Afrique*), les Tibbous vivent pendant six mois de l'année de lait de chameau, et les Shouas font leur principale nourriture de ce même lait, ainsi que de celui de vache et de brebis qu'ils boivent pendant dix mois entiers, sans prendre aucun autre aliment. Campbell affirme que chez les Corannas, le fils d'un capitaine, quand il est jeune, est enfermé dans sa hutte, et on l'oblige à boire beaucoup de lait pour devenir robuste. (*Voy. dans l'Afrique mérid.*)

OEufs.. — D'après Mialhe et Walmé (*J. de pharm.*, *t.* XVI, *p. 128*), chaque jaune d'œuf fournit 3 gram. 90 cent. d'une huile jaune désignée sous le nom d'huile d'œufs. Selon Payen (*loc. cit.*), on rencontre, dans la substance supposée sèche de l'œuf, 33 parties de matière grasse pour 100 de son poids.

Tout porte à croire que c'est à cette grande quantité d'huile qu'il renferme qu'il faut attribuer les propriétés éminemment nutritives des œufs. On ne saurait en faire honneur au blanc; car il est d'observation qu'il nourrit beaucoup moins que le jaune (1).

Le jaune d'œuf a, selon moi, l'analogie la plus frappante avec le lait : comme ce dernier, il présente tous les caractères d'une émulsion (2). Comme le lait, il offre une substance éminemment nutritive qui suffit, à elle seule, à la nutrition dans le premier âge de la vie, puisque le jeune poulet s'en nourrit exclusivement avant d'éclore, et qu'il lui tient lieu de lait, que réclame le jeune mammifère sortant de l'utérus. Pour moi, le jaune d'œuf n'est qu'une sorte de lait condensé, et auquel il ne manque, pour être converti en lait véritable, qu'une certaine quantité d'eau. En effet, on obtient, en délayant le jaune d'œuf dans une certaine quantité d'eau, un liquide blanc, désigné sous le nom de lait de poule, et qui paraît avoir la plus grande analogie avec le lait des mammifères.

Suif. — Jansen, pour prouver la propriété nutritive de la graisse, cite le cas d'un anglais qui vécut presque exclusivement de suif pendant six semaines, sans cesser de jouir

(1) Le poulet, dans sa coque, se nourrit exclusivement de jaune.
(2) Il se compose de matières grasses tenues en suspension par la vitelline.

de la meilleure santé (*Dissert. de pinguedine animale*, etc.)
Parent Duchatelet rapporte que sous Charles X on voulut,
par mesure d'économie, supprimer aux chiens de chasse les
résidus de suif et ne leur donner que du pain, ce qui les fit
périr. (*Dict. de l'ind. manuf.*, etc.).

Beurre. — Le beurre participe des propriétés nutritives
que nous avons reconnues aux corps gras, en général. Au
reste, si le lait est le prototype des aliments, tout ne porte-
t-il pas à croire que le beurre, qui en provient et qui en est
la partie principale, doit partager ses propriétés alibiles?

Viande de porc. — La viande de porc est sans contredit
l'un des aliments qui renferme le plus de matières grasses.
C'est aussi l'un des plus nutritifs, qui existent, pour ceux
qui savent le digérer. L'usage de la chair de porc est répandu dans presque toutes les contrées du globe. C'est, par-
tout, l'aliment favori des gens de la campagne et des
hommes de peine. On le recherche surtout, parce qu'il
nourrit beaucoup sous un petit volume, ce qui rend son
usage très-économique. Hippocrate regardait cette chair
comme la meilleure de toutes les viandes : *suillæ autem
carnes optimæ sunt omnium carnium.* (*De vict. rat. in
acut.*) Galien affirme que la chair de porc, pourvu qu'elle
soit bien digérée, nourrit plus que tout autre aliment. Il
fait remarquer que les athlètes, les jeunes gens qui s'exercent à la lutte et ceux qui se livrent à des travaux rudes et
pénibles ne sont jamais plus forts ni plus vigoureux que
quand ils se nourrissent de cette chair. *Omnium itaque
ciborum suum caro potentissime nutrit : cujus rei athletæ
certissimum tibi præbent indicium. Si enim, paribus
exercitationibus, parem molem alterius cibi diem unam
comederint, postero die statim sentient sese redditos imbe-*

cilliores. Quod si pluribus deinceps diebus id fecerint, non imbecilliores modo, verum etiam alimenti penuria macilentiores palam conspiciuntur. Idem etiam de eo, quod dicimus, potes in pueris, qui in palœstra sese exercent, experiri, et in aliis, qui quamlibet actionem fortem ac vehementem, cujusmodi est fodientium obeunt. (De alim. facult.).

Huile de foie de morue. — L'influence favorable que l'huile de foie de morue exerce sur la nutrition a été constatée par un grand nombre de praticiens.

Mareska a mis à l'usage de l'huile de foie de morue un grand nombre de prisonniers atteints de scrophules. Il les a fait peser au commencement du traitement, a mesuré les dimensions de leurs membres et a répété cette opération de quinze en quinze jours. Dans le plus grand nombre des cas il a pu constater, au bout de quelques semaines, un accroissement d'embonpoint et une augmentation en poids. Il lui est arrivé, au commencement du traitement, de voir le poids de plusieurs malades s'élever de deux kilogrammes en moins d'un mois (*Bull. de la soc. de méd. de Gand, juill. 1843*).

Ce que rapportent les médecins de l'hôpital des phthisiques, de Brompton, touchant les effets de l'huile de foie de morue sur la nutrition tient presque du merveilleux. Plusieurs malades auxquels cette substance était administrée ont vu leur poids s'augmenter de deux livres chaque semaine, pendant plusieurs semaines; un malade a gagné 19 livres, un autre 29 livres en un mois, un troisième 41 livres en six semaines. (*Meyer, De oleo jecoris aselli*).

Klencke (*oper. cit., p. 118*) dit que des hommes et des animaux ont pu vivre, et jouir d'une bonne santé par la seule ingestion de l'huile de foie de morue; que des animaux qui n'ont pris, pendant trois mois, que cette huile, pour toute nourriture, ont continué de se bien porter.

Taufflieb (*loc. cit.*) regarde l'huile de morue comme un médicament analeptique qui a constamment pour effet de rétablir la nutrition languissante ou viciée. « Cet effet domine tellement tous les autres, selon lui, que chez les malades soumis à son usage, une amélioration frappante de l'état général précède presque toujours la guérison ou même la diminution de la maladie locale. Delcour partage entièrement la manière de voir de Taufflieb. « Il suffit, dit-il, d'observer avec soin les effets produits par cette substance, pour ne pas tarder à reconnaître que le premier résultat de son administration, chez la plupart des malades, c'est une amélioration notable des fonctions de nutrition (*Ann. de la soc. de méd. de Gand, 1841, p. 159*). DeJongh (*loc. cit., p. 244*) affirme que le seul effet constant qu'il ait toujours vu suivre l'usage de l'huile de foie de morue est une amélioration générale et prompte de la nutrition.

D'après Bouchardat, les propriétés alimentaires de cette substance ne sauraient être révoquées en doute (*oper. cit*). Lebert assure que le résultat de sa propre expérience est que ce moyen s'adresse essentiellement à la nutrition en général. (*Traité des malad. scroph. et tubercul., p. 99*). Hughes Bennet et une foule d'autres praticiens partagent également ce sentiment. Pour ma part, j'ai eu l'occasion, depuis 18 ans environ, d'administrer l'huile de foie de morue à plusieurs centaines de malades. Dans un grand nombre de cas, j'ai été frappé de l'heureuse influence qu'elle exerce sur la nutrition.

Un éleveur anglais a cherché à tirer parti de la propriété éminemment nutritive de l'huile de foie de morue pour activer l'engraissement des bestiaux. Les expériences qu'il a tentées ont été faites sur vingt cochons, quatre-vingts moutons et dix veaux. Il ajoutait l'huile aux aliments, à la dose de deux onces par jour chez les cochons, à celle d'une once chez les moutons, et à celle de 1/4 à 3/4 de pinte chez les veaux. Les résultats ont été très-favorables, et il a obtenu un engraissement plus considérable avec une quantité d'aliments moindres (*Bull. de thérap.*).

Huile d'amandes douces. — Duncann et Nunn ont vu l'embonpoint augmenter d'une manière notable chez des phthisiques auxquels l'huile d'amandes douces était administrée, à la dose de 15 grammes par jour. C'est ainsi qu'un malade a gagné deux livres, un autre quatre livres en une semaine (*Med. gaz.*).

Le chocolat est un aliment très-nutritif. Aussi est-il très-riche en matières grasses (beurre de cacao). L'amande du cacaoyer en contient plus de 50 pour 100 de son poids.

Tout porte à croire que c'est, en grande partie, aux corps gras qu'elles renferment qu'il faut attribuer les propriétés alibiles d'une foule de substances végétales, habituellement employées à la nourriture de l'homme et des animaux domestiques. Dumas, Boussingault et Payen (*Rech. sur l'engraiss. des bestiaux, etc.*) ont constaté, d'une manière positive, la présence d'une quantité, quelquefois assez considérable, de matières grasses dans l'avoine, le blé, le maïs, le foin et une foule d'autres substances végétales. Ils font jouer un rôle très-important à ces matières dans l'engraissement des bestiaux, ainsi que dans la production du lait et du beurre.

Cette manière de voir paraît assez en harmonie avec les faits. En effet, beaucoup de faits prouvent que bon nombre de substances végétales sont d'autant plus nutritives qu'elles contiennent plus de matières grasses.

C'est ainsi que le maïs qui est de toutes les céréales celle qui contient le plus d'huile (9 pour 100) est aussi celle qui paraît nourrir le mieux. Certes, il existe très-peu de productions naturelles qui réunissent mieux que lui les principes nécessaires à la nutrition de l'homme ou des animaux. Cette céréale fournit une nourriture saine et abondante à une grande partie des peuples de l'Asie, de l'Afrique et de l'Amérique. On s'en nourrit également en Italie et dans les provinces méridionales de la France. On sait quel parti on peut en tirer dans l'engraissement des animaux domestiques. Les poulardes, de Bresse, ces belles poulardes qui faisaient pleurer de joie Brillat-Savarin, sont engraissées avec de la farine de maïs et de lait. Dumas, Boussingault et Payen ont acquis la conviction que c'est à la grande quantité d'huile qu'il contient que le maïs doit les propriétés dont il s'agit.

L'avoine tient le second rang, parmi les céréales, pour la quantité de graisse qu'elle renferme (5,50 p. 100). C'est une substance fort nourrissante sous un petit volume. L'avoine est recherchée par beaucoup d'animaux, mais surtout par les chevaux qui en font la plus grande consommation. La plupart des oiseaux en sont très-friands, et Buffon rapporte que les ortolans s'engraissent tellement dans les champs d'avoine qu'ils deviennent pesants au point qu'on pourrait les tuer à coups de bâton.

Le gruau d'avoine était, d'après Pline (*Hist. mundi, lib. 18, cap. 17*), la principale nourriture des anciens germains. On fait un grand usage de cette substance dans quelques contrées de la France, telles que la Normandie et la Bretagne, ainsi qu'en différentes localités de l'Angleterre et de la Suisse. On fabrique avec la farine d'avoine un pain trés-nourrissant, mais indigeste et peu agréable au goût(1), en usage dans différents pays.

La nature a cherché, par tous les moyens, à pourvoir au besoin de la graisse : L'organisme ne se contente pas de la graisse toute formée que lui fournit les aliments ; il en crée lui-même (*quelle admirable précaution !*) pour subvenir à celle qui lui vient du dehors, et qui pourrait n'être pas en quantité suffisante. Les animaux créent de la graisse ; cela est incontestable ; car les carnivores sont assez généralement maigres, tandis que les herbivores sont presque toujours chargés de graisse ; les abeilles font de la cire, même alors qu'on les nourrit exclusivement de sucre ; Boussinghault a engraissé des oies avec du maïs, et il a vu que la graisse produite excède beaucoup l'huile contenue dans cette substance. Les buveurs de bière sont, en général, assez corpulents ; cependant la bière ne contient pas beaucoup de matière grasse. Mareska a constaté, qu'une vache donne par jour (terme moyen) 270 grammes de matières grasses et que le lait qu'elle donne contient 1,184 grammes de graisse (*Bull. de la soc. de méd. de Gand, Juillet 1849*).

Ce qui se passe, dans certains cas de résorption de la graisse, fournit une preuve éclatante de la propriété éminemment nutritive de ce fluide. Presque tous les physiologistes s'accordent sur ce point, que la graisse est un aliment

(1) L'absence de gluten dans la farine d'avoine ainsi que le principe amer qu'elle renferme expliquent ces mauvaises qualités.

4

mis en réserve, destiné à compenser l'alimentation insuffisante. « *In eo igitur omnes fere conspirant unanimiter,
pinguedinem superfluam succi nutritii esse copiam* »
(*Fr. Hoffmann, Oper. omn.*). Il existe bien des circonstances où le corps serait bientôt épuisé, s'il ne possédait que
les matériaux strictement nécessaires à son entretien ; la
nature a prévenu ces cas, à l'aide du tissu adipeux. Comme
on le dit vulgairement, on peut vivre de sa graisse ; c'est
un fait dont il n'est pas permis de douter. Les insectes se
nourrissent de leur graisse avant d'être insectes parfaits, et
présentent le même phénomène peu de temps avant leur
mort (*Béclard*). Tout le monde sait que les animaux hyber-
nants vivent uniquement de leur graisse pendant leur long
sommeil d'hiver. « Les loirs et les marmottes, dit Riche-
rand, acquièrent un embonpoint prodigieux pendant la
saison d'automne, puis s'enferment sans provision dans
leurs terriers, pour y vivre durant six mois d'hiver aux dépens de la graisse qui surcharge tous leurs organes »
(*Physiol.*, t. *1*, p. *464*). Le capitaine de vaisseau, Weddel,
rapporte un fait aussi intéressant que peu connu. C'est que
les éléphants de mer (*les morses*) peuvent vivre sur le
rivage pendant deux mois et plus sans prendre aucune
nourriture. « Il est évident, dit-il, qu'ils existent par absorption et consomment la substance de leur propre corps,
puisqu'ils arrivent sur ces côtes extrèmement gras et sont
très-maigres quand ils retournent à la mer » (*Alb. de Mon-
temont, Hist. des voy. mod. etc.*, t. *VI*, p. *263*). Gluge
raconte qu'un cochon enseveli sous un éboulement, put
vivre longtemps sans aliment, et perdit 120 livres de son
poids (*Physiol.*, p. *72*).

§ VI.

ACTION DES CORPS GRAS SUR LA CALORIFICATION.

Pour beaucoup de physiologistes de l'époque, les corps gras sont des aliments respiratoires ; c'est-à-dire qu'ils sont destinés à fournir à l'oxigène, qui est entré dans le sang, à l'aide de la respiration, le carbone nécessaire pour former de l'acide carbonique et entretenir la chaleur du corps. Cette combustion a lieu dans le système capillaire général. « L'économie animale, dit le professeur Burggraeve, peut être considérée comme un vaste appareil de combustion d'où rayonne incessamment la chaleur nécessaire au développement de l'activité organique. La graisse, c'est l'huile de cette lampe vivante ; aussi la nature a-t-elle pris d'autant plus de soin à former cette précieuse substance qu'avec l'oxigène de l'air elle constitue véritablement un des éléments de la vie (*Bull. de l'Ac. roy. de méd. de Belgique*, *nov. 1843*).

Tout porte à croire que la graisse ne se borne pas à fournir des éléments à la combustion ; mais qu'elle prend encore une part active à la formation du chyle, et concourt, avec les aliments plastiques, à fournir aux besoins de l'assimilation (1). C'est là l'opinion d'un assez grand nombre de physiologistes, et, en particulier de Burggraeve, qui professe que la graisse, outre le rôle qu'elle joue dans la calorification, se transforme en cruor et contribue ainsi puissamment à la crase du sang. « La graisse, dit le professeur

(1) Nous fournissons, plus haut, des faits nombreux à l'appui de cette manière de voir.

Gluge, joue un rôle important dans la respiration et la production de la chaleur ; mais sa présence est aussi nécessaire quand les substances histogénétiques doivent se transformer en tissus, et sa présence en grande quantité dans le système nerveux y fait supposer une action dont la nature est encore inconnue » (*Physiol.*, *t. I, p. 14*).

Mareska, tout en reconnaissant l'influence des matières grasses sur l'hématose, admet, en outre, qu'elles sont les agents principaux de la production du chyle et qu'elles concourent avec les aliments plastiques à la formation des principes de nos organes. « Dans la première des fonctions qu'elles ont à remplir, dit-il, elles peuvent être remplacées par d'autres substances hydro-carbonées, tandis qu'elles ne peuvent pas l'être dans la seconde » (*Bull. de la soc. de méd. de Gand, 1842, p. 105*).

Quant à moi, je ne puis admettre que les corps gras, dont les animaux font usage, soient uniquement destinés à la calorification ; car on trouve, assez fréquemment, de la graisse en abondance, chez des animaux dont la calorification est, pour ainsi dire, nulle, comme chez les animaux à sang froid, tels que les poissons et les reptiles.

LIVRE II.

DE L'HUILE DE FOIE DE MORUE.

CHAPITRE I.

§ I.

ORIGINE DE L'HUILE DE FOIE DE MORUE.

L'huile de foie de morue, *oleum jecoris aselli*, est fournie principalement par la morue proprement dite, *Gadus morrhua L., Morrhua vulgaris, H. Cloquet.*, poisson bien connu, appartenant à la tribu des Malacoptérygiens subrachiens et à la famille des Gadoïdes.

Ce poisson habite toutes les parties de l'océan septentrional comprises entre le 4e et le 70e degré de latitude. Nulle part, il ne se trouve en aussi grande quantité que sur une montagne sous marine nommée ban de *Terre-Neuve*.

Les autres gadoïdes qui fournissent principalement l'huile de foie de morue sont : le *Dorsch* (*Gadus callarias Linn., Morrhua callaria cuv.*); la *Lingue ou Morue longue* (*Molva vulgaris cuv., Gadus molva Linn.*); le *Merlan* (*Merlangus vulgaris cuv., Gadus Merlangus Linn*.) ; le *Merlan noir* (*Merlangus carbonarius cuv., Gadus carbonarius Linn.*); l'*Eglefin* (*Gadus œglefinus Linn., Morrhua œglefinus cuv.*); le *Capelan* (*Gadus minutus Müll., Morrhua minuta cuv.*); la *Merluche* (*Merlucius vulgaris cuv.*, (*Gadus merlucius Linn.*); le *Brosme* (*Brosmius vulgaris cuv.*, *Gadus Brosme Müll.*); la *Lote* (*Lota vulgaris cuv.*, *Gadus lota Linn.*, *Mustela fluviatilis Rond.*)

L'huile de foie de morue nous vient de *Dieppe*, de *Dunkerque*, d'*Ostende* (*Moquin*), d'*Angleterre* et de *Hollande*. On en fabrique en grande quantité dans la colonie anglaise de *Terre-Neuve* (*Hogg*) ainsi qu'aux *îles Loffodes* (*De Jongh*).

§ II.

PRÉPARATION DE L'HUILE DE FOIE DE MORUE.

Les procédés de préparation de l'huile de foie de morue varient, et fournissent des huiles de qualités différentes. Ces procédés peuvent être ramenés à deux principaux : 1º la préparation à l'aide de la putréfaction et de la chaleur, soit solaire, soit artificielle, 2º la préparation à l'aide de la chaleur artificielle exclusivement.

D'après Reder, on obtient par le procédé suivant les trois variétés d'huile de foie de morue répandues dans le commerce. Les foies extraits des poissons sont exposés au soleil dans de grandes cuves. L'huile qu'on retire la première et avant que la putréfaction soit commencée, est l'huile pâle. Bientôt la fermentation putride arrive, et une nouvelle quantité d'huile se produit, c'est l'huile brune. Enfin, on obtient l'huile noire en soumettant à la cuisson la masse restante dans des chaudières en fer (*Dissert. de oleo jecoris aselli, p. 8, 9*).

Marder nous apprend qu'aussitôt la pêche finie, on jette les foies de morue dans de grands tonneaux qu'on expose au soleil. L'huile pâle est celle qui se sépare la première et par la seule action du soleil, tandis que l'huile noire, d'un goût et d'une odeur désagréables, ne s'obtient que huit à quinze jours plus tard après que la putréfaction s'est emparée des foies (*Brand's archiv.*, *Bd.* xxxii, *p. 90-109*).

D'après Tiedmann, le commerce nous fournit quatre sortes d'huile de foie de morue que l'on prépare par le procédé suivant : les foies sont exposés au soleil dans des tonneaux très-élevés pourvus de trois robinets disposés à différentes hauteurs : le robinet supérieur fournit une huile pâle ; celui du milieu une huile légèrement brune ; le robinet inférieur une huile noire, transparente. Enfin, la masse restée dans les tonneaux donne une huile extrèmement noire et trouble. Ces quatre sortes d'huile sont employées en médecine, à l'exception de la quatrième qui sert exclusivement à l'usage des corroyeurs (*Ann. der pharm.*, *Bd.* xxxi, *p. 325*).

Au rapport de Richter, médecin à Wiesbaden, on rencontre, dans le commerce, quatre sortes d'huile de foie de morue : 1° l'huile blonde, 2° l'huile d'un jaune-rougeâtre, 3° l'huile brune, 4° l'huile épurée. On obtient la première par l'action du soleil sur les foies, entassés dans de grands vases de verre cylindriques. On obtient la seconde quand l'écoulement, par l'action du soleil, a cessé, en exposant les foies à une température d'environ 40° R. dans des chaudières destinées *ad hoc*. Quand les foies ne fournissent plus d'huile à ce degré de chaleur, on les coupe en morceaux et on les fait cuire, ce qui donne une troisième espèce d'huile qui est uniquement employée, en Suède, à la préparation des cuirs. La 4e espèce s'obtient par des procédés chimiques, et c'est, d'après Richter, celle qu'on rencontre le plus communément dans les pharmacies (*Med. Zeitung v. Verein für Heilkunde in Preussen, 1838, n. 33.*)

Selon Konow, consul de Hollande à Bergen, l'huile de foie de morue se prépare, à Bergen, de la manière suivante : les foies extraits des poissons sont entassés dans des cuves où on les laisse jusqu'à la fin de la pèche. Quand elle est terminée, les pècheurs décantent et obtiennent, de cette manière, l'huile pâle du commerce. Ensuite la masse restante dans les cuves est soumise à la cuisson, et l'huile qui en résulte est la variété noire du commerce. Konow prétend que la variété brune n'est autre que de l'huile pâle altérée, par un contact trop prolongé avec les foies qui l'ont fournie, ou par un trop long séjour dans les magasins (*De Jongh*).

Fay, de Christiana, affirme qu'à Bergen *l'huile pâle*, *l'huile brune* et *l'huile noire* s'obtiennent : la première par l'écoulement spontané, la seconde par l'expression, et la troisième par la cuisson (***Pharm. Jahresbericht, 1841, p. 62***).

Klencke dit que l'huile de foie de morue, pour conserver ses propriétés naturelles, doit être obtenue par la seule action de la chaleur solaire. Le meilleur procédé, selon lui, pour obtenir l'espèce d'un jaune pâle, qu'il regarde comme plus efficace que celle d'un vert brunâtre, consiste à exposer les foies à une température modérée, afin de coaguler l'albumine et de volatiliser les principes empyreumatiques qu'ils contiennent. Ensuite on ajoute un peu d'eau, pour empêcher l'adhérence de l'albumine et du tissu cellulaire, puis on épure l'huile à l'aide du charbon animal. L'odeur rance est enlevée par les lessives caustiques ou le lait de chaux, et le gluten est précipité par le tannin (*ouv. cité, p. 10*).

Voici l'un des procédés employés à l'île de Terre-Neuve, pour la préparation de l'huile de foie de morue: Les foies

extraits des poissons sont entassés dans de grandes cuves
au fond desquelles se trouvent plusieurs ouvertures, lesquelles servent à laisser écouler l'huile qui se produit ainsi
que le sang et le sérum dans d'autres cuves placées immédiatement au dessous. On recueille ensuite l'huile qui surnage dans de grands barils (*De Jongh*).

Sœtenacy, armateur. de Dunkerque, indique le procédé
suivant pour obtenir l'huile de foie de morue : Aussitôt le
poisson pris, on en extrait le foie qu'on jette dans un ton-
neau. Bientôt les foies laissent suinter une huile qui est re-
cueillie, au fur et à mesure qu'elle est séparée. Ce qui reste
dans la tonne, quand l'huile cesse de surnager et qu'il n'est
plus possible d'en recueillir, n'est qu'un mélange d'huile,
de boyaux, d'eau, etc., qui sert à préparer l'huile des corroyeurs. D'après Sœtenacy, la couleur de l'huile de foie de
morue varie, selon la couleur des foies d'où elle provient;
et ce qui le prouve, c'est qu'on doit employer des foies choisis pour préparer les huiles blondes claires (1) (*Bull. de
thérap., 1850, p. 362*).

Les pêcheurs Irlandais, après avoir rassemblé les foies
de morue en assez grande quantité, les font cuire à une
chaleur modérée dans de grandes chaudières en fer. Après
avoir recueilli l'*huile brune,* qui est le produit de ce degré
de température, on augmente la chaleur, et l'on obtient
une nouvelle quantité d'huile, beaucoup plus foncée en
couleur.

Les pêcheurs de Schetland obtiennent l'huile de foie de
morue en laissant macérer les foies, pendant un certain

---

(1) Rogé soutient la même opinion, et il prétend que l'huile doit se ressentir
du plus ou du du moins de coloration des foies dont elle provient (*Bouch. Ann.
de thérap.*, 1854, *p.* 222).

temps, dans l'eau froide, et en les soumettant ensuite à une forte chaleur dans des chaudières en fer. L'huile obtenue, par ce procédé, est d'un blanc vert, d'une saveur douceâtre, et d'une odeur très-faible. Il y a des pêcheurs qui, pour la purifier davantage, agitent cette huile dans une certaine quantité d'eau (*De Jongh*).

Le procédé suivi, par Donovan, pour préparer l'huile de foie de morue, consiste à exposer dans des pots de fer les foies frais à une chaleur qui ne doit pas dépasser 80° R., à remuer jusqu'à ce qu'ils soient réduits en consistance de bouillie, à étaler cette bouillie sur du canevas placé au-dessus d'un vase destiné à recueillir l'eau et l'huile qui découlent de la masse, à recueillir, au bout de 24 heures, l'huile qui surnage, et à filtrer. Cette huile, d'un jaune-pâle, n'offre rien de désagréable au goût (*Dublin Journ.,* *n. 51*).

Le procédé indiqué par Williams consiste à recueillir les foies de morue, aussitôt que possible après la mort de ces poissons ; à rejeter ceux qui sont flasques et noirs ; à les réduire promptement en pulpe ; à mêler cette pulpe avec de l'eau à 120 degrés de Fahrenheit ; à filtrer, et après avoir laissé reposer, à recueillir l'huile qui surnage, qui est ensuite portée à une température de 50 degrés de Fahrenheit, puis à filtrer de nouveau. On doit procéder avec le plus de célérité possible, dans des vases clos (*London,* *journ. of med., janv. 1849*).

Suivant Berthé, l'huile brune de foie de morue doit être préférée à toute autre, pour l'usage médical. Pour l'obtenir, il dépose les foies, (1) aussi frais que possible, dans une chau-

___
(1) Ces foies sont expédiés de la mer du Nord dans des barils.

dière à double fond qu'il soumet au bain-marie et à une faible température. Au bout d'une heure, on verse le tout sur des tamis fins et on en recueille l'huile qui en découle dans des vases allongés, puis on filtre au papier dans un appareil disposé de manière à prévenir, autant que faire se peut, son contact avec l'air et à éviter par là son acidification(1). A l'aide de ce procédé, Berthé obtient une huile brune, peu odorante et d'une saveur supportable (*Bull. de l'Acad. de méd. de Paris, 1855*).

Fleury a proposé, pour les pêcheries françaises de Terre-Neuve, un nouveau procédé pour l'extraction de cette huile. Ce procédé consiste à soumettre les foies frais au bain-marie à une chaleur de 70° à 80° centigr., dans des appareils de cuivre étamé. Au bout de trois quarts d'heure, on verse dans une chausse de flanelle ou de toile, serrée, placée au-dessus d'un vase destiné à recevoir l'huile qui s'en écoule. On peut presser légèrement cette chausse (*Moquin-Tandon*).

Homolle a soumis ce procédé à de nouveaux essais, et il en a obtenu une huile vierge incolore, sans saveur ni odeur désagréables (*Bouchardat*).

Raspail indique un moyen fort simple pour préparer soi-même l'huile de foie de morue, qui a beaucoup d'analogie avec le précédent. « Déposez, dit-il, le foie de morue dans une tasse et cette tasse dans un bain-marie; l'huile ne tardera pas à suinter de toutes les vésicules du foie, en larmes qui, peu à peu, formeront une masse de liquide que vous n'aurez plus qu'à décanter » (*Rev. compl. des sc. app. à la médec.*, etc., *t.* II, *p. 170*).

---

(1) D'après lui, cette acidification est considérable, dans les procédés ordinaires.

Le procédé de Hogg consiste à placer les foies frais dans une bassine à double fond qui est chauffée par de la vapeur d'eau fournie par une petite chaudière. On obtient, par ce procédé, une huile d'une odeur de poisson frais, d'une couleur vert-doré (*Hogg, Etude sur l'huile de foie de morue*).

Bouchardat (*Ann. de thérap., 1858*) parle d'une variété d'huile de foie de morue, préparée à froid et, avec des foies frais, par Pellas, de Londres. Cette huile, qui est d'une couleur légèrement citrine, d'une faible odeur de poisson, d'une saveur franche, douce et sans âcreté est, d'après Bouchardat, l'un des meilleurs produits qu'on puisse rencontrer en ce genre.

Nous devons à M. le Dr Delattre, professeur de chimie à Dieppe, le meilleur de tous les procédés employés jusqu'à ce jour pour la préparation de l'huile de morue (1). Ce médecin tient à mettre ce produit à l'abri du contact de l'air durant sa préparation. A cet effet, il dépose les foies frais dans un appareil hermétiquement fermé placé dans un bain de sable chauffé à 50 degrés centigr., par un termosiphon. Le bain de sable n'est chauffé qu'après l'expulsion complète, par un courant d'acide carbonique, de l'air contenu dans l'appareil. Par ce procédé, M. Delattre évite la formation des acides oléique, sulfurique et phosphorique, et il obtient une huile de première qualité, de couleur brune, sans saveur désagréable et d'une odeur de morue fraîche. (*Rech. chim. et médic. sur la prépar., la compos. et les prop. thérap. des huiles de foie de morue, etc.*).

---

(1) Ce médecin vient de former une association pour établir, à Dieppe, une usine uniquement destinée à la préparation de l'huile brune de foie de morue, de l'huile de foie de squale et de celle de foie de raie.

§ III.

PROPRIÉTÉS PHYSIQUES DE L'HUILE DE FOIE DE MORUE.

On compte cinq variétés d'huile de foie de morue : 1° *l'huile blonde*, 2° *l'huile brune*, 3° *l'huile noire*, 4° *l'huile pâle*, 5° *l'huile vert-doré*. La première est d'un jaune d'or, d'une odeur très-faible, d'une saveur d'abord douce, ensuite plus ou moins excitante. La seconde est de couleur de vin de Malaga ou d'une teinte d'ocre brune, d'une forte odeur de poisson analogue, d'après Klencke, à celle du hareng salé, d'une saveur de poisson, qui imprime au palais un sentiment d'âpreté. Elle offre plus de consistance que la première. La troisième est d'un brun tirant sur le noir, d'une odeur nauséabonde et empyreumatique, d'une saveur amère et empyreumatique (1). Elle est encore plus épaisse que la seconde. La quatrième est d'une couleur jaunâtre comparable à celle du vin de champagne ou à celle du vin blanc clair, d'une saveur et d'une odeur peu marquées. La cinquième est limpide, couleur vert-doré, douce au goût et à l'odorat (*Huile de Hogg*).

§ IV.

PROPRIÉTÉS CHIMIQUES DE L'HUILE DE FOIE DE MORUE.

Plusieurs chimistes distingués, tels que Vurtzer, Spaar-mann, Marder, Brandes, Hausmann, Gmelin, Donovan, Chevallier, Gobley, Girardin, Preisser, Personne, Delat-

(1) Aujourd'hui, cette huile ne se rencontre guère plus dans le commerce.

tre, De Jongh, etc., ont étudié la composition chimique de l'huile de foie de morue.

De Jongh a soumis les trois variétés principales de cette huile à une analyse très-minutieuse dont voici le résultat général :

100 parties d'huile de foie de morue contiennent :

	HUILE NOIRE.	HUILE BRUNE	HUILE PALE.
Acide oléique, avec la matière brune (gaduine et deux autres matières particulières.	69,78500	74,75700	74,03300
Acide margarique.	16,14500	15,42100	11,75700
Glycérine	9,71100	9,07300	10,17700
Acide butyrique	0,15875	»	0,07486
Acide acétique.	0,12506	»	0,04574
Acide fellinique et cholinique avec une petite quantité d'oléine, de margarine et de bélifulvine.	0,29900	0,06200	0,04300
Bilifulvine, acide bilifelténique et deux autres matières particulières.	0,87600	0,44500	0,26800
Une matière particulière soluble dans l'alcool de 30°	0,03800	0,04300	0,00600
Une matière particulière insoluble dans l'éther, l'alcool et l'eau.	0,00500	0,00200	0,00400
Iode	0,02950	0,04060	0,03740
Chlore avec une petite quantité de Brôme	0,08400	0,15880	0,44880
Acide phosphorique	0,05365	0,07890	0,09435
Acide sulfurique	0,01010	0,08595	0,07100
Phosphore	0,00754	0,01436	0,02425
Chaux	0,08170	0,16780	0,15150
Magnésie	0,00380	0,01230	0,00880
Soude	0,01790	0,06810	0,05540
Fer	trace.	»	»
Perte.	2,56900	2,60319	3,00943
	100,00000	100,00000	100,00000

D'après Delattre (*loc. cit.*), Girardin et Riégel, l'huile normale (1) de foie de morue contient :

(1) L'huile normale est, d'après Delattre, celle qui est préparée avec des

Oléine	988,700
Margarine et Gaduine	8,760
Chlore	1,122
Iode	0,327
Brôme	0,043
Phosphore	0,203
Soufre	0,204
Acide phosphorique	0,108
Acide sulfurique	0,236
Perte.	0,300
Total. . . .	1,000,000

Le D˸r Delattre a étendu ses recherches analytiques aux différentes variétés d'huile de foie de morue. Il résulte de ces recherches qu'à partir de l'huile la plus pure, l'huile normale, on observe, jusqu'à l'huile noire inclusivement, une progression décroissante dans la quantité des principes métalloïdes qu'elles contiennent; ainsi :

L'*huile blonde* du commerce contient en moins que l'*huile vierge*, sur 1,000 grammes :

98	milligram.	de chlore,
12	idem	d'iode,
7	idem	de brôme,
30	idem	de soufre,
4	idem	de phosphore.

L'*huile brune* contient en moins que l'huile vierge, sur 1,000 grammes :

104	milligram.	de chlore,
17	idem	d'iode,
12	idem	de brôme,
44	idem	de soufre,
7	idem	de phosphore.

L'*huile noire* contient en moins que l'huile normale, sur 1,000 grammes :

foies parfaitement frais, à une chaleur douce et sèche, à l'abri du contact de l'air, dans des vases de verre ou de porcelaine.

117 milligram. de chlore,
126   idem   d'iode,
 27   idem   de brôme,
 99   idem   de soufre,
127   idem   de phosphore.

Girardin et Delattre affirment, contrairement à l'opinion commune, qu'il y a absence complète d'*iodures*, et surtout d'*iodure* de *potassium* dans l'huile de foie de morue, et que les principes métalloïdes, *chlore, iode, brôme, soufre* s'y trouvent à l'état simple.

L'iode étant, assez généralement, considéré comme le principe actif de l'huile de foie de morue, on s'est beaucoup attaché à fixer la quantité de ce métalloïde contenue dans ce corps.

Un litre d'huile noire a donné à Girardin et Preisser 15 centigrammes d'iodure de sodium. La même quantité d'huile a fourni à M. Marchand 105 milligrammes d'iodure de potassium. Sur un kilogr. d'huile de *Hogg* Lesueur a trouvé 23 centigr. d'iodure de potassium, et sur la même quantité d'h*uile brune* du commerce, 15 centigr. Chevallier et Gobley ont analysé quatre espèces d'huiles désignées sons les initiales H., L., Y., Al. Un litre de chacune de ces huiles contenait les quantités suivantes d'*iodure de potassium* : l'huile de *H.* $0^{gr.}$ *10;* l'huile de *L.* $0^{gr.}$ *04;* l'h*uile de Y.* $0^{gr.}$ *04;* l'huile de *Al.* $0^{gr.}$ *03*. Au rapport de De Jongh (*oper. cit.*), l'huile véritable de foie de morue contient toujours, en moyenne, 0,020 à 0,030 pour 100 d'iode. Suivant Berthé, il existe 31 centigrammes d'iode pour un kilogramme d'huile. D'après Delattre (*loc. cit.*), on en trouverait 327 milligrammes dans l'huile vierge, 322 dans l'huile blonde, 310 dans l'huile brune, et seulement 301 dans l'huile noire.

Outre que la quantité d'iode, contenue dans cette huile, peut varier suivant les espèces et suivant l'époque de l'année, on a de plus constaté que ce principe pouvait quelquefois manquer complètement.

Potempa (*Dissert. de oleo jecoris aselli, Lipsiæ 1831*), Hubschmann (*Centrablatt, 1839, p. 493*) et Sarphati (*Konst en Letterbode, 1837,* I, *p. 470*) ont cherché en vain ce principe dans l'huile dont il s'agit. Herberger y a trouvé une fois seulement de l'iode, et deux autres fois il n'en a point rencontré (*Jahrb. fur praktische, pharm. 1839, p. 178*). MM. Donovan, Chevallier (*Journ. de chim. médic., 1846, p. 696 et 1847, p. 128*) et Gmelin (*Schmidt, Jahrb., 1841, p. 166*) n'ont pu constater la présence de l'iode dans plusieurs échantillons d'huile de foie de morue. Chevallier a obtenu ce résultat négatif en analysant de l'huile qu'il avait extraite, lui-même, du foie de la morue commune. Rayer a fait analysé, et il a analysé, lui-même, l'huile de foie de morue qu'on administre dans les hôpitaux de Paris, et il a reconnu qu'elle ne contenait pas un atome d'iode (*Rognetta, Ann. de thérap.* etc., *t.* IV, *p. 138*).

§ V.

DES FALSIFICATIONS DE L'HUILE DE FOIE DE MORUE ET DES MOYENS
DE LES RECONNAITRE.

L'huile de foie de morue est sujette à de nombreuses falsifications. Les huiles qu'on lui substitue le plus fréquemment sont l'huile de poisson épurée, seule ou associée à l'iode ou à des iodures, l'huile de foie de morue elle-même, mélangée avec de l'huile ordinaire de poisson, avec de l'huile d'olive ou de pavot, et même quelquefois, d'après Magendie, avec de l'huile de colza.

Existe-t-il des moyens propres à faire connaître ces différents genres d'adultérations? Plusieurs chimistes prétendent que l'acide sulfurique est un réactif à l'aide duquel on peut facilement distinguer l'huile de foie de morue de toute autre espèce d'huile. En effet, si l'on verse quelques gouttes d'acide sulfurique concentré sur une petite quantité d'huile de foie de morue, déposée sur un morceau de verre placé sur du papier blanc, on remarque la formation d'un auréole violet, qui passe bientôt au cramoisi, puis, au bout de quelques minutes, au brun (1).

Ce réactif suffit, sans doute, pour indiquer l'absence ou la présence de l'huile de foie de morue dans une huile quelconque; mais il ne suffit pas pour distinguer l'huile de foie de morue pure et sans mélange de celle qui est mélangée avec d'autres huiles, car la présence de l'*huile de foie de morue,* dans un mélange, à moins qu'elle n'y soit en très-petite quantité, suffit pour que le réactif produise son effet. Cette réaction n'est donc pas d'une bien grande utilité.

Quoiqu'il en soit, Berthé a cherché à tirer parti de cette réaction pour constater la pureté des huiles commerciales. A cet effet, il a fait des mélanges d'*huile de foie de morue* et d'huile d'œillette jusqu'au point de voir cesser la réaction de l'acide sulfurique. Puis de la proportion du mélange que pouvait supporter une huile du commerce, il a conclu la proportion d'huile étrangère qu'on y avait introduite par fraude (***Bull. de l'Acad. de méd. de Paris***).

(1) Le Dr Collas prétend que l'acide sulfurique produit le même effet *sur l'huile de requin.*

D'après Dorveaux, le meilleur réactif de l'huile de foie
de morue serait le soluté concentré de sulfure de potasse, lequel battu avec cette huile formerait un mélange
épais (excepté avec l'huile pâle) qui se dissoudrait en partie
dans l'éther, tandis que le composé, produit insoluble dans
ce liquide, se précipiterait au fond de l'éprouvette, ce qui
n'arriverait pas à d'autres espèces d'huiles (*Répert. de
Pharm., p. 703*).

De Jongh regarde le dosage de l'iode comme le meilleur
moyen, à employer, pour distinguer l'huile pure de foie de
morue d'avec celle qui est associée à d'autres substances
oléagineuses.

Selon ce médecin chimiste, l'huile de foie de morue véritable contient toujours, en moyenne, 0,020 à 0,030 p. 100
d'iode, et il regarde comme mélangée avec des huiles non
médicamenteuses toute huile qui n'en contient pas une pareille quantité. Quant aux mélanges d'huile avec de l'iode
ou différents iodures, ils ne sont pas, d'après *De Jongh,*
difficiles à reconnaître. « L'huile véritable, traitée par l'eau
ou par l'alcool, n'abandonne jamais à ces liqueurs l'iode
qu'elle renferme, tandis que l'iode et les iodures mélangés
avec l'huile en sont toujours extraits par ce procédé. »

« L'huile véritable, charbonnée sans avoir été préalablement saponifiée, et le charbon ensuite extrait par l'alcool,
ne trahit pas la moindre trace d'iode, tandis qu'on retrouve
facilement ce principe en traitant de cette manière toute
huile mélangée avec la plupart des idiodures employés en
médecine. Enfin, l'huile véritable n'abandonne jamais,
quand elle est saponifiée, la moindre trace d'iode à l'eau
mère, tandis que l'iode s'y retrouve toujours lorsqu'on saponifie de l'huile mélangée avec ce principe soit à l'état

libre, soit dans ses différentes combinaisons » (*ouv. cité,
p. 150*).

Le procédé conseillé par De Jongh, outre qu'il n'est pas
d'une exécution toujours facile, n'est pas applicable à tous
les cas indistinctement; car, comme nous l'avons fait voir
plus haut, l'iode peut manquer complètement dans l'huile
de foie de morue.

§ VI.

CHOIX DES HUILES DE FOIE DE MORUE.

Les différentes variétés d'huiles de foie de morue, qui
circulent dans le commerce, ont-elles des propriétés identiques ? Cette question a beaucoup préoccupé les médecins,
qui ont émis, sur ce point, les opinions les plus divergentes
et les plus contradictoires.

L'huile noire de foie de morue a été considérée, par beaucoup de médecins, comme étant la plus active et comme
devant être préférée aux autres espèces.

Falker lui donne la préférence, parce que les résines et
la colle animale qu'elle contient et auxquelles l'on doit attribuer les propriétés thérapeutiques dont elle jouit, y sont
en plus grande quantité que dans les espèces moins foncées
(*Med. annal., Bd. VI, Heft 3*).

Rösch, qui partage la même opinion sur le mode d'action
de l'huile de foie de morue, accorde également la préférence aux espèces foncées (*Haser's arch., Bd. II,
Heft 1, 2*).

Le Dr Huss, de Stockholm, soutient qu'il n'y a de vraiment efficace que l'huile noire ; que la blanche est inerte ;
que la brune n'est point dénuée de propriétés, quoique bien

inférieure, sous ce rapport, à l'huile noire (*Mérat et Delens, Dict. de mat. méd., t. 7, p. 316*).

Gouzée dit que ce n'est pas l'huile la plus claire, la plus limpide, ou l'huile blanche qui lui a donné des succès, mais bien celle d'un jaune-brunâtre (*Bull. de la soc. de méd. de Gand, 1841, p. 151*).

Delcour partage entièrement l'opinion des médecins que nous venons de citer sur la préférence à accorder aux huiles foncées : il dit qu'il a vu fréquemment l'huile épaisse produire, de suite, des changements favorables dans des cas où l'huile limpide avait complètement échoué. Il ajoute que plusieurs praticiens, de Verviers, ont fait la même remarque (*Ann. de la soc. de méd. de Gand, 1841, p. 152*).

Le Dr Schupmann, qui a obtenu les meilleurs effets des espèces foncées dans des cas de paralysie, qui avaient résisté à l'emploi de l'huile pâle, se montre également partisan des premières (*Hufeland's Journ., avril 1830*).

Le Dr Dumont, médecin belge, regarde l'huile brune comme étant beaucoup plus efficace que l'huile blanche. « Les propriétés plus actives de l'huile brune s'expliquent, dit-il, par la présence de l'iode, qui est bien plus abondante dans l'huile brune que dans l'huile blanche, mais encore par les différents principes immédiats de nature animale qu'une putréfaction plus avancée a développés dans ce liquide et qui lui communiquent cette odeur si forte et si caractéristique de poisson pourri. L'huile blanche est fondue la première et contient presque toutes les parties purement huileuses du poisson ; l'huile brune est le foie lui-même tombé en déliquescence par son exposition prolongée à l'action de l'air » (*Ann. de la soc. de méd. de Gand, 1841, p. 198*).

D'après Trousseau, l'huile de foie de morue n'est pas la seule qui puisse convenir aux enfants rachitiques. On peut la remplacer par celle de phoque, de baleine, etc., et plus cette huile est foncée, en couleur, meilleure elle est. L'expérience a démontré, selon lui, que l'huile brune et rance des corroyeurs doit être préférée (*Bouchardat, Ann. cit., 1857*).

Selon Duclos, l'huile noire, épaisse, nauséabonde et d'une saveur désagréable serait d'un effet plus certain, plus puissant que l'huile claire, peu odorante et à peine sapide qu'on rencontre dans la plupart des pharmacies. C'est donc à la première qu'il croit devoir accorder la préférence, jusqu'à démonstration expérimentale du contraire (*Ann. de Bouchardat, 1851, p. 220*).

Champouillon croit qu'il faut donner la préférence aux huiles noires et brunes, parce qu'elles ont une action plus constante, plus rapide que l'huile jaune (*Ann. de Bouchardat, 1852, p. 276*).

Pour le D*r* Foucart, l'huile blonde est complètement inerte, et la seule huile médicinale est incontestablement la brune (*Gaz. des hôpitaux, nov. 1855*).

Enfin, d'autres praticiens, tels que Bennet, Bouchez, Chalk, Carey, Meessen, Reder, Schenck, Panck, Segnitz et la plupart des médecins allemands et hollandais accordent la préférence aux espèces foncées.

Richter avait d'abord cru que l'huile brune, qui est à l'usage des corroyeurs, devait être préférée à toute autre, mais ayant soumis l'huile dépurée à de nouveaux essais, il acquit bientôt la certitude qu'elle ne le cédait en rien à celle non purifiée, et depuis lors il s'en tint à son usage comme étant beaucoup plus facile à supporter par les malades (*Medic. Zeitung, 1835, n° 26*).

D'après Delattre, les huiles blondes, n'étant que des huiles brunes mélangées avec d'autres huiles, sont parfaitement inertes. Les huiles incolores n'étant que des huiles brunes traitées par différents réactifs, n'ont aucune valeur; et l'huile noire, à cause de son odeur infecte et de sa saveur désagréable, doit être repoussée. L'huile brune, s'il faut l'en croire, mériterait seule d'être conservée, pour les usages de la médecine; et l'huile vierge ne serait qu'un objet de luxe (*oper. cit.*)

D'après un assez grand nombre de praticiens, au nombre desquels il faut compter Donovan (*Dublin Journ. of medic. sc., juil. 1840, sept. 1845*), Williams (*London journ. of medic., janv. 1849*; Rogé (*Bouchardat, Ann. de thérap., 1851, p. 222*), Walcker (*Med. ann., VI*), l'huile pâle de foie de morue serait au moins aussi efficace que les espèces foncées, et comme elle a, sur ces dernières, l'avantage d'être moins désagréable à prendre on doit lui accorder la préférence. Plusieurs de ces médecins basent cette préférence sur ce que l'espèce d'huile dont il s'agit contient plus de matières grasses, matières auxquelles il faut attribuer, suivant eux, son action salutaire. D'autres motivent cette préférence sur ce que l'iode, qui serait, d'après leur manière de voir, le principe actif de cette substance, s'y trouve en plus grande quantité que dans les espèces foncées. Enfin, un assez grand nombre la préfèrent, parce qu'elle contient en moindre proportion que les autres les acides volatils qu'ils regardent comme nuisibles, en ce qu'ils sont le produit de la putréfaction.

Gluge et Thiernesse ont vu l'huile de morue d'un brun foncé, introduite dans la circulation chez les animaux, déterminer l'asphyxie et une décomposition subite du sang;

ils veulent, par conséquent, qu'on la proscrive du traitement des maladies, « quand même (ce qui paraît probable)
les forces digestives pourraient détruire ou enlever, en partie, ses effets pernicieux. » (*Arch. de la méd. belge.*)

Williams (1) considère l'huile parfaitement claire, transparente, sans goût, sans odeur, comme devant être préférée. « Les résultats, dit-il, que j'ai obtenus avec de l'huile
pure, sans goût et sans odeur, ont surpassé mon attente ;
les difficultés que j'ai rencontrées dans son administration
ont été si petites que j'ai trouvé à peine quatre malades sur
cent qui se soient refusés à continuer le médicament. L'en-
lèvement du goût et de l'odeur désagréables n'enlève pas au
remède ses qualités spéciales. Tout ce qu'il importe, c'est
de l'avoir pur et frais tel qu'il existe dans les cellules hépa-
tiques du poisson sain et vivant, sans être altéré par aucun
travail de putréfaction, de rôtissement, d'ébullition, ou
d'autre traitement semblable. Au contraire, l'odeur et le
goût désagréables et la couleur noire de l'huile impure proviennent de la putréfaction et de la chaleur auxquelles les
foies sont soumis dans le but de leur faire rendre la plus
grande quantité possible d'huile ; il en résulte qu'elle ran-
cit au plus haut degré et tient en solution ou en suspension
des matières putrides et colorantes provenant de la corrup-
tion des cellules et des autres tissus du foie » (*London
journ. of medic., janv. 1849*).

Bouchardat attache une grande importance au choix de
l'huile de foie de morue. D'après lui, l'huile blonde, d'une
origine bien connue, obtenue par simple filtration de l'huile
brune récente ; l'huile blanche purifiée convenablement, et

(1) Professeur de médecine au collége de l'université de Londres.

non mélangée avec de l'huile d'œillette ou de noix sont de
très-bons médicaments. Il accorde, toutefois, la préférence
à l'huile blonde ou brune dont il fait un emploi pour ainsi
dire exclusif (*Ann. de thérap., 1852, p. 303*).

Hogg pense que l'huile de foie de morue est d'autant
plus propre à remplir les vues de la pratique et les besoins
du malade qu'elle se rapproche, par sa couleur et sa limpi-
dité, de l'huile blanche du commerce (*loc. cit., p. 19*).

Plusieurs praticiens ont recours à telle ou telle espèce
d'huiles, selon les maladies qu'ils ont à combattre. « En ce
qui concerne la différence pharmacodynamique des trois
espèces, dit Osius (*Med. annal., Bd.* VI, *St. 4, p. 559-
590*), on peut admettre, en général, que l'huile noire agit
principalement sur les organes du bas-ventre et sur le système ganglionnaire, et qu'elle est surtout indiquée en cas
de torpeur de ces parties et du système nerveux en général,
à cause des principes empyreumatiques et bilieux qu'elle
renferme; que l'huile brune, qui paraît tenir le milieu
entre les deux autres espèces, agit plus efficacement dans
les cas d'inflammations spécifiques de la membrane muqueuse des organes respiratoires et des intestins, comme
aussi du système fibreux; et que l'huile pâle, qui paraît
posséder le plus de propriétés émollientes, se recommande
principalement contre les inflammations spécifiques des
organes respiratoires et des tissus mentionnés, quand elles
présentent le caractère d'éréthisme. »

D'après Klencke, le choix à faire parmi les différentes
espèces d'huiles varie, suivant les cas. S'agit-il de corriger
le mauvais état de la nutrition, l'état d'atrophie de la vie
de formation, d'activer la chylification, l'on doit recourir à
l'huile d'un jaune-doré. Si des affections cachectiques ont

amené des dépôts de matières, si l'on veut améliorer le liquide de formation et agir en même temps sur les nerfs et les vaisseaux des organes sécréteurs, il convient, dans ce cas, de recourir à l'espèce empyreumatique (*ol. fusco-empyreumaticum*). Dans les affections chroniques de la peau, c'est l'espèce d'un jaune-doré qui convient le mieux; chez les adultes on peut également recourir dans ce cas à l'espèce plus foncée (*rubro-fuscum*). Cette dernière espèce est toujours indiquée dans les irritations nerveuses de peu d'importance accompagnées de dyscrasie. D'après Klencke, l'huile d'un jaune-doré, à laquelle on peut substituer sans inconvénient les huiles végétales, est plus spécialement indiquée pour agir sur la chylification et améliorer l'état des scrophuleux (*ouv. cité, p. 180*).

D'autres prétendent que toutes les espèces d'huiles indistinctement sont également efficaces, voire même l'huile de raie, l'huile ordinaire de poisson, et en général la plupart des corps gras.

Il résulte d'un rapport fait, en 1849, par les médecins de l'hôpital de Brompton, que les diverses espèces d'huiles de foie de morue répandues dans le commerce, ont été employées indistinctement et sans qu'il ait été possible d'observer aucune différence notable entre leur action thérapeutique. Seulement, on a observé que la saveur, très-désagréable, des espèces foncées rend leur emploi moins facile (*De Jongh, p. 226*).

Pour Thompson, toutes les huiles de poisson, indistinctement, possèdent des propriétés identiques, et la seule différence, existant entre elles, est qu'elles ne sont pas toutes, d'une digestion aussi facile pour certains estomacs (*Athenœum du 14 déc. 1854*).

Osberghaus (*Rust's magazin, Bd. XX, Heft 3, p. 362*) et Krebel (*Med. zeit. Russl, 26, 1848*) ont obtenu les résultats les plus avantageux de toutes les espèces d'huiles dé foie de morue; toutefois, ils accordent une action plus prompte aux espèces foncées qu'à l'huile pâle.

D'après De Jongh, les espèces claires, plus riches en principes inorganiques, sont beaucoup moins efficaces que les espèces foncées, renfermant les principes bilieux et les acides volatiles en plus grande quantité. Cependant, il admet que toute espèce d'huile de foie de morue véritable et non mélangée peut agir efficacement. Selon lui, c'est l'huile noire qui agit avec le plus de promptitude et l'huile pâle avec le plus de lenteur; l'huile brune tient le milieu entre ces deux espèces, relativement à la promptitude de son action. S'il faut en croire De Jongh, cette différence d'action tiendrait principalement aux différents modes de préparation de cette huile à l'aide desquels certains principes se développeraient en plus grande quantité dans une espèce que dans une autre (*oper. cit., p. 161*).

Selon Taufflieb, le choix à faire parmi les différentes espèces d'huiles doit varier suivant les circonstances. Toutes les variétés d'huiles, indistinctement, lui ont réussi dans la scrophule des tissus osseux et fibreux. Il n'en a pas été de même dans certaines affections du tube digestif et des organes respiratoires. Il a remarqué que l'huile brune, ou empyreumatique, présente les inconvénients graves d'un corps irritant dans les inflammations plus ou moins graves du pharynx ou du larynx qui surviennent chez les individus atteints d'affections chroniques du poumon. Dans ces cas il faut, de toute nécessité, d'après le praticien de Barr, remplacer l'huile brune par une huile moins foncée en couleur. L'on doit, au contraire, accorder la préférence à la première dans les broncorrhées, non compliquées de pharyngo-laryngite, dans certains cas d'atonie des voies digestives, pour combattre les vers qui assiégent le tube digestif (*oper. cit., p. 21*).

Chargé, depuis bientôt trente années, des fonctions de médecin des pauvres, dans une ville où la scrophule et le rachitisme sont des maladies très-répandues, j'ai eu de fréquentes occasions d'administrer les différentes variétés d'huiles de foie de morue, qu'on rencontre dans le commerce. Pendant les premières années où l'usage de cette huile fut introduite à Tournai, dans le service des indigents, je n'ai eu, à ma disposition, pour traiter ces derniers, qu'une huile noire et épaisse, ressemblant assez à de la mélasse. Cette huile était alors fort répandue et pour ainsi dire la seule en usage. Pendant une période de 14 ans environ, je n'ai pas eu d'autres huiles à ma disposition, pour le même service, que des huiles, beaucoup moins foncées en couleur. Eh bien! j'ai obtenu des effets remarquables avec toutes les espèces d'huiles, indistinctement; et il ne m'a pas été possible d'observer la moindre différence dans leur action thérapeutique.

Beaucoup de praticiens voient dans la composition chimique de l'huile de foie de morue, mais surtout dans l'iode, le principe actif de cet agent thérapeutique, et presque toujours c'est la quantité plus ou moins grande de ce dernier principe, contenu dans les différentes variétés du commerce, qui leur fait préférer telle variété à telle autre. Pour peu qu'on y réfléchisse, on ne saurait approuver une telle manière de voir, car les différences dans les proportions des principes contenus dans ces huiles sont tellement minimes qu'elles ne peuvent justifier la préférence accordée à telle variété plutôt qu'à telle autre. Ajoutons qu'on n'est pas bien d'accord sur la quantité d'iode contenue dans ces huiles. Pour certains chimistes, au nombre desquels il faut placer Hansmann, c'est l'huile noire qui en contient le plus; pour Delattre, au contraire, c'est la variété d'huiles qui en contient le moins. Personne prétend que l'huile de foie de morue brune des hôpitaux renferme plus d'iode que les huiles pâles du commerce anglais; d'après De Jongh, les huiles pâles sont les plus riches en principes inorganiques, surtout en iode, phosphore et acide phosphorique.

Ce qui résulte, de plus clair, des considérations dans lesquelles nous venons d'entrer, c'est que toutes les variétés d'huiles réussissent, également bien, dans le traitement des maladies auxquelles on les oppose. Au point de vue de leur action thérapeutique, il n'y a donc pas de préférence à accorder à l'une plutôt qu'à l'autre de ces variétés. Le seul choix à faire, selon nous, c'est de n'employer, le plus possible, que les huiles les moins désagréables à prendre et les plus faciles à digérer : Consulter les goûts et les idiosyncrasies ; voilà toute la règle.

CHAPITRE II.

DE L'EMPLOI DE L'HUILE DE FOIE DE MORUE DANS LES MALADIES.

ART. I.

SCROPHULES.

§ I.

TUMEURS BLANCHES.

On désigne sous le nom de tumeur blanche cette grave maladie des articulations caractérisée par un gonflement articulaire sans changement de couleur à la peau, d'une consistance plus ou moins solide, et qui dépend de l'altération des parties molles ou des parties osseuses articulaires.

La maladie débute ordinairement par une douleur variable en intensité et en étendue. En même temps, ou peu après son début, on voit survenir dans la partie malade un gonflement plus ou moins considérable, élastique et mou, ou bien avec dureté, selon qu'il occupe les parties molles ou les parties dures, ou bien à la fois toutes les parties articulaires. Les mouvements sont gênés ou abolis, douloureux, et l'articulation reste le plus souvent dans un état permanent de demi-flexion, le membre s'atrophie, les glandes lymphatiques voisines s'engorgent. Si la maladie

est abandonnée à elle-même ou combattue par des moyens
impuissants, il se forme autour de l'articulation malade un
ou plusieurs abcès qui s'ouvrent et dégénèrent en fistules,
presque toujours intarissables. Enfin, la continuité et l'intensité des douleurs, la suppuration, le dévoiement et les
sueurs colliquatives amènent le dépérissement des malades,
qui finissent par succomber si on ne fait, à temps, l'amputation du membre.

Les tumeurs blanches sont, dans la généralité des cas,
sous la dépendance d'une diathèse scrophuleuse. Quelquefois on les voit survenir sous l'influence d'une affection rhumatismale. L'huile de foie de morue jouit d'une efficacité
éprouvée contre ces deux formes de la maladie. On l'a vu,
bien des fois, enrayer les arthrites scrophuleuses et rhumatismes les plus graves, même dans les cas où tous les moyens
ayant échoué, il ne semblait rester d'autre ressource que
l'amputation du membre. Elle n'a pas la même efficacité
dans les arthrites syphilitiques, qui réclament un traitement en rapport avec la nature de la maladie.

Rust loue les bons effets de l'huile de foie de morue dans
la coxalgie qui survient chez les individus d'une constitution scrophuleuse (*Leder, de oleo jecoris aselli, p. 96*).
Riester rapporte un cas désespéré de tumeur blanche
du coude qui fut guéri à l'aide du même moyen (*J. des
prog. des sc. et inst. médic., t. 2, 2e série, p. 203,
an. 1830*).

Knood Van Helmenstreit a obtenu des résultats avantageux de l'huile de foie de morue dans des cas de coxalgie
où les sétons et les moxas n'avaient produit aucun bien
(*Hufeland's Journ., 1832*).

Bréfeld (*loc. cit., p. 126*) rapporte plusieurs faits qui

déposent en faveur de l'efficacité de l'huile de foie de morue dans le traitement des tumeurs blanches. Parmi ces faits, se trouve celui d'une petite fille, de six ans, qui se trouvait dans un état d'émaciation extrème avec fièvre hectique, et chez laquelle la cavité cotyloïde du côté droit était détruite, la jambe raccourcie de plus de trois pouces, et la tête du fémur déplacée en dehors. L'enfant fut parfaitement guérie après avoir pris quelques bouteilles d'huile de foie de morue, et il ne lui restait de son affection que la destruction de l'articulation et le raccourcissement de la jambe.

Delavacherie a été témoin des heureux effets de l'huile de foie de morue dans deux cas d'affections du système osseux que je crois pouvoir rapporter aux tumeurs blanches. Dans l'un de ces cas, il s'agit d'une petite fille, de 14 ans, atteinte d'ostéite à la partie supérieure de l'humérus gauche. Il y avait une ouverture fistuleuse à la hauteur du bord de l'aisselle, par où s'échappait, en abondance, un liquide séro-purulent. La maladie datait de plus d'un an et avait réduit la malade à un état de maigreur extrème. Elle fut guérie, après avoir pris, pendant trois mois environ, l'huile de morue, d'abord, à la dose d'une cuillerée, puis de deux cuillerées par jour.

Dans l'autre cas, il est question d'une fille, de 8 ans 1/2, portant à la colonne vertébrale, au-dessus de la nuque, une tumeur avec saillie des apophyses épineuses des quatre ou cinq premières vertèbres. Il y a impossibilité de marcher, et le repos au lit est la seule position possible. Des cautères appliqués aux côtés de la tumeur ne font qu'aggraver le mal. La malade est complètement rétablie après un traitement huileux qui a duré pendant cinq mois (*Annal. de la soc. de méd. de Gand, 1839, p. 126*).

Taufflieb a constaté l'efficacité de l'huile de foie de morue chez dix-huit malades atteints de tumeurs blanches et d'inflammations chroniques des diverses articulations. D'après ce praticien, l'emploi de ce médicament peut, dans beaucoup de cas, enrayer les arthrites scrophuleuses les plus graves, même dans les cas où tous les moyens ayant échoué, il ne semble rester d'autre ressource que l'amputation du membre. Il fait remarquer que cette médication réussit, surtout, dans la période chronique des arthrites scrophuleuses, après que les accidents inflammatoires ont été calmés par l'emploi des antiphlogistiques. Il dit qu'un mouvement fébrile modéré et les douleurs plus ou moins vives qu'éprouvent les malades, ne doivent pas faire renoncer à l'usage de ce moyen qui parvient souvent à amender ces symptômes, surtout, chez les sujets affaiblis ou éminemment scrophuleux. Il ajoute, toutefois, que ce médicament, quelque efficace qu'il soit pour arrêter la marche des arthrites scrophuleuses chroniques, n'a aucune action sur l'ankylose, le déplacement des os, la rétraction musculaire, etc., qui sont le résultat de ces phlegmasies articulaires (*Gaz. médic. de Paris*).

Le Dr Petsch, médecin allemand, a été témoin des bons effets de l'huile de foie de morue dans un cas de gibbosité très-prononcée des vertèbres cervicales. Il y avait impossibilité de mouvoir le cou, flexion très-forte de la tête en avant, faiblesse extrême des extrémités supérieures. Le malade ne pouvait se tenir debout, sans être soutenu, à cause de la faiblesse de ses jambes. On administra l'huile de foie de morue à l'intérieur, on fit, en même temps, des frictions sur la colonne vertébrale avec cette huile chaude. Sous l'influence de ce traitement, qui fut continué pendant plusieurs mois, le malade éprouva une telle amélioration dans son état qu'il put marcher avec assez de facilité et reprendre ses travaux (*Petsch, De usu jecoris aselli in morbis ossium, p. 37*).

Bennett cite un cas de pédarthrocace au pied droit accompagné de carie, chez un enfant de six mois, qui fut avantageusement combattu à l'aide de ce médicament, administré pendant trois mois, à la dose de deux à trois petites cuillerées à café par jour (*oper. cit., p. 116*).

Coxarthrocace, du côté droit, chez une jeune fille de six ans. Il existe autour de l'articulation plusieurs ouvertures fistuleuses d'où s'échappe une grande quantité de pus de mauvaise nature ; l'extrémité malade est raccourcie d'un pouce. Il y a fièvre hectique, et la malade est tellement épuisée qu'on s'attend à une mort prochaine. La maladie dure depuis plus d'un an et a résisté aux moyens les plus énergiques. Guérison complète après avoir pris 40 onces d'huile de foie de morue (*Preussiche mediz. Zeitung*).

Un fait analogue a été observé par Marker. Il s'agit d'un cas de coxarthrocace, arrivé à sa troisième période, qui fut avantageusement combattu à l'aide du même moyen (*Medizinische Zeitung, oct. 1835*).

Reineker fait connaître les bons effets qu'il a obtenus de l'huile de foie de morue chez un enfant, de 6 ans, d'une constitution scrophuleuse, portant une proéminence anguleuse à la hauteur des cinquième, sixième et septième vertèbres dorsales. La maladie était accompagnée de paralysie des membres inférieurs et d'un état cachectique au plus haut degré, etc. L'enfant, qui était malade depuis trois ans, fut complétement rétabli après avoir fait usage d'huile de morue pendant huit mois. A cette époque, il offrait toutes les apparences de la meilleure santé et la proéminence du dos était à peine sensible (*H. Bennet, oper. cit., p. 178*).

Un médecin belge, le Dr Van Overloop, a rapporté, *dans les annales de la société de médecine de Gand (1842)*, un cas de tumeur blanche du genou, accompagné de huit ouvertures fistuleuses autour de l'articulation, qui fut heureusement combattu par l'huile de foie de morue, dont l'usage fut continué pendant seize mois. On employa, en même temps, comme traitement local, un emplâtre résolvant composé d'extrait de cigüe, de gomme ammoniaque, de savon médicinal et d'esprit de vin. La maladie s'est terminée par une ankylose du genou.

Stoeber, dans un cas de tumeur blanche du genou où l'articulation malade avait acquis quatre fois le volume de l'autre genou, parvint, à l'aide de cette substance, à réduire de moitié le volume de cette articulation, et à permettre au malade de marcher sur la pointe du pied ; mais l'usage du médicament ayant été abandonné, la maladie fit de nouveaux progrès, et on finit par devoir recourir à l'amputation du membre (*Compte-rendu de la clin. des enfants, de la Faculté de Strasbourg*).

Le Dr Thémont, d'Ath, a publié, dans le *Journal de médecine, de chirurgie, etc. de la société des sciences naturelles et médicales de Bruxelles (an. 1844)*, le fait suivant :

Henri Jaspar, âgé de 24 ans, portait une tumeur blanche de l'articulation métacarpo-phalangienne du gros orteil avec carie des extrémités osseuses. La maladie durait depuis longtemps et s'était montrée rebelle à tous les traitements employés. Deux médecins avaient proposé l'amputation, comme l'unique remède à employer, dans ce cas. Le

Dr Thémont le mit à l'usage de l'huile de foie de morue :
il en but huit pots, dans l'espace de six mois. Au bout de
ce temps, les nombreux ulcères fistuleux, qui accompagnaient la carie, s'étaient fermés et l'articulation pouvait
se mouvoir comme à l'état normal. Cette guérison ne s'est
point démentie.

Un praticien, qui n'est rien moins que prévenu en
faveur de l'huile de morue, le Dr Staquet, rapporte deux
cas de tumeur blanche de l'articulation coxo-fémorale qui
ont cédé à l'usage de ce médicament.

Dans l'un de ces cas, il s'agit d'un enfant, d'une constitution scrophuleuse très-prononcée, chez lequel la tête du
fémur était fortement tuméfiée et prête à sortir de sa cavité.
Toute l'articulation était très-douloureuse, les tissus envi-
ronnants fort gonflés. Il y avait allongement du membre
et impossibilité de marcher. On prescrivit l'huile de foie de
morue, à la dose d'une et ensuite de deux onces par jour.
Après un traitement de cinq mois, tout ce cortége de symptômes, de la plus fâcheuse augure, avait disparu. Le membre avait presque repris sa longueur normale, etc.; et le
malade pouvait marcher et courir, comme auparavant.
L'application de deux moxas autour de l'articulation a été le
seul remède employé, concurremment, avec l'huile de foie
de morue.

Le même praticien obtint des résultats non moins avantageux, de ce traitement, chez un autre enfant qui portait
une tumeur blanche de l'articulation huméro-cubitale gauche avec carie du condyle externe de l'humérus. Cette affection avait résisté à différents traitements (*Arch. de la
méd. belge, mai 1844, p. 63*).

Castella, médecin de l'hôpital de Neuchâtel, a beaucoup

insisté sur l'utilité de l'huile de foie de morue, dans les arthrites d'origine scrophuleuse. Nous lisons le passage suivant, dans un rapport lu, par M. Lombard, à *la société helvétique des sciences naturelles,* le 12 août 1845 :

« Les engorgements des articulations sont l'autre forme des scrophules où les bons effets de l'huile de foie de morue se font surtout sentir. Le mémoire de M. Castella, de Neuchâtel, contient cinq observations remarquables de ce genre. La première a pour objet un enfant de douze ans, atteint de spina-ventosa ; la deuxième, un enfant de onze ans atteint de carie scrophuleuse de l'articulation tibio-tarsienne du côté gauche ; la troisième, une jeune fille, de treize ans, atteinte également de carie tibio-tarsienne ; la quatrième, un cas de carie vertébrale avec abcès chez un adulte ; enfin la cinquième, une nécrose du tibia gauche avec gonflement des condyles du fémur. Ces cinq cas ont été guéris sous l'influence de l'emploi de l'huile brune de foie de morue à la dose de 2 à 3 onces par jour. Le traitement hygiénique est le seul qui ait été employé concurremment » (*Lebert, op. cit., p. 415*).

Le Dr Martin, de Bruxelles, a vu céder à l'emploi de l'huile de foie de morue deux cas de tumeurs blanches du genou, dues au vice scrophuleux. Dans l'un de ces cas, des douleurs intolérables se faisaient sentir dans la partie malade, qui était gonflée, mais sans fluctuation et sans fistules. Dans l'autre cas, pour lequel l'amputation avait été proposée, il existait autour de l'articulation malade de nombreuses fistules, qui faisaient ressembler le genou à un crible. La guérison s'est opérée en dix-huit mois environ. Chez l'un et l'autre malades, on a employé concurremment avec le traitement huileux, la décoction de feuilles de noyer, des applications de sangsues, des frictions avec le cérat opiacé et avec une pommade d'iodure de plomb (*J. de la soc. des sc. nat. et méd. de Brux., mars 1847*).

Lebert considère l'huile de foie de morue comme le moyen le plus actif et le plus salutaire que l'on puisse employer contre les arthropathies scrophuleuses ; et les beaux résultats qu'il en a obtenus lui font considérer son emploi comme une des conquêtes les plus utiles de la médecine moderne. Il distingue l'arthrite primitive osseuse de celle qui a son siége dans une membrane synoviale. C'est dans la première forme surtout que l'huile de foie de morue lui a paru produire de bons effets. Elle se montre plus efficace, selon lui, lorsqu'il existe des fistules ou des abcès dans le voisinage de l'articulation que lorsqu'il y a un engorgement notable des os, un développement fibro-plastique étendu, ou un épanchement notable dans la cavité articulaire. Il a cru observer que ce médicament a moins d'action sur les articulations dont les maladies sont généralement plus graves, comme celles de la hanche, que sur d'autres articulations. C'est dans l'arthrite tibio-tarsienne surtout qu'il en a obtenu les plus beaux résultats.

Lebert administre l'huile de foie de morue à la dose de deux à trois cuillerées par jour. Il insiste pour que son usage soit prolongé pendant des mois, une année et au delà, avec la précaution de l'interrompre, de temps en temps (*ouv. cité, p. 415*).

Escallier a recueilli, dans le service du Dr Monod, un cas de tumeur blanche occupant à la fois le coude et le genou, et qui fut avantageusement combattu par l'huile de foie de morue, administrée à la dose de 6 cuillerées par jour. A ce fait le Dr Escallier en joint plusieurs autres, puisés dans sa propre pratique (*Union médicale, 1850*).

Le Dr Burggraeve, professeur de clinique chirurgicale à la faculté de médecine de Gand, rend compte, *dans les annales de la société de médecine de Gand (Mai 1832)*, d'un cas de tumeur blanche vénérienne du coude, chez un individu qui avait subi, à différentes reprises, un traitement vénérien. Le coude était gonflé, fortement injecté et douloureux. Différents pertuis fistuleux laissaient pénétrer le stylet dans les os. Le malade, affaibli par les traitements antérieurs, était miné par la fièvre de consomption. On lui prescrivit l'huile de foie de morue, combinée ensuite avec l'iodure de potassium. Sous l'influence de ce traitement, qui fut continué pendant environ trois mois, il obtint une guérison complète et ne conserve de son affection qu'un ankylose du coude, qui lui permet de faire usage de son bras.

Tout porte à croire que l'iodure de potassium, qui a été administré concurremment avec l'huile de foie de morue, peut revendiquer une large part dans la guérison dont il vient d'être question.

De Jongh affirme qu'il a pu se convaincre de l'utilité du conseil de Brefeld, qui consiste à associer, dans le traitement de cette affection, l'usage externe de l'huile de foie de morue tiède à son emploi à l'intérieur. Il dit, que dans la 1re période de la maladie, alors que l'inflammation articulaire est accompagnée d'un mouvement fébrile à l'état aigü, l'on doit suspendre l'usage du remède jusqu'à ce que la fièvre ait été combattue par des moyens convenables (*ouv. cité, p. 211*).

V. Duval (*Traité théorique et pratique de la maladie scrophuleuse, p. 294*) regarde l'huile de foie de morue comme le meilleur de tous les médicaments connus, dans le traitement des tumeurs blanches. Il a particulièrement recours à ce moyen dans la sub-inflammation intra-articulaire, alors que la maladie s'est étendue au système osseux, qu'il y a des abcès, des fistules et beaucoup de tissu fibroplastique. Il n'administre jamais ce médicament seul, mais, de concert, avec des adjuvants tels que le bicarbonate de soude, les iodures et les bromures de potassium, etc. « Chaque année, dit ce praticien, nous avons l'occasion de prescrire l'huile de foie de morue à plus de cinq cents malades, tant dans notre pratique particulière que dans les hôpitaux, et il est très-rare que nous n'ayons pas à nous en louer infiniment. »

Seutin et Crocq ont rapporté plusieurs faits qui tendent à confirmer l'efficacité de ce moyen, dans le traitement de la maladie qui nous occupe; mais il importe de faire remarquer que l'huile n'a presque jamais été employée seule, par ces deux habiles praticiens, mais concurremment avec des moyens chirurgicaux et quelquefois avec d'autres médicaments, tels que l'iodure de fer, etc. (*Crocq, Traité des tumeurs blanches*).

J'ai employé plusieurs fois l'huile de foie de morue avec succès dans le traitement des tumeurs blanches, mais je n'ai tenu note que d'un seul cas : H. Parfait, âgé de 6 ans, d'une constitution éminemment scrophuleuse, porte une tumeur blanche à l'articulation de la première avec la seconde phalange du doigt médius, de la main droite. L'articulation est considérablement gonflée, douloureuse; sa flexion est impossible; elle est entourée de trois ouvertures fistuleuses, qui fournissent une suppuration abondante. La maladie existe depuis un an, environ. Huile de morue, d'abord à la dose d'une cuillerée, puis de deux cuillerées à

bouche par jour ; bains locaux avec une décoction concen-
trée de feuilles de noyer, cataplasmes, *loco dolenti*, avec
ces mêmes feuilles. Au bout de deux mois, l'amélioration
est des plus notables et l'articulation a trois centimètres de
moins de circonférence. Au bout de quatre mois, la guérison est complète : l'articulation a presque repris son volume normal, les douleurs ont cessé et les trajets fistuleux
sont cicatrisés ; mais il y a ankylose de l'articulation.

On pourrait encore citer à l'appui de l'efficacité de
l'huile de foie de morue contre les tumeurs blanches, les
observations de Bahn (*De oleo jecoris aselli, præsertim in
coxarthrocace efficacia*), Behr, Busch (*Kneschkis summarium, 1839*), Galama (*op. cit.*), Heincken, Hirtz (*De l'emploi de l'huile de foie de morue*), Kidd (*Med. Times, 1850*),
Kittel (*Summarium, 1830*), Luders, Panck, Münzenthaler
(*Hufeland's journ., 1832*), Schülte (*Horn's arch., 1824*).

§ II.

CARIE SCROPHULEUSE.

La carie scrophuleuse est principalement caractérisée
par la destruction lente du tissu osseux avec ramollissement et formation d'une espèce de pus sanieux, qui s'écoule
au dehors par une ou plusieurs ouvertures fistuleuses. On
l'observe surtout aux os du pied et de la main, aux genoux,
au coude, aux vertèbres. Elle attaque souvent les enfants,
sans toutefois épargner les adultes. Cette maladie est, en
général, fort grave, et rarement on la voit disparaitre d'elle-
même. Nous possédons dans l'huile de foie de morue un
remède éprouvé pour la combattre.

Le Dr Schütte, de Runderoth, nous apprend que l'huile de foie de morue, administrée pendant plusieurs mois, lui a procuré des résultats avantageux dans cinq cas de carie scrophuleuse (*Horn's Arch., juill.-août 1824*).

Le Dr Busch, de Brême, a aussi employé ce moyen avec succès dans plusieurs cas analogues (*Med. chir. Zeitung, 1827, t. iv, p. 205*).

Alexandre, professeur à l'université d'Utrecht, cite un cas de carie scrophuleuse du fémur, qui fut avantageusement combattu, par l'huile de foie de morue, employée, de concert, avec des moyens fortifiants et nutritifs (*De Jongh*).

Dans un cas de carie scrophuleuse de l'os maxillaire, observé par Carry, l'huile de foie de morue amena une guérison complète, après un traitement de quelques mois (*De Jongh*).

, Brefeld a employé l'huile de foie de morue dans toutes les formes de la maladie scrophuleuse ; mais c'est principalement dans la carie qu'il en a obtenu les résultats les plus avantageux. Il rend compte de huit cas de guérison, parmi lesquels se trouvent deux cas de carie vertébrale. Il rapporte l'observation d'une femme, de 40 ans, d'une constitution scrophuleuse, chez laquelle, l'amputation de l'index de la main droite dans son articulation avec le métacarpien correspondant, pour une carie de la 1re phalange du doigt, n'avait pas empêché la maladie de reparaître aux os du carpe et du métacarpe, et qui fut guérie par l'usage prolongé de l'huile de foie de morue.

Dans la plupart des cas dont il s'agit, la maladie durait depuis longtemps, et avait été combattüe, en vain, par la plupart des remèdes anti-scrophuleux (*Der Stockfisch leberthran in med. Ruchsicht, 1835*).

Knolz a vu l'huile noire de foie de morue (c'est l'espèce à laquelle il donne la préférence) produire les résultats les plus avantageux dans trois cas de carie scrophuleuse, contre lesquels on avait employé, en vain, tous les remèdes généralement usités en pareille circonstance. Dans le 1er de ces cas, il s'agit d'une carie de l'olécrane, avec tumeur blanche du genou droit, chez une fille, de 24 ans. Dans le second, d'une carie du sternum avec tumeur blanche de l'articulation du coude et gonflement scrophuleux des deux premières phalanges de l'index, chez un jeune homme, de 24 ans. Le 3me a rapport à une carie de l'humérus, chez un jeune homme, de 18 ans. Chez tous ces malades, la guérison a été obtenue en deux mois, environ. Knolz administrait ce médicament à la dose de trente-deux grammes par jour (*Hufeland's journ., 1839*).

Schenck rend compte de deux observations, que nous donnons très en raccourci et, qui témoignent de l'action de l'huile de foie de morue sur la carie scrophuleuse :

Une femme, de 43 ans, éprouvait, depuis dix-huit mois, des douleurs dans les lombes ; elle portait au sacrum des ulcères et des fistules d'où s'écoulait, en abondance, une sanie fétide et séreuse ; les vertèbres étaient saillantes et les articulations des membres gonflées ; il y avait marasme, fièvre hectique. Schenck prescrivit l'huile de foie de morue, à la dose de trois cuillerées par jour. Au bout de six mois, amélioration notable, moins de gonflement dans les articulations. Au neuvième mois, la malade peut marcher avec des béquilles ; cicatrisation des ulcères au bout d'un an, et enfin, guérison complète au bout de dix-huit mois.

Une fille, de trente-cinq ans, née d'une mère scrophuleuse, et ayant eu, ainsi que ses frères et sœurs, des glandes engorgées dans son enfance, était atteinte, au pied gauche, d'un ulcère fistuleux d'où s'échappait une sanie fétide et parfois des fragments d'os cariés. Déjà, la fièvre hectique s'était déclarée, lorsqu'on la mit à l'usage de l'huile de foie de morue, qui amena une guérison complète, dans l'espace de six mois (*Hufeland's journ., mars 1839*).

Taufflieb regarde, avec Brefeld, l'huile de foie de morue comme le meilleur de tous les médicaments connus contre les altérations scrophuleuses des os. Toutefois, il a soin de faire remarquer que ce médicament ne réussit guère dans l'ostéite aigüe, et que son action est d'autant plus frappante que la maladie est plus ancienne. Il affirme que les résultats sont moins sûrs et moins satisfaisants chez les personnes âgées que chez les jeunes gens, et surtout, chez les enfants. Il administre ce médicament à la dose de 2 à 6 cuillerées à bouche par jour. Suivant les circonstances, il associe au traitement général un traitement local et chirurgical.

Taufflieb a traité, à l'aide de cette médication, 21 malades atteints de scrophules osseuses, à différents degrés. Sur treize malades atteints de carie bien confirmée et plus ou moins ancienne, 10 furent guéris (c'étaient, à l'exception d'un seul, des enfants ou des jeunes gens au-dessous de l'âge de trente ans), trois n'obtinrent qu'une amélioration passagère (c'étaient des sujets avancés en âge).

: Chez quelques malades le traitement général fut secondé par une compression modérée du membre et, par des fomentations pratiquées avec une dissolution de 4 grammes d'iodure de potassium dans 64 grammes d'eau et autant d'alcool.

Les 8 autres malades, qui étaient atteints d'une simple

tuméfaction osseuse, furent tous guéris (*ouv. cité, p. 29*).

Un médecin allemand, le Dr Stens, a vu, à la clinique de Bonn, chez un homme, de 24 ans, un cas de carie scrophuleuse accompagné de trois ouvertures fistuleuses d'où s'échappait, en abondance une sanie claire, fétide, jaunâtre qui fut avantageusement modifié et presque entièrement guéri (le malade sortit de l'hôpital avant sa guérison) par l'huile de foie de morue, donnée à la dose de deux, puis de trois cuillerées à bouche par jour. Un emplâtre de savon fut employé comme traitement local (*Diss. de oleo jecoris aselli, p. 24*).

Mareska, professeur de l'université de Gand, rapporte plusieurs faits qui témoignent de l'efficacité de ce médicament dans le traitement de la maladie qui nous occupe.

Chez un détenu, d'une cinquantaine d'années, des ulcères, des fistules existaient sous les aisselles, autour du cou, sous le menton, derrière les oreilles, au côté droit de la poitrine et sous la clavicule. La maladie était héréditaire, datait de trente ans et avait été vainement combattue par toutes sortes de médications. Il fut guéri, en huit mois, à l'aide de ce médicament, secondé autant que possible par un changement dans le régime alimentaire et le genre de vie.

Un autre détenu, âgé de 34 ans, portait une carie des cinquième et sixième vertèbres cervicales avec abcès, par congestion, au cou, du côté de la carie. Après un traitement huileux, qui a duré 18 mois, les abcès se sont fermés, les vertèbres ont cessé d'être douloureuses, etc. Tout annonçait, en un mot, une guérison durable.

Le professeur Mareska cite encore un cas grave de carie du sacrum, avec vaste abcès par congestion à la cuisse, qui fut avantageusement combattu, en moins de sept mois, à l'aide de la même substance. Lorsque le traitement fut entrepris, le malade était arrivé à un degré d'épuisement et de marasme qui faisaient craindre pour ses jours, et ce ne fut qu'en désespoir de cause, que le professeur, de Gand, eut recours à l'huile de foie de morue (*Annal de la soc. de méd. de Gand, 1841, p. 204*).

Delcour a vu l'emploï de ce médicament produire les plus heureux effets dans un cas d'ostéite avec écoulement fétide des oreilles, chez un jeune garçon, d'une constitution éminemment scrophuleuse. Le malade se trouvait dans l'état le plus déplorable : il y avait impossibilité de marcher, fièvre hectique, sueurs nocturnes, amaigrissement très-marqué, gibbosité très-considérable, formée aux dépens des dix premières vertèbres dorsales, aplatissement latéral des côtes, etc. (*Ann. de la soc. de méd. de Gand, 1841, p. 174*).

De Jongh est parvenu à guérir, en huit mois, à l'aide du même médicament, donné à la dose de deux, puis de trois cuillerées par jour, un enfant, de neuf ans, portant une carie du fémur accompagnée de deux ouvertures fistuleuses, d'où s'échappait, en abondance, un pus jaunâtre et fétide. Quand le malade a commencé l'usage du remède, il y avait fièvre hectique, débilité extrême, et son état parut tellement grave que le médecin traitant, proposa l'amputation, comme l'unique remède à employer pour sauver ses jours (*loc. cit., p. 208*).

M. le Dr Dumont affirme qu'à Gand, à l'hôpital des enfants, « l'huile de foie de morue est le remède usuel dans tous les cas de carie scrophuleuse indistinctement et qu'aucun des remèdes employés n'a procuré des résultats aussi brillants ni aussi constants. » Il est à remarquer, ajoute ce praticien que, dans notre ville, la carie scrophuleuse est si fréquente chez les enfants du peuple, que cette maladie fournit habituellement à peu près un quart environ ou un cinquième de la population de notre hôpital ; en second lieu, que sauf peut-être quelques très-rares exceptious, le traitement par l'huile de foie de morue est le seul que nous employions contre cette forme de la maladie ; enfin que nous rencontrons bien peu de cas qui ne cèdent à ce remède » (*Bull. de la soc. de méd. de Gand, 1843, p. 92*).

Le Dr Verelst a communiqué, à la *société de médecine de la province d'Anvers*, un cas de carie, très-intéressant, avantageusement combattu à l'aide de la même substance.

Une jeune fille, de la commune de Boom, était atteinte d'une carie des os du tarse, survenue à la suite d'une entorse négligée. Plusieurs ouvertures fistuleuses existaient, et un stylet pouvait, dans différents endroits, traverser, de part en part, l'articulation malade. Il y avait marasme, fièvre hectique, et on n'avait guère d'espoir de sauver les jours du malade que par l'amputation. La maladie datait de deux ans, et avait été inutilement combattue par tous les moyens usités en pareil cas. Elle fut complètement rétablie en onze mois, et après avoir absorbé quatre kilogrammes, environ, d'huile de foie de morue. L'amélioration a commencé à se manifester dès les premiers jours de l'administration du remède (*Arch. de la médec. belge, sept. 1843*).

Guersant a vu cette huile produire de très-bons effets dans plusieurs cas de carie des os du carpe et du tarse, quand les malades ont eu le courage d'en prendre 60 à 90 grammes par jour (*Dict. de méd., art. scrophules*).

Thémont a guéri, en neuf mois, à l'aide de cette substance, un individu, âgé de 49 ans, atteint d'une carie spontanée du calcaneum avec nécrose d'une partie de cet os (*J. de la soc. des sc. nat. et méd. de Brux., 1844, p. 519*).

Au rapport du docteur Vingtrinier, médecin en chef des prisons de Rouen, un jeune homme, de 17 ans, portait au cou des engorgements scrophuleux considérables et, au pied une carie profonde de calcaneum, d'où s'échappait une sanie abondante et infecte. La marche était pénible et ne pouvait se faire qu'à l'aide d'une béquille. Il avait employé sans succès les remèdes les plus actifs. On le mit à l'usage de l'huile de foie de morue, et au bout de trois mois les engorgements du cou étaient dissipés, et la plaie du pied tellement améliorée que le malade pouvait marcher sans bâton. Au bout de six mois la guérison était complète. (*Bouchardat, Ann. de thérap., 1846, p. 228*).

Vaust, professeur à l'Université de Liége, rapporte trois observations en faveur de l'efficacité de l'huile de foie de morue dans le traitement de la carie scrophuleuse. En voici un résumé :

1° Chez une fille, de 16 ans, d'un tempérament lymphatique, carie à l'articulation coxo-fémorale, abcès et trajets fistuleux en dehors et en dedans de l'articulation. Huile de foie de morue, à la dose de 2 à 4 cuillerées par jour. Au bout d'un an, la guérison est parfaite et la malade peut marcher, sans éprouver la moindre gêne de l'articulation.

2° Carie d'un métacarpien, chez une fille, de 16 ans, de constitution scrophuleuse. Introduction dans la plaie de mèches imbibées de teinture d'aloës ; huile de foie de morue, 2 à 4 cuillerées par jour. Au bout de 18 mois, constitution notablement améliorée et guérison de la carie.

3° Abcès de la région thoracique, carie costale, engorgements ganglionaires considérables au cou, chez un houilleur, âgé de 18 ans. Ouverture de l'abcès, au moyen d'un séton ; huile de foie de morue et sous-carbonate de fer. Au bout d'un an environ, constitution visiblement améliorée , guérison de la carie, diminution des engorgements sous-maxillaires (*Ann. de la soc. de médec. d'Anvers, mars 1846*).

Lebert a beaucoup à se louer de l'emploi de l'huile de morue contre la carie. « Le changement qui s'opérait, dit-il, après quelques semaines de son emploi, a été souvent si manifeste qu'on ne pouvait pas y voir l'effet d'une simple coïncidence. » C'est dans la carie des extrémités articulaires des os, plutôt que dans celle du milieu des os longs et des os plats qu'il en a obtenu les résultats les plus avantageux. Elle est, selon lui, peu efficace dans la carie vertébrale, et à peu près sans action sur la nécrose. Il administre ce médicament pendant plusieurs mois de suite, et ordinairement à la dose de 15 grammes matin et soir (*op. cit.,p. 546-649*).

Jules Létuvé, âgé de 5 ans, portait, lorsque je le vis pour la première fois, le 15 octobre 1855, une carie des os du tarse : la face d'orsale du pied droit était gonflée, rouge, douloureuse, percée de trois ouvertures fistuleuses, d'où suintait un pus ichoreux |très-abondant. La maladie durait depuis un an et avait réduit le malade à un grand état de maigreur et de faiblesse. Je le mis à l'usage de l'huile de foie de morue, à la dose de deux cuillerées à café par jour. Dès le 28 octobre, il y avait déjà amélioration notable de l'état général et de la maladie locale, et la guérison était complète après un traitement de deux mois et demi.

Des faits analogues, à ceux que nous venons de rapporter, ont été publiés par Koop, Osiüs (*Med. ann.*, *t.* vi), Hahnekrodt, Tortual, Sourzac (*Journ. des conn. médic.*, *1842*), Krebel (*Schmidt Jahrb*, *1849*), Petsch (*op. cit.*), Denobele (*Bull. de la soc. de méd. de Gand*, *1843*), Daumerie (*Jour. de la soc. des sc. médic. et nat. de Bruxelles*, *1847*), Boddaert (*Ann. de la soc. de méd. de Gand*, *1842*), Van-Nuffel (*Ann. de la soc. des sc. médic. et nat. de Malines*, *1842*), Flaschoen (*Journ. de méd. et de chir. prat.*, *t.* xix), et par une foule d'autres praticiens.

§ III.

ENGORGEMENTS GLANDULAIRES.

Les effets curatifs de l'huile de foie de morue, dans les engorgements scrophuleux, sont loin d'être aussi avantageux que dans la plupart des autres formes de l'affection strumeuse. Cette différence tient, selon nous, à ce que ces prétendus engorgements glandulaires, au lieu d'être de simples adénites scrophuleuses, sont bien souvent de nature tuberculeuse. En effet, si l'on doit s'en rapporter au témoignage de Lebert, Guersant et d'autres observateurs distingués, ce que l'on décrit comme une affection scrophuleuse des glandes lymphatiques n'est, le plus souvent, qu'une tuberculisation de ces glandes.

Au reste, plusieurs praticiens prônent les bons effets de l'huile de morue dans le traitement de la maladie qui nous occupe.

Quelle confiance peut-on accorder au témoignage de Ruef qui regarde l'huile de morue comme une espèce de spécifique des scrophules? Il ne cite, à l'appui de son opinion, qu'une observation, assez incomplète, dans laquelle il dit avoir guéri, dans l'espace d'un mois, à l'aide de ce médicament, un enfant, de neuf ans, ayant le cou farci de glandes indurées, dont quelques-unes étaient déjà ulcérées (*Arch. de méd. de Strasbourg, 1837*).

Panck, médecin de l'hôpital des orphelins de Moscou, a obtenu les meilleurs résultats de l'emploi de cette substance dans plusieurs cas d'engorgements des ganglions lymphatiques du cou, des aines et de diverses autres régions du corps. Plusieurs de ces cas avaient résisté à l'emploi des préparations iodées (*Zeitschrift gesammite medic. ; juillet 1842*).

Au rapport de Stapleton, une jeune fille, de onze ans, avait à la partie latérale du cou un grand nombre de glandes engorgées. Elle prit 60 onces d'huile, dans l'espace de deux mois environ. Au bout de ce temps, il y avait une grande diminution dans le volume des glandes engorgées. À cette époque, on suspendit le traitement, pour cause d'indocilité de la malade, pour le reprendre un mois et demi après. Elle prit encore 20 onces d'huile, et fut parfaitement guérie (*Bull. de la soc. de médec. de Gand, 1842, p. 155*).

Vingtrinier, médecin en chef des prisons de Rouen, a été témoin des résultats avantageux produits par l'huile de foie de morue dans certains cas d'engorgements des glandes sous-maxillaires et du cou. Dans d'autres cas, il n'en a obtenu aucun résultat avantageux (*Jour. des conn. médic., juin 1842*).

Graves a vu disparaître assez promptement, à l'aide du même traitement, un cas d'engorgement des ganglions cervicaux (*Schmidt, Jahrb, 1846, p. 16*).

Bennet a obtenu, de l'emploi de ce médicament, les résultats les plus satisfaisants dans le gonflement des amygdales, chez les enfants scrophuleux. Il cite le cas d'une jeune fille qui fut guérie, en trois mois, à l'aide de ce moyen, d'un engorgement chronique des amygdales qui avait résisté, pendant deux ans, aux préparations iodées et à d'autres moyens employés. D'après Bennet, les tumeurs ganglionaires du cou disparaissent également sous l'influence du même remède (*Monthly jour. of med. sc., 1847*).

Il faut n'accepter qu'avec réserve le témoignage du D[r] De Jongh (*op. cit*) qui prétend que l'huile de foie de morue, bien que lente dans ses effets, est infailliblement salutaire dans le traitement de la maladie qui nous occupe.

Qui oserait compter sur l'emploi exclusif de l'huile de morue à l'extérieur dans une affection aussi rebelle que celle dont il est question? Cependant, plusieurs praticiens, au nombre desquels il faut compter Rosch (*Casper's wochenschrift, 1841*), Kopp (*Denkwürdigheiten der ärtzliche Praxis, Bd. IV, 1839*), Veiel (*Die neueren Arzneimittel, 1840, p. 654*), ont recommandé ce mode d'administration. Le premier fait frictionner la partie malade avec de l'huile tiède, le second avec un mélange d'huile et de fiel de bœuf, et le troisième y fait appliquer des cataplasmes préparés avec de la farine associée à un jaune d'œuf et à une cuillerée d'huile de foie de morue.

Pour ma part, j'ai peu à me louer de cette substance, dans le traitement de la maladie qui nous occupe. Toutefois, j'ai recueilli quelques faits à l'appui de son efficacité, dans ce cas.

Edouard Ménu, âgé de 19 ans, d'une constitution éminemment scrophuleuse, porte, depuis six semaines, à la partie latérale du cou, une tumeur dure, bosselée, immobile, indolente, de la grosseur d'un œuf de poule, sans change-ment de couleur à la peau. Je conseille l'huile de foie de morue à l'intérieur, à la dose de 2 cuillerées par jour, et l'application externe de feuilles de noyer cuites, sur la tu-meur. Ce traitement est continué pendant quatre mois. Au bout de ce temps, la tumeur n'a plus guère que la grosseur d'un gland. Depuis lors, l'engorgement glandu-laire est demeuré stationnaire, malgré la continuation du traitement.

A. Vaucamps, âgé de 16 ans, d'une constitution stru-meuse et ayant au cou des cicatrices de scrophules, por-tait, sous la mâchoire inférieure, une tumeur dure, indo-lente, sans changement de couleur à la peau, de la grosseur d'une bonne noix. La maladie avait commencé à se déve-lopper un an auparavant. J'eus recours à l'huile de foie de morue, à la dose de deux cuillerées par jour. Au bout d'un mois, la tumeur était réduite presque de moitié, et au bout de deux mois elle égalait à peine le volume d'une noisette. Depuis lors, j'ai perdu le malade de vue.

A. Clercain, âgé de 13 ans, d'une constitution éminem-ment scrophuleuse, portait, sous la mâchoire inférieure, un engorgement glandulaire du volume d'un œuf de pigeon, environ. Des croûtes épaisses d'impétigo recouvraient le nez, la lèvre supérieure et une partie du menton. L'huile de foie de morue fut administrée, à l'intérieur, d'abord à la dose d'une cuillerée, puis de deux cuillerées à bouche par jour. On fit, soir et matin, des onctions sur l'éruption cuta-née avec la même substance. Au bout de 15 jours, il y avait déjà une diminution notable de l'engorgement glan-dulaire, et l'impétigo avait complètement disparu. Après un traitement de six semaines, il restait à peine quelques traces de la tumeur.

Nous venons de citer quelques faits en faveur de l'efficacité de l'huile de foie de morue dans le traitement des engorgements glandulaires, faisons-voir, maintenant, le revers de la médaille, en signalant les effets peu avantageux qu'il a produits, entre les mains de quelques praticiens.

Brefeld (*op. cit.*) et Stoeber (*Gaz. médic. de Strasbourg, 1841, p. 1*) avouent que l'huile de foie de morue ne produit pas, dans les engorgements glandulaires, des effets aussi avantageux que les préparations iodées. Stoeber va même jusqu'à dire que son action est nulle, dans ce cas.

Taufflieb a administré ce médicament à un grand nombre de malades atteints d'engorgements scrophuleux, de diverse nature, et avec peu de succès. Toutefois, il l'a vu produire de bons effets dans les ganglites très-chroniques, qui se sont terminées par suppuration et par l'ulcération de la peau (*loc. cit., p. 48*).

Lebert n'a jamais obtenu de résultat bien positif de l'emploi de ce médicament contre les tubercules glandulaires. « Tout en améliorant quelquefois, dit-il, les complications, et notamment celles du côté du système osseux, il n'influe ni sur la résorption des tubercules à l'état cru, ni sur leur élimination à l'état de ramollissement, ni sur la cicatrisation des ulcères tuberculeux (*ouv. cité, p. 154*).

§ IV.

ABCÈS SCROPHULEUX.

Ces abcès ont fréquemment lieu chez les individus dont la constitution est flasque, lymphatique, souvent scrophuleuse et cacochyme. On les voit succéder tantôt à une inflammation manifeste, mais très-lente dans sa marche, tantôt à un engorgement qui n'offre aucun des caractères de l'inflammation. Dans la généralité des cas, il convient d'ouvrir ces abcès, lorsqu'ils sont arrivés à leur maturité; mais cela ne suffit pas, et l'essentiel, ici, est d'obtenir le recollement des parois du foyer, d'arrêter la suppuration, et de prévenir la formation de nouveaux abcès. On peut espérer d'arriver à ces résultats en administrant l'huile de foie de morue, substance éminemment réparatrice, capable de modifier la constitution et, par suite, de faire cesser toute manifestation locale qui n'en est qu'un symptôme.

Taufflieb loue l'efficacité de cette huile dans le traitement de l'affection qui nous occupe :

Un enfant, âgé de six semaines, un peu scrophuleux, porte, vers la partie supérieure de l'avant-bras, une tumeur assez considérable, molle, fluctuante, paraissant assez douloureuse au toucher. Cette tumeur est ouverte au moyen d'un bistouri. Peu de temps après, formation de nouveaux abcès à la région cervicale, dont l'un se vide spontanément, et l'autre est ouvert par l'instrument tranchant. Quelques mois plus tard, apparition à la fesse de plusieurs ulcérations scrophuleuses. Pansement avec cérat de Goulard, associé à une faible dose d'onguent gris mitigé avec de l'axonge. Huile de foie de morue, à la dose de 2 à 3 cuillerées à café par jour. Guérison parfaite au bout de plusieurs mois (*op. cit., p. 50*).

Mareska s'est également bien trouvé de l'emploi de ce médicament dans le traitement de la maladie qui nous occupe (*Ann. de la soc. de méd. de Gand, 1841, p. 203*).

§ V.

ULCÈRES SCROPHULEUX.

Ces ulcères proviennent, chez les individus d'une constitution strumeuse, soit d'une irritation physique ou chimique entièrement étrangère à la diathèse scrophuleuse (*Lepelletier*), soit des abcès scrophuleux, des adénites de même nature, des arthrites, périostites ou ostéites qui se terminent par suppuration et par carie (*Guersant*). Enfin, on les voit quelquefois se développer sous la seule influence d'une constitution strumeuse. Ces ulcères sont, généralement, indolents, souvent arrondis, irréguliers, à bords décollés, amincis, à fond grisâtre, inégal, fongeux, à suppuration séreuse, séro-purulente, sanieuse.

Cette affection cède difficilement à l'emploi des moyens extérieurs; c'est pourquoi, il convient de lui opposer des moyens internes capables de modifier la constitution vicieuse des malades; et l'on conçoit, dès lors, combien l'huile de foie de morue peut être avantageuse, dans cette circonstance.

Brefeld prétend avoir obtenu les meilleurs effets de l'emploi extérieur de l'huile de foie de morue, associée au sous-acétate de plomb, dans les ulcères scrophuleux, qui succèdent à la suppuration des ganglions lymphatiques. (Voir le formulaire).

Stapleton cite le fait d'un enfant, de six ans, portant un ulcère scrophuleux au bras droit, qui fut guéri, en quatre semaines, par l'huile de foie de morue, à la dose d'une once par jour (*Bull. de la soc. de méd. de Gand, 1842*).

De Jongh affirme que l'huile de foie de morue, à l'intérieur joint à son usage à l'extérieur, lui a toujours donné les meilleurs résultats dans le traitement des ulcères scrophuhuleux (*loc. cit., p. 186*). D'autres praticiens, tels que Klencke et Furstenberg, se louent, également, de l'emploi de ce moyen dans le traitement de la maladie qui nous occupe.

Lebert, au contraire, lui conteste toute action spéciale sur cette forme de scrophules. « Elle ne convient, dit-il, que lorsqu'il existe des complications avec des affections du système osseux ou des articulations ; quelquefois ce moyen est utile aussi pour améliorer le mauvais état de la santé générale ; mais lorsque celui-ci dépend d'une suppuration copieuse et habituelle, nous donnons la préférence aux préparations de quinquina » (*ouv. cité, p. 302*).

§ VI.

OPHTHALMIE SCROPHULEUSE.

La conjonctivite, qui survient chez les individus scrophuleux, présente un cachet particulier, qu'il serait difficile de méconnaître. L'existence de cette affection, chez les individus d'une constitution strumeuse, chez ceux, surtout, qui présentent déjà d'autres symptômes de la maladie scrophuleuse, son siége ordinaire, au bord des paupières ou sur

la conjonctive oculaire, son opiniâtreté, ses fréquentes in-
termissions, la photophobie qui l'accompagne, la présence
de phlyctènes ou de pustules, au bord de la cornée, sont les
principaux signes qui font reconnaître l'ophthalmie scrophuleuse.

Avant tout, dans le traitement de cette affection, il faut
s'attacher à combattre, par un traitement local approprié,
les accidents qui se développent pendant sa période aiguë.
Assurément, l'on commettrait une grande faute si l'on s'en
tenait uniquement, dans ce cas, au traitement général,
modificateur de la constitution (1). Secourez d'abord l'organe, vous modifierez ensuite la constitution par les moyens
anti-scrophuleux les plus efficaces. L'huile de foie de morue peut très-bien remplir cette dernière indication. Nous
en appelons, sur ce point, à l'expérience clinique.

Schütte, un des premiers, a expérimenté l'huile de foie
de morue dans l'ophthalmie scrophuleuse. Il prétend avoir
guéri en dix jours, à l'aide de ce médicament, un cas de
blépharophthalmie avec violente photophobie (*Horn's arch.
für med. Erfahrung, 1824, p. 79-92*).

Brefeld prétend avoir obtenu les résultats les plus satisfaisants de l'emploi externe de cette substance contre l'ophthalmie scrophuleuse avec photophobie. S'il faut en croire
le praticien allemand, ce médicament a plus d'efficacité
dans l'ophthalmie chronique que dans l'ophthalmie aiguë.
Sur douze individus soumis à l'usage de ce remède, dix ont
été complètement guéris. Dans les deux autres cas, une
inflammation érysipélateuse des paupières a fait interrom-

(1) Ce traitement ne peut convenir alors, à cause de la lenteur avec laquelle
il agit.

pre le traitement. La méthole de Brefeld consiste à frotter, deux ou trois fois par jour, le bord des paupières avec un pinceau ou avec une plume trempés dans l'huile de foie de morue. Ce praticien prévient qu'il ne faut pas s'en laisser imposer par le mode d'action de cette médication dont le premier effet est de provoquer une congestion plus ou moins forte de la conjonctive (*op. cit.*).

Ce remède s'est également montré efficace, entre les mains de Piffard, de Brignolles, dans deux cas d'ophthalmie scrophuleuse des plus graves (*Bull. de thérap., mai 1840*).

D'après Busch, l'huile de foie de morue, employée seulement à l'intérieur, suffit pour combattre l'ophthalmie et améliorer la constitution entière. Il n'est pas nécessaire de l'employer localement, ni même de recourir à aucun autre moyen externe (*Wurtemb. med. correspondentz blatt, Bd x, n° 10, juill. 1840*).

L'huile de foie de morue a, selon Stoeber, une action trop lente pour être d'un grand secours dans le traitement immédiat de l'ophthalmie scrophuleuse ; mais son usage prolongé modifie la constitution et empèche les récidives du mal local. Toutefois, lorsqu'on peut arrêter la marche de la maladie ou seulement diminuer son intensité par des remèdes locaux, on fait bien, selon lui, de recourir de prime abord à l'huile de foie de morue, quand son usage est indiqué, par l'état général du malade et par d'autres symptômes. Il en est de même dans les cas où la maladie a été vainement combáttue par d'autres remèdes. C'est ainsi qu'il a guéri, à l'aide de ce moyen, un garçon, de huit ans, atteint d'une kératite scrophuleuse qui avait résisté à tous les moyens anti-scrophuleux, qu'on lui avait opposés (*Annal. d'oculistique, mai 1841*).

Bennet est parvenu, à l'aide du même moyen, à améliorer sensiblement l'état d'un malade atteint de xérophthalmie avec cécité complète d'un œil et cécité partielle de l'autre. Il cite un cas de kératite chronique, avec pannus vasculaire et cécité d'un œil, qui a cédé à l'usage de cette substance, employée à l'extérieur pendant deux mois. Il signale les effets salutaires produits par ce médicament dans un cas d'ophthalmie scrophuleuse, accompagnée d'ulcères et de taies de la cornée, qui avait résisté, pendant 4 ans, à tous les remèdes employés (*oper. cit*).

Ammon affirme que ce médicament a produit, entre ses mains, les résultats les plus heureux dans un grand nombre de cas de conjonctivites de la cornée, qui menaçaient de dégénérer en pannus et avaient été traitées en vain par des praticiens du plus grand mérite (*Zeitschrift für ophthalmologie Bd, Heft 3*).

Panck, de Moscou, vante l'efficacité de l'huile de morue dans l'ophthalmie scrophuleuse. Il résulte de ses observations, que ce médicament ne produit d'heureux effets que dans les ophthalmies de nature torpide (1) (*Cunier, Rev. ophthalm., t. 2*).

Lombard, dans un rapport fait, en 1845, à la société helvétique d'histoire naturelle, sur les résultats obtenus de l'huile de foie de morue par les praticiens suisses, affirme que l'ophthalmie est une des formes de la maladie scrophuleuse qui cède le plus promptement à l'emploi de ce remède (*Lebert*).

---

(1) Il entend par là sans doute les ophthalmies qui se développent chez des sujets très-lymphatiques, à constitution strumeuse indolente et dont les symptômes ont une marche et une allure tout à fait lente, peu active, totalement en harmonie avec l'indolescence constitutionnelle des individus. (*Cunier*).

Taufflieb a expérimenté l'huile de foie de morue sur environ 70 malades, atteints d'ophthalmie scrophuleuse à tous les degrés, et dans la plupart des cas, il a obtenu les résultats les plus avantageux. Ce médecin préoccupé de cette idée que ce médicament n'agit qu'au bout de plusieurs semaines, de plusieurs mois, et sachant qu'une ophthalmie de ce genre peut amener en peu de jours des accidents irréparables, il n'a pas cru pouvoir se dispenser d'employer, concurremment avec le traitement huileux, les remèdes locaux, généralement employés dans d'autres ophthalmies. Au reste, voici comme Taufflieb explique dans quelle mesure chacune de ces médications a pu contribuer à produire ces résultats avantageux : « Lorsque l'ophthalmie était récente et aiguë, le traitement direct ou local a bien souvent suffi pour modérer et même pour arrêter le travail inflammatoire. Dans ces cas, l'amélioration a eu lieu avant que l'action de l'huile de foie de morue ait eu le temps de se produire. Mais il n'en a pas été ainsi lorsque la maladie avait duré depuis quelque temps, lorsque la santé du malade était notablement détériorée, soit par de longues souffrances, soit par la privation de l'air et de la lumière, soit enfin par les progrès naturels de la maladie scrophuleuse. Dans ces cas, l'on n'obtenait qu'une amélioration passagère, ou bien l'ophthalmie résistait avec une opiniâtreté désespérante à l'emploi des moyens les plus rationnels. Ce fut alors que l'action bienfaisante d'un traitement général par l'huile de foie de morue devenait très-manifeste. Cette action se faisait surtout sentir par une amélioration frappante de l'état général des malades. Cette amélioration fut ordinairement suivie de la disparition lente et graduelle des symptômes d'ophthalmie contre lesquels divers moyens

9

avaient été longtemps et inutilement dirigés, et dont la persistance ne pouvait être attribuée qu'à la constitution vicieuse et détériorée des enfants (*ouv. cité, p. 52*).

Cunier combat l'ophthalmie scrophuleuse par l'emploi externe de l'huile de foie de morue, même lorsqu'il y a photophobie à un haut degré, sécrétion abondante de larmes, et gonflement très-marqué des paupières. Dans ce dernier cas, il associe l'huile à l'extrait de belladone. Cette combinaison lui paraît également avantageuse contre les ulcères scrophuleux de la cornée et dans les ulcérations interciliaires. (*Ann. de la soc. de méd. d'Anvers, 1845, p. 276*).

Wilde loue les bons effets de cette huile contre les ophthalmies chroniques, surtout contre les granulations de la conjonctive (*Dublin, journ., sept. 1845*).

De Jongh affirme que ce médicament lui a été d'un grand secours dans la blépharophthalmie, la conjonctivite avec granulation et sécrétion purulente, la cornéite avec ulcères et taies de la cornée, l'obscurcissement de la cornée, suite de l'ophthalmie scrophuleuse. Il prescrit, à la fois, cette substance à l'intérieur et à l'extérieur (*ouv. cit.*).

Les faits observés par Haas, Juncken, Kopp et plusieurs autres confirment l'utilité de cette huile dans le traitement de la maladie qui nous occupe. — Je dois ajouter, toutefois, que plusieurs praticiens très-recommandables n'ont pas eu beaucoup à se louer de l'emploi de ce remède.

Lebert (*op. cit.*), entre autres, signale l'huile de foie de morue comme un médicament d'une efficacité douteuse contre l'ophthalmie scrophuleuse. Il en a fait usage chez un grand nombre de malades et n'en a obtenu que des résultats peu avantageux. Toutefois, il l'a vu, dans quelques cas, produire une amélioration notable, mais d'une manière très-lente et graduelle. Dans aucun cas il n'a observé l'action prompte de ce médicament sur la photophobie, qui a été signalée par plusieurs praticiens. Dans presque la moitié des cas, elle ne lui a paru produire aucun effet appréciable, quelconque, sur la marche et les symptômes de la maladie.

Pour ce qui me concerne, je puis affirmer que l'huile de foie de morue m'a procuré des succès non douteux dans plusieurs cas d'ophthalmie scrophuleuse. J'ai été, surtout, frappé de la rapidité avec laquelle cette substance fait quelquefois disparaître la photophobie, qui est le symptôme prédominant de cette affection. J'ai vu, bien des fois, des enfants auxquels il était impossible d'écarter les paupières sans leur faire jeter les hauts cris, ouvrir les yeux et pouvoir se livrer aux amusements de leur âge après un traitement huileux de 4, 6, 8 ou 10 jours.

§ VII.

OTORRHÉE.

L'otorrhée n'est pas une maladie très-rare chez les scrophuleux. Ce n'est qu'un symptôme des inflammations chroniques des différentes parties de l'oreille interne. On l'a vu quelquefois céder à l'emploi de l'huile de foie de morue.

Lebert affirme que cette huile, et les bains salés iodés sont les deux moyens dont il a obtenu les meilleurs résultats dans l'otorrhée des scrophuleux (*op. cit., p. 359*).

D'autres praticiens, tels que Bennett, Galama, Haas et

Kopp confirment l'efficacité de ce moyen dans le traitement de la maladie qui nous occupe.

§ VIII.

LEUCORRHÉE.

S'il est certain que la leucorrhée dépende fréquemment de causes débilitantes, n'est-il pas naturel de croire que la scrophulé puisse lui donner naissance ? En effet, plusieurs praticiens ont remarqué que cette maladie est fréquemment sous la dépendance de la diathèse scrophuleuse. Sellé regarde les fleurs blanches comme une maladie scrophuleuse. Lepelletier n'ose pas avancer que tous les flux leucorrhéiques soient de nature strumeuse, mais il ne craint pas d'avancer qu'ils ne le soient, dans la généralité des cas (*Traité de la maladie scrophuleuse*).

Le professeur Majolin (*Cours de pathologie chir., p. 8*) pense que la maladie scrophuleuse agit fréquemment sur les organes génitaux, surtout chez les jeunes filles, où elle détermine la leucorrhée.

Pour ma part, j'ai fréquemment remarqué la liaison qui existe entre cette affection et la constitution strumeuse.

Si cette liaison existe, comme on n'en peut douter, faut-il donc s'étonner si quelques praticiens ont cherché dans l'huile de foie de morue un remède pour combattre cette maladie ?

Galama signale les bons effets qu'il a obtenus de ce médicament chez une jeune fille, de 12 ans, atteinte de leucorrhée (*Verhandeling over levertraan, door D' Galama, Utrecht, 1832*).

De Jongh a vu l'huile de foie de morue produire les résultats les plus avantageux chez des jeunes filles, de constitution scrophuleuse, atteintes de la maladie qui nous
occupe. Cette huile lui a, surtout, réussi dans un cas de
fleurs blanches, qui durait depuis nombre d'années et avait
été vainement combattu par tous les remèdes employés.

§ IX.

AMÉNORRHÉE.

C'est un fait certain que l'absence de la menstruation est
quelquefois sous la dépendance de la diathèse scrophuleuse. Il est également reconnu qu'une cause débilitante,
quelconque, telle que l'habitation des lieux bas, humides,
sombres, marécageux, une alimentation insuffisante, peu
réparatrice, des évacuations excessives etc., peuvent donner lieu à l'aménorrhée. Pourquoi dans de telles circonstances où, de l'aveu des praticiens les plus éclairés, le
principal traitement consiste à fortifier, par une alimentation réparatrice et des médicaments toniques, pourquoi,
dis-je, une substance aussi éminemment réparatrice que
l'huile de foie de morue ne serait-elle pas indiquée ? Il ne
faut donc pas être surpris si plusieurs praticiens ont cherché dans cette huile un remède pour combattre l'affection
qui nous occupe.

Schenck a vu, dans un cas, la menstruation reparaître
sous l'influence de ce médicament. De Jongh rapporte
qu'une jeune fille, de 17 ans, portant des tumeurs scrophuleuses au cou et dont les règles étaient en retard, vit ses
menstrues reparaître après avoir fait usage de l'huile de foie
de morue, pendant 23 jours.

Reister a fréquemment observé que le flux menstruel augmentait sous l'influence de ce moyen (*Trousseau*).

§ X.

SURDITÉ.

La surdité est quelquefois le résultat d'une affection scrophuleuse siégeant soit dans les parties molles, soit dans les parties dures de l'appareil auditif. Tout porte à croire que c'est dans des cas de surdité de cette nature que l'huile de foie de morue a produit des résultats avantageux, entre les mains de Brefeld et de Galama (*loc. cit.*). Le premier prétend en avoir obtenu des résultats avantageux dans un cas de surdité complète, des deux oreilles, qui durait depuis six mois ; le second dans un cas de surdité, d'une oreille, qui datait de sept mois.

§ XI.

AFFECTIONS CUTANÉES DIVERSES.

Plusieurs affections de la peau, et notamment l'eczema chronique, l'impétigo et le lupus sont fréquemment sous la dépendance de la diathèse scrophuleuse. Il y a quelque chose de particulier, de spécial dans les éruptions cutanées qui surviennent chez les scrophuleux; comme il y a quelque chose de spécial dans celles qui apparaissent sous l'influence du virus syphilitique. Alibert (*Monograp. des dermat.*) range les affections de la peau qui surviennent chez les scrophuleux dans un groupe, à part, qu'il désigne sous le

nom de dermatoses strumeuses. Rayer a remarqué que
non-seulement certaines diathèses modifient l'expression de
quelques maladies de la peau, mais qu'elles prédisposent
éminemment au développement de plusieurs d'entre elles.
« J'ai quelquefois remarqué, dit ce dermatologiste célèbre,
que les enfants scrophuleux aux lèvres épaisses, à la tête en
forme de calbasse, étaient souvent atteints d'eczema impé-
tigineux de la face et du cuir chevelu, à l'époque de la première dentition : ils sont quelquefois affectés de lupus fort
rebelles à l'âge de sept ans et à l'époque de la puberté »
(*Traité théorique et pratique des maladies de la peau, p.
30*). Gibert considère la scrophule et la syphilis comme une
source fréquente de maladies de la peau (*Manuel des maladies de la peau, p. 17*).

Un dermatologiste très-distingué, Baumès, chirurgien en
chef de l'hospice de l'Antiquaille de Lyon, dit que c'est un
fait connu et apprécié depuis très-longtemps, que les affections de la peau ne sont bien souvent qu'une manifestation
de l'influence exercée sur l'économie par l'une des diathèses
syphilitique, scrophuleuse, cancéreuse ou scorbutique, et
que, par conséquent, pour guérir ces affections, il faut,
avant tout, détruire la diathèse d'où elles émanent (*Nouv.
dermatologie, t.* I).

Fuchs prétend que les affections de la peau, chez les
scrophuleux, présentent des caractères spécifiques et doivent être rangées dans une famille à part, qu'il désigne sous
le nom de *scrophuloses*. Lebert, dans un *ouvrage couronné par l'Académie impériale de médecine de Paris,*
affirme que les dermatoses chez les scrophuleux quoique
n'offrant rien de tout à fait spécifique dans leur aspect
local, sont cependant loin d'être, dans ce cas, des affections

idiopathiques purement locales, et doivent être considérées, bien plutôt, comme l'expression d'une disposition générale et constitutionnelle.

Concluons que si les affections de la peau sont fréquemment, et en réalité sous l'influence de la constitution strumeuse, il est permis d'avancer que nous possédons dans
l'huile de foie de morue un remède puissant pour les combattre.

Au reste, ici, comme ailleurs, nous faisons bon marché
de la théorie, et nous en appelons à l'expérience clinique,
juge en dernier ressort.

Guérard signale l'utilité de l'huile de foie de morue
contre les dermatoses scrophuleuses. Il affirme que l'application extérieure de cette substance lui a parfaitement
réussi dans un cas de teigne faveuse, qui avait résisté pendant longtemps à son usage intérieur (*De Jongh*). — Mar-
shall-Hall a été témoin des bons effets de ce médicament
dans l'eczema, l'impétigo et les rhagades (*London med.
gaz., sept. 1832*).

Richter a expérimenté l'huile de foie de morue, sur une
grande échelle, dans le traitement des dermatoses chroniques, surtout dans les exanthèmes chroniques produits par
un mauvais traitement de la gale, par l'abus du mercure et
autres causes morbiques. Ce remède lui a procuré, dit-il,
des résultats très-favorables et parfois très-brillants, sinon
toujours, du moins, dans un grand nombre de cas. Chez un
certain nombre de malades ce médicament s'est borné à
circonscrire le mal et à le rendre stationnaire. Chez d'autres, notamment chez ceux dont l'affection était entretenue
par la pléthore abdominale, des hémorrhoïdes, des maladies du foie, il n'a produit aucun résultat avantageux.

Richter administrait l'huile à l'intérieur, à la dose de 6 à 8 onces par jour. Il n'a point expérimenté ce moyen à l'extérieur ; mais il pense, toutefois, qu'il vaudrait bien la peine de tenter quelques expériences, afin de déterminer son degré d'utilité, employé de cette manière, surtout sous forme de savon (*Medicin. Zeitung, 1835, n. 26*).

L'usage externe de l'huile de foie de morue signalé, pour la première fois, par Guérard comme étant un remède efficace contre la teigne faveuse, a été fortement recommandé par Brefeld, dans le traitement des affections cutanées qui se développent sous l'influence de la diathèse scrophuleuse. S'il faut en croire ce praticien, l'huile employée à l'intérieur n'aurait aucune action sur ces affections.

Brefeld a vu céder très-promptement à l'usage de ce médicament, alors que son emploi intérieur était resté sans effet, des croûtes dites laiteuses qui, selon lui, forment la transition de l'exanthème véritablement scrophuleux ; les exanthèmes que l'on observe sur le cuir chevelu des enfants du premier âge, et qui envahissent souvent même toute la face, la teigne faveuse, et enfin l'exanthème scrophuleux qui survient dans toutes les parties du corps. Brefeld a observé, toutefois, que l'usage de l'huile, soit interne soit externe, était sans action contre la teigne dite maligne, héréditaire ou contagieuse, comme il l'est dans tout exanthème psorique ou syphilitique (*op. cit.*).

Brach (*Dierbach Die neuesten Entdeckungen inder mat. med., Bd. III*) a vu disparaître, comme par enchantement, des engelures et des éruptions cutanées scrophuleuses par des frictions faites, trois à cinq fois par jour, avec un liniment préparé avec une partie de liqueur ammoniaque caustique et deux parties d'huile de foie de morue.

Hauff cite le cas d'une dartre squammeuse humide qui, après avoir résisté avec opiniâtreté à tous les remèdes employés, fut avantageusement combattue par des applications extérieures d'huile de foie de morue (*Wurtemb. Corresp. Blatt.*, *1837*, *Bd. 8*).

Schenck s'est bien trouvé de l'huile de foie de morue dans une affection rebelle de la peau, qui avait son siége au visage. Il s'agit d'un maître d'école qui portait à la face une éruption dartreuse qui la recouvrait, comme d'un masque, et la rendait extrèmement hideuse. La maladie remontait à une douzaine d'années et avait été vainement combattue par les mercuriaux, l'étiops antimonial , la douce-amère etc. Schenck le mit à l'usage de l'huile de foie de morue, à la dose de trois cuillerées à bouche par jour. Au bout de sept semaines de traitement l'amélioration était notable, et sa guérison était complète au bout de quatre mois (*Hufeland's journ.*, *mars 1839*).

Koop, de Hanau, cite un cas de dartre d'une très-grande étendue, et accompagnée de démangeaisons et de douleurs insupportables, qui fut avantageusement combattu par l'usage, tant interne qu'externe, de l'huile de foie de morue (*De Jongh*). Leder a vu, à la clinique de Bresleau, plusieurs affections cutanées, et entre autres, un cas d'herpes exedens céder à l'usage de ce médicament (*Diss. de oleo jecoris aselli*).

Veiel a fréquemment obtenu de bons résultats de l'emploi de l'huile de foie de morue dans le traitement des dermatoses chroniques. Toutefois, il avoue que cette substance ne lui a pas réussi dans deux cas de dartre (*Die neuern Arzneimittel*, *1840*, *p. 654*).

Osius prétend que ce remède lui a réussi dans plusieurs affections cutanées qu'il désigne sous les noms de : *tinea capitis benigna, crusta lactea, herpes scrophulosus nasi, acne punctata, porrigo favosa, scabies cachectica, elephantiasis tuberculosa* (*Schmidt Jahbr.*, *1841*).

Bennet, professeur à l'Université d'Edimbourg, a obtenu les résultats les plus avantageux de l'emploi, tant interne qu'externe, de l'huile de foie de morue dans le traitement des affections cutanées. Au rapport de ce praticien, l'eczema chronique et l'eczema impetiginodes, et surtout le favus céderaient très-promptement à l'usage de ce moyen. « Le favus, dit Bennet, est très-commun à Edimbourg. On le guérit très-facilement par la méthode suivante : 1° faire tomber les croûtes et nettoyer le cuir chevelu à l'aide d'applications émollientes ; 2° couper les cheveux ; 3° oindre la tête avec de l'huile et la tenir constamment couverte d'une calotte de taffetas ciré ou de gutta-percha, dans le but de la mettre à l'abri de l'air atmosphérique et d'arrêter le développement des champignons parasites qui constituent la maladie ; 4° à l'intérieur, usage de l'huile de foie de morue et des autres anti-scrophuleux, régime tonique. La guérison est ordinairement complète au bout de six semaines » (*Edimburg med. journ.*).

Cless, de Stuttgard, a vu l'usage interne de l'huile de foie de morue joint à son usage externe, produire les résultats les plus avantageux chez deux individus, de constitution strumeuse, atteints d'impétigo grave du visage et du cuir chevelu, qui avait résisté à un traitement local (*Wurtemberg. Corresp. Blatt.*, *1842*).

Oschner a guéri, par des onctions huileuses, un eczema, qui avait son siége à la main (*Klencke*). Hartmann (*Berli-*

ner med. Zeit., 1842, p. 677) et Koll (*Sachi repert.,
Jahrb, 1847, p. 348*) ont également éprouvé les bons
effets de l'usage externe de l'huile de morue dans plusieurs affections de la peau, surtout dans les diverses espèces de teigne.

Haas a obtenu les résultats les plus avantageux de l'huile
de foie de morue dans le traitement des dermatoses scrophuleuses. Il rejette comme nuisible l'emploi exclusif de ce
médicament à l'extérieur, et conseille de ne recourir à ce
mode d'emploi que lorsque son usage interne à déjà amené
des résultats avantageux (*Algemeine med. Centralzeitung,
p. 770*).

Bauer, de Tubingue, qui admet que la plupart des affections cutanées sont associées à une diathèse scrophuleuse,
a guéri, à l'aide de ce médicament, deux cas de dartres qui
avaient résisté pendant longtemps aux remèdes les plus
énergiques (*Ann. de la soc. de méd. de Gand, août 1850*).

De Jongh a guéri à l'aide de la même substance, employée tant à l'intérieur qu'à l'extérieur, un garçon, de 14
ans, d'une constitution éminemment scrophuleuse, atteint,
depuis dix ans, d'une dartre squammeuse humide (eczema
chronique) qui avait son siége dans le creux des deux genoux et fournissait une matière séreuse et âcre, souvent si
abondante que les compresses en étaient traversées.

De Jongh admet, contrairement à l'opinion de Brefeld,
que l'usage externe de ce médicament, dans les dermatoses
scrophuleuses, est puissamment secondé par son usage à
l'intérieur. Il pense, avec Klencke et Rösch, qu'employé
seulement à l'extérieur contre les exanthèmes chroniques,
il peut causer des répercussions dangereuses vers les organes vitaux (*oper. cit., p. 191*).

Graves, de Dublin, s'est bien trouvé de l'huile de foie de morue dans plusieurs cas de *sycosis menti, d'impétigo* et de *psoriasis* qui étaient sous la dépendance d'une constitution scrophuleuse. Il cite le cas d'un jeune prêtre atteint de *psoriasis labialis,* qui s'enflammait de temps en temps et se couvrait de croûtes épidermiques, qui fut parfaitement guéri en deux mois, à l'aide de ce moyen (*Rognetta, Ann. de thérap. méd. et chir. etc.*).

Banks, médecin irlandais, a vu, chez une jeune fille de 13 ans, tous les symptômes de l'ichtyose céder à l'usage, tant interne qu'externe, de l'huile de foie de morue joint à une alimentation restaurante. La peau, chez cette fille, était extrèmement rugueuse et présentait l'apparence des écailles de poisson, et l'épiderme, épaissi, rappelait, surtout au niveau du genou, l'aspect des pattes de poulet (*Dublin quart. journ. of med., août 1850*).

Taufflieb a combattu, par l'usage interne de ce médicament, plusieurs cas d'impétigo et de favus contre lesquels une foule de remèdes divers avaient échoué. D'après le praticien de Bar, l'huile réussit, surtout dans les dermatoses chroniques, chez les individus mal nourris, scrophuleux, d'une constitution détériorée; elle ne produit aucun bien, et peut même devenir nuisible dans des conditions opposées (*loc. cit., p. 55*).

David (*Canada journ., 1853*) fait les plus grands éloges de l'usage externe de l'huile de morue, dans le traitement des affections cutanées chroniques. Ce médecin au lieu d'entrer dans quelques détails sur les faits particuliers, qu'il a observés, se contente, presque toujours, d'en présenter le simple résultat. Toutefois, ces résultats sont formulés en des termes tels qu'il serait bien difficile de ne pas les prendre en très-sérieuse considération. Il prétend avoir guéri, d'une manière rapide, quelquefois en 4 ou 5 jours, par l'usage externe de ce médicament, plus de vingt cas de dartres du cuir chevelu, dont la plupart avaient résisté à tous les moyens employés. Le même traitement lui a également réussi dans un grand nombre de cas de teigne, et dans d'autres affections de la peau.

Un homme était atteint d'un psoriasis invétéré, qui avait envahi la plus grande partie du corps. La maladie existait depuis trois ans, et avait été vainement combattue par tous les moyens employés. David conseilla de tenir les parties malades continuellement imprégnées d'huile. Au bout de trois semaines, l'amélioration était considérable, et la guérison fut opérée en sept semaines.

Un ami de ce médecin, le Dr Arnoldi, rapporte que la même médication lui a merveilleusement réussi dans un cas de brûlure des plus graves, occupant une grande partie du dos. La cicatrisation eut lieu, en très-peu de temps, sans suppuration ni retrait de la cicatrice. Des praticiens, qui ont été témoins de cette guérison, ont déclaré le résultat tout à fait surprenant. Le praticien américain s'est également bien trouvé de ce moyen dans des cas de congélation et d'érysipèle léger.

Plouvier cite le cas d'un homme, de 25 ans, né d'un père scrophuleux et d'une mère qui avait succombé à la phthisie, qui fut guéri, en quatre mois, à l'aide de l'huile de morue, d'une dartre squammoïde qu'il portait à la face, depuis son enfance, et qui avait résisté aux préparations iodées et à une foule d'autres moyens. Après sa guérison, il revint au sein de sa famille, qui le reconnut à peine, tant sa figure était embellie (***J. de méd., de chir. et de phar-***

*mac., publ. par la soc. des sc. méd. et nat. de Brux.,
nov. 1854, p. 410).*

Aucun médecin, que je sache, n'a poussé aussi loin l'emploi extérieur de l'huile de foie de morue que le professeur Malmstein ; et certes, les résultats qu'il a obtenus sont bien de nature à fixer l'attention des praticiens. Ce praticien fait de l'huile brune de morue la base de son traitement dans l'impétigo, l'eczema, le pityriasis, le psoriasis, le lupus, les ulcères rebelles, les chancres phagédéniques, etc. Voici comment il procède dans l'emploi de ce moyen : si la peau est envahie sur une grande surface, le malade doit rester au lit et pratiquer, deux fois le jour, des frictions huileuses sur toute l'étendue de la surface cutanée, où au moins sur la partie lésée. Autant que possible, le malade ne doit point changer de linge, pendant toute la durée du traitement, de manière à ce qu'il soit, pendant tout ce temps, comme plongé dans un bain d'huile. Si la maladie est locale il suffit d'y appliquer une flanelle imbibée d'huile qu'on recouvre ensuite d'une toile cirée. En général, il est recommandé au malade de prendre deux bains alcalins par semaine (*Gaz. méd. et Rev. thérap. du Midi*).

Behrend recommande contre les plaques nombreuses d'eczema, qui couvrent souvent la face des enfants, l'emploi du mélange suivant : Huile de foie de morue 15 grammes ; carbonate de soude 2 grammes (*Bull. de thérap.,
30 sept. 1857*).

Depuis une douzaine d'années, j'ai eu de fréquentes occasions d'observer les bons effets de l'huile de foie de morue dans le traitement des affections cutanées. Je me suis souvent borné à son application à l'extérieur. J'ai, surtout, beaucoup employé cette méthode chez les enfants des

écoles gardiennes, de Tournai ; et les religieuses de cet établissement, auxquelles les onctions huileuses étaient con-
fiées, ont été, bien souvent, émerveillées de la promptitude
de leur efficacité.

Ce traitement m'a surtout réussi dans l'impétigo chronique du cuir chevelu, connu vulgairement sous le nom de
galons, et qui se montre, presque toujours, à la partie postérieure de la tête. J'ai également obtenu des résultats
avantageux de cette substance dans l'impétigo figurata,
dans l'eczema et dans d'autres affections de la peau.

Dans les affections de la peau qui durent depuis longtemps, comme dans celles qui dépendent, bien évidemment, d'une diathèse scrophuleuse, j'emploie l'huile de foie
de morue à l'intérieur, de concert avec son emploi à l'extérieur ; surtout, depuis que j'ai appris, par ma propre expérience, les inconvénients attachés, dans ces sortes de cas,
à une médication exclusivement externe. En effet, faites
disparaître par des topiques, seulement, si vous le pouvez,
une affection de la peau qui est sous la dépendance de la
diathèse strumeuse ou de toute autre diathèse ; brûlez ou
extirpez, pour être plus sûr du résultat, la partie contami-
née ; vous n'aurez rien gagné, et la même affection ou une
affection analogue reparaîtra soit dans son siége primitif,
soit ailleurs. Tout récemment encore, j'ai été témoin du
fait suivant, que je rapporte d'autant plus volontiers qu'il
dépose à la fois et de l'efficacité de l'huile de foie de morue,
en application extérieure, dans le traitement des affections
de la peau, et de l'extrême prudence avec laquelle il faut
procéder dans le traitement des affections de cette nature.

Une couturière, âgée de 16 ans, non réglée, d'une constitution scrophuleuse était atteinte, depuis un an environ,

d'une affection cutanée (*impetigo sparsa*) caractérisée par
des croûtes rugueuses, épaisses, de couleur jaunâtre, du
diamètre de deux lignes environ, irrégulièrement disséminées à la partie inférieure des jambes. Je conseillai l'usage,
tant interne qu'externe, de l'huile de morue ; mais comme
l'ingestion de cette substance inspirait beaucoup de répugnance au malade, on se borna à son administration à l'extérieur. Au bout de deux mois, l'éruption cutanée avait disparu ; mais elle fut remplacée par une toux sèche, revenant
surtout la nuit. Peu à peu, tous les symptômes de la phthisie se sont manifestés, et la malade a fini par succomber,
à cette affection, environ huit mois après la disparition de
l'impétigo.

Faut-il chercher dans la guérison de l'affection cutanée,
à l'aide d'un traitement huileux à l'extérieur, l'unique
cause de cette fâcheuse catastrophe? On ne peut faire que
des conjectures là-dessus. Toutefois, il est rationnel de
penser que cette médication a beaucoup contribué au développement de la maladie.

J'ai tenté l'usage externe de l'huile de foie de morue,
d'après la méthode de Bennet, dans quelques cas de teigne
faveuse ; mais je n'en ai obtenu aucun résultat avantageux.
Je dois dire, pourtant, pour rendre hommage à la vérité,
que l'indocilité des malades ne m'a presque jamais permis
de poursuivre le traitement, aussi longtemps que je l'eusse
désiré.

Je dois à la vérité de dire que plusieurs praticiens n'ont
pas eu beaucoup à se louer de l'huile de foie de morue,
dans le traitement des affections qui nous occupent. Lebert,
entre autres, affirme que ce médicament, si utile dans d'autres formes de scrophules, lui a été peu avantageux dans
le traitement des dermatoses.

§ XII

LUPUS.

Presque tous les auteurs, qui ont écrit sur les affections cutanées, s'accordent à regarder le lupus comme un symptôme, une manifestation de la diathèse strumeuse. « C'est, dit Alibert, dans une existence déjà empoisonnée par quelque vice héréditaire que l'esthiomène (*Lupus*) prend naissance ; ainsi des éléments morbides se mèlent assez communément à la constitution de notre être ; une sorte d'idiosyncrasie scrophuleuse se décèle presque toujours chez les individus atteints de cette funeste maladie » (*Monogr. des dermatoses, t. 2, p. 134*). Il est hors de doute, d'après Lebert, que cette affection se rencontre de préférence chez les scrophuleux (*Traité prat. des malad. scroph. et tuberc., p. 212*). Devergie va plus loin, et il prétend que tout lupus est lié à une constitution scrophuleuse plus ou moins prononcée (*Journ. de méd. et de chir. prat., juillet 1848*). Pour mon compte, je puis affirmer que, depuis trente ans que j'exerce la médecine, je n'ai guère observé cette affection que sur des sujets scrophuleux.

Au reste, cette maladie est, sans contredit, l'une des plus graves et des plus rebelles, parmi les affections de la peau. Quelle que soit la forme sous laquelle elle se présente, elle constitue une maladie toujours fâcheuse, souvent terrible dans ses résultats. De tous les remèdes qu'on a proposés pour la combattre, il n'en est aucun dont l'efficacité soit bien établie. Dans ces derniers temps, plusieurs praticiens, partant de cette idée que le lupus est une manifestation de la diathèse strumeuse, ont cherché à lui opposer l'huile de foie de morue. Nous allons voir jusqu'à quel point ils ont réussi dans cette tentative, et si l'expérience clinique a ratifié les prévisions de la théorie.

Un médecin allemand, le Dr Müller, a, le premier, signalé les bons effets de l'huile de foie de morue dans le traitement du lupus. Dans les deux cas où il fit usage de ce moyen, il en obtint les résultats les plus heureux. Dans le premier, il s'agit d'une dartre rongeante qui avait envahi toute la face, et contre laquelle les médications antiscrophuleuses les plus diverses avaient complétement échoué. Dans l'autre, le mal était non moins grave et avait envahi le nez et la face, où il avait fait de grands ravages. Dans les deux cas, la maladie avait son point de départ dans la diathèse scrophuleuse (*Handbuch über die krankheiten der haut nachtiäge, scite 14*).

Peut-on s'en rapporter au témoignage de Hauff qui affirme que l'emploi extérieur de cette huile lui aurait parfaitement réussi dans un cas de dartre rongeante, rebelle à tous les moyens employés? (*Wurtemb. correspondenz blatt, 1837*).

Stens a vu disparaître, sous l'influence de ce médicament, administré d'abord à la dose de deux, puis de cinq cuillerées par jour, de concert avec son emploi à l'extérieur, un lupus qui avait envahi une grande partie de la face, chez un enfant, de 13 ans, d'une constitution scrophuleuse. La maladie existait depuis huit années, et avait été vainement combattue par les remèdes les plus divers (*op. cit., p. 18*).

Gibert est parvenu à l'aide de l'huile de foie de morue, administrée à l'intérieur et à l'extérieur pendant une année et au-delà, à guérir une jeune fille, de 20 ans, atteinte de lupus au visage, avec des abcès scrophuleux au cou, carie à la pommette et tumeur blanche de l'articulation radio-carpienne. La maladie avait résisté, pendant de longues années, aux moyens les plus accrédités en pareil cas, tels que les préparations d'iode, la cautérisation avec le nitrate acide de mercure, etc. (*Rev. méd., 1844, p. 229*).

Kalt emploie, depuis onze ans, et avec les résultats les plus avantageux, l'huile de foie de morue contre toute espèce de lupus. Il débute par une cuillerée ordinaire par jour. Cette dose est augmentée d'une cuillerée par semaine, jusqu'à la neuvième semaine, époque à laquelle il en diminue la dose d'une cuillerée par semaine, jusqu'à ce qu'il soit revenu à la dose primitive. Si alors le remède n'a point amené une guérison complète, ce qui est très-rare, suivant lui, il en fait continuer l'usage à la dose de deux ou trois cuillerées par jour, jusqu'à parfaite guérison (*Rh. Monat. Schreiben, II, 9, 1848*).

Dévergie a beaucoup employé contre le lupus l'huile de foie de morue seule et indépendamment de tout moyen externe, sauf les bains généraux. Il n'hésite pas à regarder ce médicament comme le plus efficace de tous les moyens employés pour combattre cette affection. Il a produit des résultats tellement avantageux, entre ses mains, qu'à partir du moment où il a été mis en usage par quelques-uns de ses malades, de l'hôpital S^t.-Louis, les autres l'ont successivement prié de vouloir leur prescrire ce remède. L'huile brune de foie de morue est celle à laquelle il a eu constamment recours. Sa méthode consiste à l'administrer en assez fortes doses : commençant par une cuillerée à bouche matin et soir, il augmente d'une cuillerée tous les deux ou trois jours, de manière à arriver le plus tôt possible au maximum de la dose, qui est de douze à quatorze cuillerées à bouche par jour. Ce n'est guère qu'à cette dose, s'il faut en croire le médecin de l'hôpital St.Louis, qu'on en obtient réellement des effets bien marqués. « On sera d'abord effrayé, dit Devergie, de la quantité d'huile que les malades doivent prendre pour obtenir une guérison, quand d'une part on songera à l'odeur repoussante de ce médicament, et lorsque j'ajouterai que pour obtenir une guérison, il faut faire usage du remède de trois à six mois et quelquefois plus : tout dépend de la date du lupus. Mais si l'on réfléchit que c'est le seul moyen qui ait guéri à lui seul ; que depuis huit ans je suis pas à pas les effets des diverses médications préconisées pour combattre cette affection, et qu'aujourd'hui j'emploie l'huile de foie de morue d'une manière générale de préférence à tout autre moyen, le médecin insistera sur son usage, et saura donner à ses malades tout le courage qu'il leur faut pour avaler soit le matin, soit le soir un très-grand verre d'huile. » (*J. de méd. et de chir. prat., Juillet 1848*).

Emery, médecin de l'hôpital St.-Louis, cite de nombreuses observations en faveur de l'efficacité de ce médicament, dans le traitement du lupus. Sur 74 individus atteints de ce mal, 28 seraient sortis de ses salles complétement guéris, et entre autres un homme, de trente-deux ans, chez lequel la maladie datait de 20 ans. Les autres, sans être guéris, auraient obtenu un amendement notable, dans leur état. Emery administre ce médicament à une dose énorme. Il commence par une dose de 5 onces par jour, puis il arrive progressivement à celle de 15 à 20 onces et au-delà. Selon le plus ou le moins de gravité du mal, son traitement dure de deux mois à un an (*Rev. médico-chir., août 1848*).

Jobert, chirurgien de l'hôpital S^t.-Louis, a aussi tenté l'usage de cette huile dans le traitement de la maladie qui nous occupe. Il a vu l'état des malades s'améliorer sous son influence ; mais les résultats qu'il en a obtenus ne lui ont pas paru assez concluants pour persister dans son usage, du moins comme remède unique (*Fabre, Bibliot. du méd. prat., t.* xiv).

Cazenave dit que le lupus n'est point une affection exclusivement locale qu'on doive traiter par des remèdes purement locaux. A ses yeux, le traitement général doit constituer la base de la médication. Il a vu des malades guérir par la seule influence de l'huile de foie de morue et l'iodure de potassium (*Rev. clin., 1850, p. 256*).

Tierlinck, professeur à l'université de Gand, a publié, dans les *Annales de la société de médecine de Gand* (*août 1850, octobre et novembre 1851*), plusieurs cas de guérison de lupus, obtenus à l'aide de l'huile de morue, à doses élevées. En voici la substance :

Un homme, de 38 ans, d'une constitution éminemment scrophuleuse, portait un lupus qui avait envahi le nez. Les ailes, la moitié de la cloison, et la lèvre supérieure, à sa partie médiane, étaient détruites. La maladie remontait à plus de dix ans. Elle fut entièrement guérie au bout de trois mois et demi, à l'aide de l'huile de foie de morue, donnée d'abord à la dose de quatre onces, puis, progressivement, à celle de six, huit, seize, vingt-quatre, trente-deux onces par jour. On joignit à ce traitement une alimentation substantielle, et l'on fit toucher, tous les jours, l'ulcère avec la teinture d'iode.

Un ouvrier de fabrique, âgé de 17 ans, d'une constitution scrophuleuse, atteint d'un lupus qui occupe l'aile gauche du nez et la joue du même côté, entre à l'hôpital civil de Gand, le 5 février 1850, où il est placé dans le service du professeur Tierlinck. Il en sort le 20 mai, complétement guéri par l'huile de morue, administrée comme il vient d'être dit.

Tierlinck a encore guéri, à l'aide du même médicament, un homme, de 23 ans, atteint, depuis plusieurs années, d'un lupus des plus graves et des mieux caractérisés, qui avait envahi la partie supérieure du sternum, le bord de la mâchoire inférieure, la partie latérale et postérieure du cou et la joue gauche. Cet individu a ingéré 265 livres d'huile, depuis le 6 décembre 1850, époque de son entrée à l'hôpital, jusqu'au 13 juillet 1851, époque de sa sortie.

Mareska, médecin de la maison de force, de Gand, professeur à l'Université de la même ville, a guéri par l'huile de foie de morue, à la dose ordinaire (2 à 3 cuillerées par jour), un forçat atteint d'un lupus qui avait détruit les paupières, les joues, le nez et avait envahi les deux côtés du cou et une partie de la poitrine. Le malade, qui était un objet d'horreur pour ses compagnons, tant sa vue était repoussante, avait été traité dans plusieurs hôpitaux, où il avait essayé, en vain, tous les remèdes généralement employés en pareil cas, tels que la cautérisation, les préparations iodurées, la teinture arsénicale de Fowler etc (*Arch. belges de médec. milit.*).

Le professeur Hebra a traité, en 1853, à l'hôpital de Vienne, 43 individus atteints de lupus. Chez les uns la maladie paraissait bien évidemment liée à une syphilis congénitale, chez les autres à la diathèse scrophuleuse. Chez les

malades de la première catégorie, le traitement antivéné-
rien produisit de bons effets. Chez les seconds Hebra obtint
les résultats les plus avantageux de l'huile de foie de morue,
à la dose de deux à huit cuillerées par jour, et de l'emploi de
la cautérisation avec la pierre infernale (*Zeitschrift d. k.
Gesell. d. Aerzte zuwien 1854, X*).

Sur les 43 cas traités par Hebra, 28 furent guéris, 13
hommes et 15 femmes. Ce sont là, sans contredit, de fort
beaux résultats, bien dignes, sans doute, de fixer l'attention des praticiens ! Il est fâcheux, toutefois, que le professeur, de Vienne, ne nous dise pas combien il a guéri de
malades par les antisyphilitiques et combien, par l'huile de
foie de morue. J'ajouterai qu'ayant associé la cautérisation
à l'emploi interne de l'huile de morue, il nous laisse dans
l'incertitude sur la part exacte qui revient à cette dernière
substance dans les résultats obtenus.

Valérius, médecin à Arlon, cite trois cas de lupus avantageusement combattus par l'huile de foie de morue, administrée à la dose de quatre à trente cuillerées à bouche
par jour, et associée à l'iodure de fer et à d'autres médicaments. Valérius prétend, nous sommes loin de partager
cette manière de voir, que l'huile de foie de morue ne
suffit à elle seule pour combattre le lupus que lorsque la
maladie est dégagée de toute complication, c'est-à-dire,
qu'il n'existe ni chloro-anémie ni état scrophuleux prononcé (*Ann. de la soc. de méd. de Gand, janv. 1856*).

Au reste, les observations de Valérius, assez intéressantes d'ailleurs, n'ont qu'une valeur restreinte si on les considère par rapport aux conclusions qu'on en peut tirer
relativement à l'action thérapeutique de l'huile de foie de
morue, attendu que cette dernière substance n'ayant, dans

aucun des cas rapportés, par le médecin d'Arlon, été administrée seule, mais associée à d'autres médicaments, il serait difficile de lui assigner la part qui lui revient, dans les succès obtenus.

Taufflieb a eu l'occasion d'administrer l'huile de foie de morue à trois individus atteints de lupus. Voici un résumé des observations qu'il a publiées :

1° Lupus ayant détruit une partie de l'aile du nez d'un côté, chez un garçon, de 14 ans, éminemment scrophuleux. Huile de foie de morue, onctions avec une pommade au précipité rouge ; amélioration assez rapide, guérison presque complète, lorsque Taufflieb vit le malade, pour la dernière fois.

2° Lupus tuberculeux du visage, qui dure depuis plusieurs années, chez une femme, de 68 ans. Huile de foie de morue, à la dose de 8 à 10 cuillerées par jour, onctions avec l'huile de cade. Amélioration très-marquée au bout de trois mois, et qui fait espérer que la malade guérira complétement (1).

3° Lupus avec hypertrophie, ayant détruit une partie du nez, envahi les deux lèvres et une partie de la joue, chez une fille, de 12 ans. L'huile administrée, pendant deux ans, à la dose de 8 cuillerées par jour, n'a produit qu'une légère amélioration. Le traitement a été irrégulièrement suivi (*ouv. cité, p. 57*).

Nous venons de soumettre à une analyse consciencieuse les principaux faits, que la science possède, sur l'action thérapeutique de l'huile de foie de morue, dans le traitement du lupus ; il nous reste, maintenant, à faire connaitre

(1) Elle était encore en traitement, quand Taufflieb a publié ses observations.

le résultat de nos propres observations, sur l'emploi de ce moyen dans le traitement de cette affection.

La nommée Florine Verskel, âgée de 21 ans, d'une constitution scrophuleuse, portait à la face un lupus, qui avait détruit une grande partie du nez et s'étendait à la joue gauche. La maladie durait depuis neuf ans, et avait été combattue, en vain, par les remèdes les plus variés. Je la mis à l'usage de l'huile de foie de morue, d'abord à la dose de deux, puis de quatre cuillerées à bouche par jour; je fis pratiquer, en même temps, des onctions sur la partie malade, avec la même substance. Au bout de deux mois, il y avait déjà un amendement notable dans l'état du malade, et après un traitement de six mois, la guérison était achevée. J'ai pu m'assurer, plus tard, que la guérison avait été solide.

J'ai connu un campagnard, d'une trentaine d'années, d'une constitution éminemment scrophuleuse, portant à la face un lupus, qui s'étendait aux joues et avait détruit une grande partie du nez. La maladie existait depuis de longues années, et avait résisté à tous les remèdes employés. Un médecin, de l'armée, le soumit à l'usage de l'huile de foie de morue. Après un traitement de six mois, son état s'était beaucoup amélioré; mais il lui survint alors un tel dégoût, pour cette substance, qu'il lui fut impossible d'en continuer l'usage. Depuis lors, la maladie a continué ses ravages.

Une fille, de 29 ans, d'une constitution scrophuleuse, portait un lupus serpigineux, qui avait envahi le nez, la joue gauche et une partie du cou. La maladie avait débuté vers l'âge de 17 à 18 ans, et avait été longtemps et inutilement combattue par les médications les plus variées. Ce fut alors, qu'en désespoir de cause, la malade se décida,

d'après le conseil d'une dame, à prendre de l'huile de foie
morue, à la dose de trois petits verres à liqueur par jour.
Sous l'influence de ce traitement, la maladie diminua graduellement, et au bout de quatre mois, elle était entièrement disparue. Toutefois, afin de prévenir le retour du
mal, l'usage du remède fut encore continué pendant trois
ou quatre mois. Depuis douze ans, cette guérison ne s'est
point démentie.

Louise Menu, âgée de 40 ans, d'une constitution éminemment scrophuleuse, était affectée d'un lupus serpigineux, qui avait envahi une grande partie de la joue
gauche. La maladie existait depuis dix ans, et avait résisté
à tous les moyens employés. Je lui prescrivis l'huile de foie
de morue, à la dose de 2 cuillerées par jour. Sous l'influence de ce traitement, la maladie diminua graduellement, et la guérison fut complète au bout de sept mois.

Une femme, de 55 ans, d'une constitution scrophuleuse,
portait à la joue droite un lupus serpigineux (Rayer), qui
pouvait avoir, en étendue, la grandeur de la paume de la
main. Depuis douze ans, que la maladie existait, les remèdes les plus divers lui avaient été prodigués, sans succès.
Je lui prescrivis l'huile de foie de morue, d'abord à la dose
de deux, puis de trois cuillerées à bouche par jour. Au
bout d'un an, la guérison était parfaite. Trois ans se sont
écoulés, depuis l'époque où la guérison s'est opérée, sans
que la maladie ait encore reparu.

L'huile de foie de morue ne produit pas toujours des résultats aussi satisfaisants, que ceux que nous venons de rapporter. J'ai connu une personne, de la classe aisée, chez
laquelle un lupus *exedens*, occupant le nez et les joues, n'a
cessé de faire des progrès, nonobstant l'usage, assez prolongé, de cette huile.

J'ai employé l'huile de foie de morue, pendant long-temps, et sans le moindre succès, à la dose de 2 à 3 cuille-rées par jour, chez une femme, d'une trentaine d'années, d'une constitution scrophuleuse, qui était atteinte d'un lupus *exedens*, occupant le nez et une partie des joues. Plus tard, la malade fut admise dans un hôpital, où elle obtint sa guérison, à l'aide d'autres moyens.

ART. II.

RAMOLLISSEMENT DES OS.

§ I:

RACHITISME.

La nature du rachitisme ne nous fournit aucune indi-cation relative à son traitement, puisqu'elle nous est com-plétement inconnue ; mais nous savons que cette maladie a presque toujours son origine dans des causes débilitan-tes, telles qu'une alimentation peu réparatrice, l'affaiblisse-ment produit par des maladies aiguës ou chroniques, l'ha-bitation dans les pays humides et froids, etc. Jules Guérin est parvenu à développer la maladie chez des chiens, en les privant d'exercice et en les soumettant à un régime peu substantiel. Que faut-il conclure de là ? C'est que la pre-mière indication à remplir, dans le traitement du rachitisme, c'est de fortifier l'organisme, de ranimer les fonctions vita-les affaiblies. L'huile de foie de morue remplit parfaite-ment cette indication.

Van den Bosch, de Rotterdam, a été témoin des effets avantageux de cette huile dans plusieurs cas de rachitisme,

où une foule d'autres remèdes avaient échoué. Il affirme
que depuis 1817, époque à laquelle Bodel, de Dordrecht,
lui fit connaître les résultats avantageux qu'il en avait obtenus, il n'a pas employé d'autres remèdes, pour combattre
cette affection (*Geneeskundige waarnemingen, Utrecht,
1825*).

Schenck rapporte quatre faits, des plus intéressants, en
faveur de l'efficacité de l'huile de foie de morue contre le
rachitisme. Un enfant, de deux ans, rachitique à un haut
degré, fut guéri après avoir consumé 8 onces d'huile de
foie de morue. Un autre enfant, du même âge, prit chaque
jour trois cuillerées à café de cette huile, et fut guéri après
en avoir pris 300 grammes. Cet enfant avait pu marcher,
dès l'âge de douze mois; mais peu après, il était devenu
rachitique et avait perdu l'usage de ses jambes. Un troisième enfant qui avait joui d'une excellente santé la première année de sa vie, et qui avait présenté tous les symptômes du rachitisme dans le cours de la seconde, fut
complétement rétabli, après avoir pris 300 grammes d'huile.
Un garçon, de trois ans, avait pu marcher seul à la fin de
sa première année, mais peu après le rachis se dévia, les
genoux se gonflèrent et il perdit l'usage de ses membres.
Une foule de remèdes avaient été employés sans succès,
lorsque Schenck le mit à l'usage de l'huile de foie de morue,
à la dose d'une demi cuillerée à bouche matin et soir. Sous
l'influence de cette médication, l'enfant fut guéri, à cela
près d'une légère déviation de la colonne vertébrale, après
avoir consumé 620 grammes d'huile (*Hufeland's Journ.,
t. 62*).

Le Dr Schutte, de Ründeroth, a également obtenu les
résultats les plus avantageux, de l'emploi de cette huile
contre le rachitisme (*Horn's, Arch., 1824*).

Le Dr Schmidt, de Stettin, a beaucoup insisté sur les avantages de l'huile de foie de morue, dans le traitement de la maladie qui nous occupe. Sur 21 sujets rachitiques auxquels il avait administré ce médicament, à l'époque où il fit connaître les résultats qu'il en avait obtenus, 13 étaient guéris, 4 étaient en voie de guérison. Quant aux autres, vu l'état d'amélioration où ils se trouvaient, pour le peu de temps qu'ils étaient à l'usage du remède, on pouvait facilement prévoir que leur guérison ne se ferait pas attendre (*Rust Magaz.*, t. 35).

Le Dr Fehr fait les plus grands éloges de ce médicament dans le traitement du rachitisme. « Ce n'est pas seulement, dit-il, après un changement de régime, ou à l'entrée de la belle saison, ou au commencement d'une période de croissance, mais bien souvent au bout d'une ou deux semaines que se manifeste l'efficacité frappante de ce médicament ; les dents souvent noires et branlantes de ces enfants, se nettoient et deviennent solides ; des enfants qui ne pouvaient étendre les membres inférieurs et qui jetaient les hauts cris quand on essayait de les mettre debout, commencent à se tenir sur leurs jambes et même à marcher lorsqu'ils sont en âge de le faire, ou qu'ils avaient déjà marché auparavant ; leur digestion s'améliore, le ventre redevient plus souple, surtout dans la région hépatique, la faim canine ou l'inappétence cessent en même temps que les aigreurs d'estomac ; les côtes, en quelque sorte distordues, reprennent leur forme naturelle ; la respiration devient libre et facile ; la rectitude des jambes se rétablit, et souvent les dents poussent promptement. » (*Verhandl d. Verein. aerzlt. Gesellsch. d. Schweitz, Zuric, 1828, p. 16*).

Brefeld a traité plus de cent cas de rachitisme, à l'aide
de l'huile de foie de morue. Il affirme que son efficacité,
dans ce cas, est incroyable, et que presque toujours il en a
obtenu les résultats les plus avantageux dans une foule de
cas, où le malade était voué à une mort certaine. Il ne connaît point de contre-indication à l'emploi de ce remède, si
ce n'est une inflammation aiguë et l'agonie. Il a vu la fièvre
hectique, la diarrhée, l'enflure du bas-ventre, la tuméfaction et le ramollissement des os, l'ébranlement des dents,
en un mot, tous les symptômes du rachitisme portés à un
haut degré céder, en trois ou quatre mois, à l'usage de ce
médicament. « Quoique, dit-il, la propreté, une sage diète
et une bonne hygiène, et surtout des bains chauds avan-
cent considérablement la guérison, l'action de l'huile de
foie de poisson contre le rachitis est si puissante que, dans
les circonstances même les plus défavorables, ce remède
opère encore la guérison (*oper. cit*).

Bretonneau a obtenu les effets les plus remarquables de
l'emploi de cette huile, dans le traitement de la maladie qui
nous occupe. Ce praticien, qui ignorait entièrement tout
ce qu'on avait publié, en Allemagne, sur l'efficacité de ce
médicament, fut conduit, par une circonstance tout à fait
fortuite, à tenter son emploi contre le rachitisme. Il avait
employé sans succès une foule de remèdes chez un enfant
rachitique à un haut degré, lorsque le père, de cet enfant,
qui était un négociant hollandais établi à Tours, lui raconta
qu'un autre de ses enfants, atteint de la même maladie, avait
été guéri, en Hollande, à l'aide de l'huile de poisson, qui
était un remède populaire dans ce pays. Bretonneau eut
recours au même moyen, et le succès fut si incroyablement
rapide, qu'il en fut frappé. Dès lors, il essaya le même re-

mède sur d'autres malades, et en obtint des succès analogues. Le praticien, de Tours, a fréquemment substitué
l'huile de baleine à l'huile de foie dé morue, et les résultats
qu'il a obtenus ont également été avantageux (*Trousseau et
Pidoux, op. cit.*).

Pruys Van der Hoeven, professeur en médecine de l'u-
niversité de Leyde, fait les plus grands éloges de l'huile de
foie de morue contre le rachitisme. Il dit : « Fateor me
nullum cognoscere medicamentum antirachiticum , quod
cum hujus possim salubritate comparare. »(*De arte med.,
p. 317*).

Taufflieb a fréquemment observé les bons effets de cette
huile dans le traitement du rachitisme. « L'action curative
de l'huile de foie de morue, dans cette maladie, dit–il, est
réellement prodigieuse ; on voit cette huile analeptique opérer chez la plupart des malades, même chez les plus misé-
rables, une transformation complète, une véritable résurrection. »D'après ce médecin, une réaction fébrile modérée
et une légère diarrhée n'excluent pas toujours l'usage de
ce médicament, et on voit souvent ces symptômes disparaître sous son influence (*ouv. cit., p. 42*).

D'après Bennet (*loc. cit.*), les bienfaits de l'huile de foie
de morue, dans le rachitisme, sont frappants. Suivant le
praticien anglais, le rachitisme est compliqué de scrophules ; mais il croit, d'accord en cela avec M. J. Guérin, que
ces deux maladies sont distinctes.

D'après Delcour, l'huile de morue peut être administrée
avec avantage dans toutes les périodes du rachitisme ; mais
elle convient, surtout, dans celle qui est désignée, par
J. Guérin, sous le nom de période d'incubation, et qui est
caractérisée par des dérangements gastro-intestinaux, le

ballonnement du ventre, des sueurs nocturnes, de la fièvre, de la faiblesse, de la sensibilité du système osseux, de la tristesse, l'altération des traits, l'affaiblissement du système musculaire, etc. (*Ann. de la soc. de méd. de Gand, 1841, p. 169*).

Le professeur Trousseau est un de ceux qui ont le plus expérimenté l'huile de foie de morue contre le rachitisme. « Placés depuis longtemps, dit-il, à la tête d'un hôpital d'enfants, nous avons bien des fois donné à des rachitiques l'huile de foie de morue, et souvent nous avons obtenu des succès dont la rapidité dépassait notre attente « (*oper. cit., t. i, p. 281*).

Guersant regarde cette huile comme un moyen puissant pour combattre le rachitisme. « J'ai vu, dit-il, les plus heureux effets de l'emploi de ce moyen, qui seul a amené des guérisons complètes avec l'association, toutefois d'un régime convenable » (*Dict. de méd.*).

Le professeur Hauner, médecin en chef de l'hôpital des enfants de Munich, assure avoir administré l'huile de foie de morue à deux cents rachitiques, au moins, et les avoir tous guéris. Faisons remarquer que les moyens hygiéniques et médicamenteux qu'il employait, en même temps, tels que les bains aromatiques et ferrugineux, les frictions sur le rachis avec le genièvre ordinaire, les lotions avec *le spiritus formicarum*, l'administration, à l'intérieur, de l'extrait de quinquina et d'autres préparations toniques n'ont pas été les agents principaux du traitement; car, employés sans l'usage de l'huile, ils ne guérissaient point. Hauner proscrit, avec Trousseau, la viande et les légumes du régime des rachitiques, pour les soumettre à la diète lactée, asssociée à quelques substances farineuses de facile digestion. Il prescrit l'usage modéré de la bière et même du vin aux enfants, de trois ans et au delà. Il administre cette substance, à la dose de 3 à 4 cuillerées à café par jour, jamais davantage, aux enfants au dessous de deux ans. Il fait une remarque curieuse, c'est qu'elle est mieux supportée en hiver et par un temps frais, que pendant les chaleurs de l'été. Avant de la prescrire, il a soin de combattre, au préalable, les affections du tube digestif, qui pourraient exister (*Froriep's Tagesber*).

Médecin des pauvres, depuis trente ans, dans une ville populeuse où le rachitisme est très-répandu, parmi les enfants de classe ouvrière, j'ai pu expérimenter l'huile de foie de morue, sur une grande échelle, dans le traitement de la maladie qui nous occupe. Je ne finirais pas, si je devais rapporter, ici, tous les cas de succès que j'en ai obtenus, dans les formes les plus variées du rachitisme. Pour mon compte, je regarde l'huile de foie de morue comme un remède puissant, héroïque contre cette affection; et si je ne craignais d'être taxé d'exagération, je dirais que ce remède guérit aussi sûrement le rachitisme que le quinquina, la fièvre intermittente et le mercure, la syphilis !

Ce n'est point, comme on pourrait se l'imaginer, l'enthousiasme qui me fait tenir un pareil langage. Je hais, autant que qui que ce soit, l'exagération ; mais ma conviction, sur ce point, repose sur tant de faits observés, que je ne puis me défendre de l'exprimer avec une certaine force. On ne saurait m'objecter que j'ai pu confondre d'autres affections avec le rachitisme; car il faut être bien distrait, pour commettre une pareil erreur. En effet, y a-t-il dans le cadre nosologique, une affection qui soit aussi bien caractérisée que le rachitisme, surtout quand il est arrivé à sa période de déformation ?

Au nombre des praticiens, qui ont obtenu des résultats avantageux de l'huile de morue dans le rachitisme, on peut encore citer : Burry, Boucher, de Verviers, Daumerie, De Jongh, Galama, De Paepe, Grisolle, Hahnekrodt, Escallier, Jungken, Kopp, Kuetner, Most, Osberghaus, Rosch, Roy, Rutten, Rheades, Stens, Steinhauser, Stapleton, Petrequin et un grand nombre d'autres.

§ II.

OSTÉOMALACIE.

Outre le ramollissement des os, qui attaque surtout les enfants en bas-âge, il existe une autre espèce de ramollissement, qui survient chez les adultes, et auquel on a donné le nom d'ostéomalacie. Cette affection paraît différer beaucoup du rachitisme. Toutefois, plusieurs praticiens, frappés sans doute de l'analogie qui existe entre elle et le rachitisme, ont cherché dans l'huile de foie de morue un remède pour la combattre; mais les auteurs sont loin d'être d'accord sur son efficacité dans ce cas. Hahnekrodt, Puchelt et d'autres la regardent comme un remède avantageux, tandis que Knood van Helmenstreit et d'autres lui refusent toute espèce d'efficacité, dans ce cas.

De Paepe, médecin belge, affirme que l'huile de foie de morue lui a rendu les services les plus signalés, dans plusieurs cas d'ostéomalacie, survenus chez des femmes, de la classe indigente, par suite de causes affaiblissantes, de toute nature. Chez la plupart de ces malades, le mal était arrivé à un tel degré, qu'il avait rendu tout mouvement impossible, et donné lieu à des convulsions, à des paralysies, par suite de la compression exercée sur le bulbe rachidien (*Bull. de la soc. de méd. de Gand, 1847, p. 35*).

Le professeur Trousseau a guéri, en deux mois, à l'aide du même médicament, une femme atteinte d'ostéomalacie, au plus haut degré, et qui était entièrement privée de l'usage de ses membres. Cette femme, que le professeur, de Paris, a eu occasion de revoir fréquemment, a joui, dans la suite, d'une excellente santé (*ouv. cité, t. i, p. 281*).

Peut-on rapporter à l'ostéomalacie le cas communiqué par le professeur Nægele au Dr Bennet, et dans lequel il s'agit d'une femme dont la taille avait diminué, et qui éprouvait, depuis quelques années, des douleurs violentes dans la région sacrée et à la partie inférieure du dos, et qui fut guérie par l'huile de foie de morue, après avoir épuisé, sans succès, toutes les ressources de la thérapeutique? (*Bennett, op. cit., p. 11*).

ART. III.

HUILE DE FOIE DE MORUE DANS LES AFFECTIONS TUBERCULEUSES.

§ I.

PHTHISIE PULMONAIRE.

Quand on propose un remède pour combattre une maladie généralement considérée comme au dessus des ressources de l'art, il importe, avant tout, de détruire, s'il se peut, cette idée d'incurabilité, dont les esprits sont préoccupés. Sans cette précaution, on risque de ne pas être écouté, et de prêcher dans le désert. Si vous ne croyez pas que la phthisie soit curable, comment croirez-vous à l'efficacité du remède qu'on vous propose pour la combattre ? Le premier pas vers la guérison, c'est la foi au remède. En effet, l'espoir du succès peut, seul, donner au praticien la confiance et autoriser la persistance nécessaires dans l'emploi d'une médication quelconque.

C'est pour ranimer cet espoir, presque éteint chez le praticien, à l'endroit de la phthisie, que nous croyons devoir dire un mot de la curabilité de cette maladie.

On peut le dire, en toute assurance, la phthisie n'est pas une maladie nécessairement fatale, comme malheureusement on ne le répète que trop souvent, surtout dans le monde. Cette maladie guérit, je ne dirai pas souvent, mais plus souvent qu'on ne pense. Tout semble venir à l'appui de cette vérité consolante : la théorie, l'anatomie pathologique et l'observation des malades.

La théorie nous enseigne qu'il y a identité, ou, tout au moins, analogie entre les scrophules et la phthisie. S'il en est ainsi, et que cette dernière maladie ne soit, comme l'a dit Sydenham, que la scrophule du poumon, pourquoi si les tubercules, qui naissent au cou, aux aisselles, etc. des scrophuleux, sont susceptibles de guérison, il en pourrait être autrement des tubercules pulmonaires, qui présentent une organisation en tout, semblable à la leur, sont d'un volume moindre, et naissent au milieu de parties d'une activité fonctionnelle très-énergique?

Carswell, Jenner et Baron, après avoir fait naître des tubercules dans le foie d'un lapin, les ont vu disparaître, par voie d'absorption et d'excrétion; mais hâtons-nous d'abandonner la théorie, ce guide souvent dangereux, qui, lors même qu'il suit la bonne voie, dépasse souvent les limites du vrai, et cherchons, si la simple observation des faits

ne nous fournit pas des preuves irrécusables de la curabilité de la phthisie ; l'ouverture des cadavres et l'observation
des malades vont nous servir de guide.

Laennec, Andral, Guersant, Cottereau, Bricheteau,
Albers, Gluge, Roche et Sanson et une foule d'autres
observateurs distingués ont rencontré, sur le cadavre, des
preuves, non équivoques, de la curabilité de la phthisie.

Sur septante-trois phthisiques ouverts, par Hugues Bennet, à l'infirmerie d'Edimbourg, vingt-huit offraient, dans
les poumons, beaucoup de cicatrices, suite de la fonte et
de la disparition complète des tubercules (*The London and
Edimburg journ. of med. sc., avril 1845*).

Carswel, professeur d'anatomie pathologique à l'université de Londres, a souvent rencontré, sur le cadavre, des
preuves anatomiques de l'heureuse terminaison de la maladie qui nous occupe (*Encyc. de méd. prat.*).

Cruveilhier, et Prus ont fait, à la salpétrière, de nombreuses autopsies qui confirment la réalité de ce fait. Prus
croit même, que les cas de guérison sont infiniment plus
fréquents qu'on ne se l'imagine (*Rev. méd., déc. 1837*).

« La guérison des tubercules ou de quelques cavernes
pulmonaires n'est certainement pas, dit Rogée (*Arch. génér. de méd., août 1839*), une chose très-rare. « Sur cent
vieilles femmes, j'ai trouvé cinquante-une fois des concrétions crétacées ou calcaires. Or je crois avoir prouvé que
ces concrétions étaient toujours des traces de tubercules.
Sur ce même nombre j'ai trouvé cinq fois des cicatrices
d'excavations tuberculeuses : en moins d'une année j'ai pu
recueillir moi-même, en somme, dix ou douze exemples
incontestables de ces cicatrices. »

D'après Boudet, on trouve, sur le cadavre, des traces de

l'heureuse terminaison de la phthisie chez, les 9/11 de ceux qui meurent de quinze à septante-six ans (*Rev. médic.*, *sept. 1843*).

Guillot, nous apprend qu'à Bicètre, il a rencontré des traces incontestables d'une tuberculisation ancienne, chez les 4/5, au moins, des vieillards, dont il a exploré les poumons, après la mort.

Sur 160 femmes ouvertes, par Beau, à la salpétrière, 157 offraient des cicatrices caractéristiques, au sommet de l'un ou l'autre poumon (*J. de méd. de Beau, oct. 1843*).

Bureau-Rioffrey rapporte que, dans ses excursions, en différents pays, il a interrogé beaucoup de médecins, pour savoir d'eux, s'ils avaient quelquefois rencontré, sur le cadavre, des traces de guérison de phthisie, et que presque tous ceux qui avaient pratiqué des dissections et des autopsies, lui ont répondu par l'affirmative (*Curabilité de la phthisie et des scrophules, p. 8*).

Nous venons de constater la curabilité de la phthisie sur des morts, il s'agit maintenant de la constater sur des vivants. Les limites dans lesquelles nous devons nous tenir, ne nous permettent pas de relater, ici, même d'une manière abrégée, les nombreux cas de guérison authentique de cette maladie, recueillis, seulement, depuis l'époque où les découvertes de Laennec sont venues donner au diagnostic de la maladie, qui nous occupe, un degré de précision presque mathématique. Nous nous contenterons d'en rappeler quelques-uns, des plus remarquables.

Laennec cite le cas d'un individu, qui, après avoir éprouvé tous les symptômes d'une phthisie pulmonaire, parvenue au dernier degré, a parfaitement guéri, par le changement d'air, et l'habitation des bords de la mer. Laennec rapporte trois autres faits analogues (*De l'auscult. médiate, etc.*).

Chomel a vu guérir, par un changement de climat, un phthisique qui portait une vaste caverne tuberculeuse, accompagnée de fièvre hectique (*Lanc. franç., déc. 1836*).

Rostan fait l'histoire de cinq phthisiques, dont quatre avaient des cavernes, chez lesquels l'application d'un séton, sur la poitrine, produisit une amélioration marquée chez deux d'entre eux, et une guérison complète chez les trois autres (*J. des conn. médico-chir., septembre 1837*).

Caizergues, doyen de la faculté de médecine de Montpellier, rapporte qu'il s'est guéri d'une phthisie dont il était atteint, et il ne doute pas qu'après sa mort, on ne trouve dans ses poumons des traces de cicatrisation (*Bureau-Rioffrey, loc. cit.*).

Lallemand a vu céder, à l'usage des eaux sulfureuses, des phthisies parfaitement constatées, à l'aide de l'auscultation, et qui étaient accompagnées de diarrhée colliquative et de sueurs nocturnes (*Lettre adressée à l'Académie des Sciences*).

Rayer connaît, à Paris, un certain nombre de personnes qu'il regarde comme guéries de la phthisie (*Arch. de méd., août 1839*).

Bouillaud raconte qu'en l'espace de dix ans, il est sorti de son service trois ou quatre individus, chez lesquels une excavation tuberculeuse, bien constatée, s'est terminée par cicatrisation (*Trait. de nosog. médic., t. II, p. 604*).

Debreyne a observé deux cas de guérison de la maladie, arrivée à sa dernière période. Au rapport du praticien de la Grande-Trappe, l'un de ces malades offrait tous les symptômes dont Arétée nous a tracé le tableau, tristement pittoresque et effrayant de vérité (*Thérap. appl.*).

Requin rapporte « qu'il a vu un cas, mais un seul cas, dans lequel une caverne de grande dimension, une caverne incontestable, impossible à méconnaître sur le vivant même, a été suivie d'un parfait rétablissement de la santé. »(*Elem. de pathol. méd.*, t. II, *p. 330*).

Amédée Latour, rédacteur en chef de l'*Union médicale*, exprime en ces termes, son opinion sur la curabilité de la phthisie : « La phthisie pulmonaire n'est pas fatalement incurable. On ne meurt presque jamais d'une première atteinte de tuberculisation ; il y a des repos, des intervalles pendant lesquels cette terrible exsudation tuberculeuse s'arrête ; quelquefois, plus souvent qu'on ne pense, la phthisie guérit toute seule ou par des circonstances qui nous échappent. Il n'est pas de praticien qui n'ait vu de ces cures spontanées et inattendues. Eh bien ! c'est ma conviction profonde, et le nombre des faits que j'ai vus maintenant est si considérable, qu'il m'est impossible de les regarder comme de pures coïncidences. »

Il nous serait bien facile de rapporter, ici, beaucoup d'autres faits analogues à ceux que nous venons d'analyser ; mais le temps ni le lieu ne nous permettent pas, de faire de plus longues excursions hors de notre sujet. Nous n'avons voulu, ni pu donner, ici, qu'un simple spécimen de ce que peut la nature et l'art, dans la guérison de la phthisie.

Revenons, maintenant, à l'huile de foie de morue. Ce médicament mérite-t-il la réputation qui lui est faite par quelques praticiens, qui le regardent comme le meilleur moyen à opposer à la phthisie ? Nous laissons à l'expérience clinique le soin de répondre à cette importante question. Disons, avant de lui accorder la parole, que cette huile se trouve au premier rang des substances analeptiques, substances qui ont été considérées, par des praticiens d'un grand mérite, comme les meilleurs préservatifs de la phthisie et les moyens les plus sûrs de l'étouffer, dès sa naissance :

Salvador conseillait de combattre cette affection par une alimentation restaurante ; il corrigeait les sueurs nocturnes, en faisant manger des viandes salées, et en désaltérant les malades avec du vin.

Gapper opposait à cette maladie le régime le plus restaurant possible ; mais Cœlius Aurelianus, bien avant lui, prétendait qu'il fallait incessamment fortifier les phthisiques, en leur accordant les aliments les plus restaurants.

Roche prescrit avec avantage, aux sujets atteints de cette affection, les viandes rôties ou grillées, le bouillon gras et le vin étendu d'eau. Aussi, propose-t-il d'abandonner, dans beaucoup de cas, la méthode actuelle de traiter la phthisie et de recourir, comme les anciens et comme plusieurs grands praticiens des deux derniers siècles, à l'administration des antiscorbutiques, du quinquina et d'un régime restaurant (*Dict. de méd. prat.*).

Requin insiste sur la nécessité de l'alimentation analeptique, et sur l'utilité des médicaments corroborants, dans le traitement de la phthisie (*Pathol. médic., t.* ii, *p. 339*).

Kolkmann, un des premiers, a fait usage de l'huile de foie de morue contre la phthisie pulmonaire ; mais d'après la description qu'il donne, d'un cas où ce médicament lui aurait réussi, on est porté à croire qu'il s'est trompé, et qu'il a pris pour un cas de phthisie, un cas d'asthme, accompagné de douleurs rhumatismales de la poitrine et du dos (*Hufeland's journ., 1824, p. 121*).

Galama a signalé l'efficacité de cette substance dans un cas de phthisie pulmonaire, dont l'existence semblait tenir à une diathèse scrophuleuse (*oper. cit*).

Richter affirme que l'huile de foie de morue lui a procuré des succès, dans des cas où la présence des tubercules, dans les poumons, lui a paru bien constatée (*Verein-Zeitung, 1835, n° 26*).

Brefeld conseille, fortement, l'usage de ce médicament dans tous les cas de phthisie pulmonaire, liés à une diathèse scrophuleuse. Il affirme que, dans de pareilles circonstances, il en a obtenu, plus d'une fois, les résultats les plus avantageux ; mais il faut se garder d'accorder trop d'importance aux observations de Brefeld, attendu que, chez plusieurs malades qui en sont le sujet, il n'a pu constater l'existence de la phthisie, d'une manière bien évidente, et que, d'ailleurs, l'huile n'a point été administrée seule, mais, concurremment, avec d'autres médicaments (*oper. cit., p. 136*).

Kopp a éprouvé les bons effets de ce médicament dans des cas de tuberculisation pulmonaire, qui étaient sous la dépendance de la diathèse scrophuleuse (*Potempa, De oleo jecoris aselli*).

Le professeur Alexander, d'Utrecht, rend compte, dans le journal de Hufeland (*Bd.* LXXXVI, *st. 6*), d'une affection grave des poumons avec vomique, rebelle à tous les traitements employés, et qui fut avantageusement combattue par l'huile de foie de morue. Mais, malheureusement, le professeur hollandais s'est contenté de diagnostiquer la phthisie, d'après la constitution et l'état général du malade, sans recourir à l'auscultation, en sorte qu'on peut douter si le cas dont il parle soit, bien réellement, un cas de phthisie pulmonaire.

Nous devons n'accueillir qu'avec une grande réserve les observations du Dr Pereyra, de Bordeaux, qui prétend que sur 363 sujets atteints de phthisie, il en aurait guéri 243, à l'aide de l'huile de foie de morue(*Du trait. de la phthisie pulm.*).

Haeser, professeur à l'université d'Iéna, considère l'huile de foie de morue comme le meilleur de tous les moyens connus pour combattre les tubercules pulmonaires, à l'état de crudité, qui n'ont pas encore passé, ou qui sont en voie de passer à l'état de ramollissement. Il affirme avoir expérimenté ce moyen, chez trente-quatre individus, chez lesquels l'existence de la phthisie pulmonaire a été bien constatée, à l'aide de l'auscultation.

Le premier emploi qu'il fit de cette substance fut chez un étudiant, âgé de 22 ans, qui présentait tous les symptômes de la phthisie, et chez lequel il constata, à l'aide du stéthoscope, la présence de tubercules, moitié crus, moitié ramollis, au sommet du poumon gauche. Ce jeune homme fit usage de l'huile de morue, pendant huit mois. Au bout de ce temps, il était parfaitement guéri, et l'auscultation, de la partie affectée, donnait un bruit normal, analogue à celui qu'on observe dans la respiration des enfants.

Un jeune prédicateur était tourmenté, depuis un an et demi, par une toux légère et brève, accompagnée de dyspnée et d'un peu d'expectoration. Il avait beaucoup maigri et ne pouvait articuler un mot sans éprouver un accès de toux. Le Dr Haeser lui conseilla l'huile de foie de morue. Au bout d'un mois de traitement, son état s'est tellement amendé, qu'il a pu reprendre ses fonctions habituelles, et entreprendre un voyage à pied, au mois de décembre, et par un temps rude.

Le praticien allemand obtint le même succès chez un étudiant, dont les parents et un frère avaient succombé à la phthisie, et chez lequel il avait constaté, à l'aide du stéthoscope, la présence d'un grand nombre de tubercules, au sommet des deux poumons (*Hufeland's journ., Bd.* LXXXVI, *st. 1*).

Schenck assure que l'huile de foie de morue lui a complètement réussi chez une jeune fille scrophuleuse, âgée de huit ans, chez laquelle une toux facile à exciter et persistante, des douleurs vagues dans la poitrine, et d'autres symptômes annonçaient la présence des tubercules dans les poumons. Le praticien, de Siegen, a pu constater, trois ans plus tard, que la guérison avait été solide (*Hufeland's Journ., Bd.* LXXXVIII, *st. 2*).

Osius et Wolff ont également employé l'huile de foie de morue, dans le traitement de la phthisie pulmonaire. Le premier prétend, que ce remède lui aurait réussi, même dans la dernière période de la maladie. Le second affirme qu'il en a obtenu des résultats avantageux, dans plusieurs cas où l'expectoration de la matière tuberculeuse avait déjà commencé, quoique la fièvre hectique ne se fût pas encore déclarée. Toutefois, il a soin de faire remarquer que ni lui ni M. Schoelyn n'ont jamais vu la phthisie, arrivée à sa dernière période, céder à l'emploi de l'huile de foie de morue (*Bennet, ouv. cit., p. 134*).

Le Dr Smeets, qui admet deux espèces de phthisie tuberculeuse, l'une acquise, dans laquelle les tubercules proviennent d'autres maladies ; l'autre héréditaire, dans laquelle le tubercule est une véritable forme de la scrophule, cite trois cas de guérison, appartenant à cette dernière forme de la maladie, obtenus à l'aide de l'huile de foie de morue associée à l'hydriodate de potasse. D'après ce praticien, cette huile, administrée concurremment avec le médicament dont il s'agit, serait le meilleur de tous les remèdes connus pour combattre cette forme de la phthisie (*Moll en Van Eldik pract. Tüdschrift, etc.*).

D'après Stens (*De oleo jecoris aselli, p. 22*), un homme, âgé de trente-cinq ans, a une toux très-intense, accompagnée d'expectoration abondante, des sueurs nocturnes, le pouls fébrile, surtout le soir ; il y a râle muqueux et bronchophonie, du côté droit, et on constate la présence de cavernes dans le lobe supérieur du poumon gauche. On le met à l'usage de l'huile de morue, d'abord à la dose de deux cuillerées par jour, puis à celle de trois cuillerées ; on fait des frictions sur la poitrine avec la même substance. Sous l'influence de ce traitement, il se trouve tellement bien, au bout de trois mois, qu'il peut reprendre ses occupations, et il est parfaitement guéri au bout de quatre mois.

Asmus a employé cette huile avec succès, dans un cas de phthisie pulmonaire, avec expectoration de matières purulentes striées de sang, fièvre hectique, amaigrissement considérable, chez un homme, de cinquante-huit ans, chez lequel l'auscultation avait décélé la présence d'une caverne dans le poumon droit (*Med., vereinzeitung, 1840, n° 22*).

Delcour prétend que l'huile de foie de morue peut rendre de grands services, dans la phthisie, lorsque les tubercules sont en petit nombre. «Ce qu'il y a de certain, dit-il, c'est que par son emploi nous avons pu prolonger l'existence de plusieurs phthisiques, déjà parvenus au dernier degré de marasme, et que plusieurs médecins, de Verviers, nous ont dit en avoir observé les mêmes effets sous son influence. Nous avons vu la diarrhée colliquative et les sueurs s'arrêter, les fonctions digestives se rétablir, la toux et l'expectoration diminuer jusqu'à ce que de nouveaux ramollissements vinssent emporter le malade. » (*Ann. de la soc. de méd. de Gand, 1841, p. 191*).

Ch. Haller pense que l'huile de foie de morue peut être utile contre la phthisie, tant qu'il ne s'est pas formé de cavernes dans les poumons, et que la digestion n'a point encore été troublée par la présence des tubercules dans les voies digestives. Sur sept individus atteints de phthisie auxquels il administra ce médicament, deux furent guéris, trois en éprouvèrent une amélioration passagère; les deux autres ne purent supporter le médicament, et succombèrent. (*Oesterr. Med. Jahrb., 1840, t. 22*).

Bauer nous apprend que cette huile lui a réussi dans deux cas de phthisie pulmonaire bien confirmée. Il l'administre, tantôt en frictions, tantôt sous forme de bains, et même quelquefois, ce qui doit étonner, en inspirations, qui se pratiquent en suspendant l'huile dans l'air ambiant, au moyen de l'évaporation (*Bull. de la soc. de méd. de Gand*).

Au rapport de Thierfelder, l'huile de foie de morue ne produit de bons effets que dans la première période de la phthisie. Dans une période plus avancée de la maladie, elle procure à peine un soulagement (*Schmidt Jahrb, 1839, p. 153*).

L'huile de foie de morue a réussi, entre les mains du Dr Van Nuffel, dans plusieurs cas d'affections chroniques de la poitrine, dont la plupart étaient, bien évidemment, des cas de phthisie pulmonaire, au moins, si l'on peut s'en rapporter à la description qu'il en donne (*Ann. de la soc. des sc. méd. et nat. de Malines, 1842, p. 48*).

Fedotoff a vu, à l'hôpital St.-Georges de Leipzig, plusieurs cas de tuberculisation pulmonaire, bien constatés, céder à l'usage de cette huile (*De oleo jecoris aselli, p. 27*).

Vingtrinier, médecin en chef des prisons de Rouen, a administré l'huile de foie de morue à un assez grand nombre de phthisiques. Chez plusieurs le remède, quoique assidûment pris, n'a produit aucun résultat avantageux; chez d'autres le dégoût qu'il inspirait n'a point permis d'en continuer l'usage; chez trois malades il a produit une guérison inespérée. Le premier de ces cas a rapport à un jeune homme, de vingt ans, qui était arrivé à un état de maigreur extrême, avec toux sèche très-fatigante, fièvre continue etc., et chez lequel l'auscultation avait révélé la présence de tubercules crus, dans les poumons. Il fut parfaitement guéri et avait repris de l'embonpoint, après avoir pris de l'huile de foie de morue pendant deux mois. Vingtrinier a obtenu le même succès chez deux demoiselles, qui se trouvaient dans le même cas (*J. des conn. médic., juin 1842*).

E. Boudet place l'huile de foie de morue au 1er rang des substances propres à modifier la constitution, et à diminuer sa tendance à la sécrétion tuberculeuse. Il attribue le peu de succès qu'on en obtient quelquefois, à ce qu'on l'administre dans une période trop avancée de la maladie, ou lorsque la maladie est galopante et inflammatoire, au point qu'elle n'a pas le temps de modifier la constitution; à ce qu'il existe une inflammation gastro-intestinale, qui empêche que l'huile ne soit digérée, ou qu'on la donne à une dose trop peu élevée. Cette dernière circonstance mérite, selon lui, de fixer l'attention; car il lui est arrivé, bien des fois, de réussir en augmentant la dose du médicament.

Comme on ne possède, au rapport de Boudet, aucune donnée qui puisse rassurer sur l'état constitutionnel des phthisiques qu'on a traités, il est fort important de continuer l'usage de l'huile, alors même que la toux et les symptômes locaux de la maladie ont disparu. Ce remède ne pouvant nuire, on doit, suivant lui, tenter son usage, même dans les périodes les plus avancées de la phthisie. Il est de l'avis de ceux qui pensent qu'il faut, dans tous les cas, traiter les malades comme s'ils pouvaient être guéris. Car, dit-il, le médecin qui, en désespérant de son malade, se condamne à l'inaction est un homme qui, comme le dit Hufeland, cesse de penser parce qu'il cesse d'espérer, et le malade périt, parce que celui qui était appelé à le secourir est déjà mort (*Rev. médic., sept. 1843*).

Denobele a vu l'état d'un phthisique s'améliorer considérablement sous l'influence de l'huile de morue, administrée à l'intérieur, en même temps qu'on faisait des frictions, sur tout le corps, avec de l'huile d'œillette. Voici ses propres paroles :

« Je cite avec plaisir le cas d'un sujet scrophuleux atteint de phthisie, et chez lequel il était survenu une hémoptysie très-violente au milieu du mois de juillet 1841. Dans les premiers jours du mois d'août, le crachement ayant cessé, la fièvre ayant disparu, je constatai avec le médecin consultant, M. De Muynck, un état de marasme très-avancé, une expectoration abondante contenant évidemment du pus, l'existence manifeste d'un état de tuberculisation à la partie supérieure du poumon droit, des sueurs nocturnes, et malgré tout cela un état fort satisfaisant des voies digestives. Nous prescrivîmes l'huile de foie de morue à l'intérieur, à la dose de 8 à 10 onces par jour, et dès frictions quotidiennes sur toute la surface du corps avec de l'huile d'œillette. Dés les premières frictions, les sueurs nocturnes, cessèrent et n'ont plus reparu depuis ; et sous l'influence du régime huileux et tonique qui fut prescrit, la toux s'amenda, l'expectoration devint plus facile, et il survint un embonpoint tellement prononcé, que plus d'une fois nous fûmes tenté de considérer notre malade comme en voie de guérison. Au bout de dix-huit mois, il se fatigua de l'huile ; pendant cinq mois encore il se soutint bien ; mais depuis une dizaine de jours il est survenu une nouvelle hémoptysie qui nous laisse peu d'espoir de prolonger encore son existence. »

« J'ai l'intime conviction, et M. De Muynck est aussi de mon avis, que l'huile de poisson et l'huile d'œillette ont rendu à notre malade des services qu'aucun autre médicament n'aurait pu lui procurer ». (*Bull. de la soc. de méd. de Gand, 1843*).

D'après Mareska, l'huile de foie de morue, pas plus que tout autre médicament, ne saurait guérir une phthisie déclarée ; mais il n'admet pas comme impossible qu'elle ne puisse arrêter la diathèse tuberculeuse, au moment où elle commence à se prononcer (*Bull. de la soc. de méd. de Gand, 1842*).

Loncq, professeur à l'université d'Utrecht, a fréquemment employé ce médicament dans la première période de la phthisie pulmonaire. Tous les individus qu'il a traités ont été, tôt ou tard, victimes de cette affreuse maladie, mais il est parvenu, dans bien des cas, à améliorer leur état et à suspendre le développement de la maladie, pendant quelques mois, une année et davantage (*De Jongh*).

Le médecin en chef de l'hôpital de Stockholm, au rapport de Mareska, met l'huile de foie de morue en première ligne parmi les médicaments qu'il emploie contre la phthisie (*Bull. de la soc. de méd. de Gand, 1843, p. 94*).

Panck signale l'utilité de cette huile au début de la phthisie tuberculeuse, chez les enfants. « J'ai réussi, dit-il, dans bon nombre de cas, lorsque j'ai été appelé à temps à enrayer la marche de cette affection. A peine avais-je fait prendre l'huile de foie de morue depuis quelques semaines, que la toux disparaissait, la douleur de poitrine se calmait, les accidents fébriles cédaient, le malade reprenait un meilleur aspect. Mais, par contre, lorsque la phthisie est tout à fait déclarée et parvenue à une période avancée, ce traitement reste le plus ordinairement impuissant, comme tous les autres moyens vantés jusqu'alors » (*Oppenheim's zeitzchrift, 1843*).

Pruys van der Hoeven, professeur de l'université de Leyde, a expérimenté l'huile de foie de morue dans différentes périodes de la phthisie pulmonaire, et dans des circonstances très-différentes. Il affirme que, dans bien des cas, il est parvenu à en retarder les progrès. Des individus atteints de phthisie avec ramollissement des tubercules, sueurs nocturnes, fièvre hectique, et qui ne pouvaient plus quitter le lit ont pu, à l'aide de ce médicament, prolonger leur existence de quelques mois. Il a vu, chez de jeunes personnes, l'usage prolongé de ce remède ramener l'embonpoint et les forces et faire disparaître tous les symptômes de la phthisie à un haut degré; mais malheureusement le mal reparaissait, au moindre changement de température, ou par l'interruption de l'usage du remède.

Au reste, Pruys van der Hoeven n'ose pas décider si l'huile de foie de morue guérit ou non la phthisie, parce que n'ayant pas revu les malades qu'il a traités, il n'a pu s'assurer si la guérison a été solide; toutefois, il ne peut s'empêcher de regarder ce médicament comme un remède très-puissant contre cette redoutable affection : « *Utrum oleum jecoris aselli phthisim sanare, possit nec ne, certe affirmare non audeo, quia œgros, bono successu tractatos, postea nunquam vidi ; medicamentum tamen esse validissimum, plura mihi extra omne dubium posuerunt* » (*De Jongh*).

Schroeder van der Kolk, professeur de la faculté d'Utrecht, déclare que l'expérience lui aurait appris que l'huile de foie de morue, employée à temps et avec persévérance, en ayant soin d'écarter toute influence nuisible, peut non-seulement amortir la disposition à la phthisie, mais encore retarder la marche de la tuberculisation. Dans la dernière période de la maladie, lorsqu'on ne peut plus en attendre une guérison parfaite, c'est encore, d'après le professeur hollandais, le meilleur remède à employer, pour mitiger et pallier le mal (*De Jongh*).

Au rapport de Sébastian, professeur de médecine à l'université de Groningue , l'huile de foie de morue serait un remède utile contre la phthisie lorsqu'il n'y a encore ni fièvre hectique ni diarrhée. Elle serait avantageuse dans la première et la seconde période de la maladie; mais serait sans action contre la dernière. Elle ne conviendrait pas dans la phthisie floride, et, en général, elle ne serait d'aucun secours dans la phthisie accompagnée d'hémoptysie (*De Jongh*).

Suringar, professeur de médecine à l'athénée d'Amsterdam, n'a fait usage de l'huile de foie de morue que dans des cas de phthisie bien constatée. Aussi a-t-il perdu beaucoup de malades, qui en avaient usé pendant un an et au delà. Il croit que l'utilité de ce médicament, dans la phthisie, consiste surtout à faciliter l'expectoration et à ralentir les progrès de l'émaciation et de la maladie, et il lui paraît qu'il lui a servi, plus d'une fois, pour prolonger la vie des malades. Pour ce qui est des guérisons qu'il aurait obtenues, il les attribue aussi bien au séton qu'il faisait appliquer sur la poitrine qu'à l'usage de cette huile ; car, d'après le professeur hollandais, le séton serait un remède très-utile contre la phthisie (*De Jongh*).

L'huile de foie de morue s'est montrée, entre les mains de Suerman, professeur à l'université d'Utrecht, un remède utile contre la phthisie tuberculeuse, surtout quand elle était accompagnée d'une constitution scrophuleuse héréditaire. Dans certains cas de la maladie, à sa première période, il a vu clairement l'emploi de ce médicament prévenir le développement de nouveaux tubercules : c'est pourquoi, il le considère comme le meilleur moyen à employer pour faire passer aux phthisiques certaine période de la vie, très-périlleuse pour eux. Cette substance lui a encore été très-utile dans des cas où la maladie avait déjà fait de grands progrès. Souvent il en a conseillé l'usage à des individus qui sont venus le consulter, dans un état tel qu'il lui paraissait presque impossible de pouvoir conserver leurs jours ; cependant, il lui est arrivé plus d'une fois, tant leur état s'était amélioré, de ne pouvoir les reconnaître lorsqu'ils se présentaient de nouveau à sa consultation ; mais, malheureusement, cette amélioration n'était que passagère (*De Jongh*).

Plouvier, docteur en médecine à Lille, a été témoin des bons effets de l'huile de morue dans deux cas de phthisie confirmée, au troisième degré.

Chez un enfant, de 3 ans, maigreur extrême, impossibilité de se lever, toux violente, expectoration abondante de crachats verdâtres, opaques, sueurs nocturnes; son mat, obscur, sous les clavicules, râle crépitant très-gros et très-étendu, pouls petit, accéléré, etc. La maladie dure depuis un an et a été toujours en s'aggravant, malgré tous les moyens employés. Régime fortifiant, associé à l'usage de l'huile de foie de morue. Au bout de 8 mois environ, guérison radicale, confirmée par l'auscultation et la percussion de la poitrine.

Chez une jeune fille, de 7 ans, amaigrissement croissant, expectoration jaune, abondante, matité au dessous de la clavicule droite, gargouillement sous la clavicule gauche. La maladie dure depuis un an, au moins. Huile de morue associée à une alimentation restaurante. Guérison parfaite au bout de deux ans environ, (*J. de méd., de chir., etc. de la soc. des sc. natur. et méd. de Bruxelles, nov. 1854*).

Delstanche, de Bruxelles, a soumis un assez grand nombre de phthisiques à l'usage de l'huile de foie de morue. Chez presque tous, il a obtenu une amélioration marquée dans leur état; mais cette amélioration n'a été le plus souvent que passagère, et les malades ont fini par succomber. Chez quelques-uns, au contraire, l'amélioration ne s'est point démentie, et, après un traitement de cinq ou six mois, des malades, qui paraissaient voués à une mort certaine, ont été rendus à un état de santé qui ne leur laissait plus la moindre inquiétude.

Delstanche associe à l'usage de l'huile, un régime réparateur et animalisé, et l'exercice au grand air, etc. Il prétend que si les médecins, qui ont tenté l'usage de ce médicament dans la phthisie, ne sont pas d'accord sur son utilité dans ce cas, cela tient, uniquement, au genre de traitement qui a été employé, concurremment, avec lui.

D'après le praticien, de Bruxelles, la tuberculisation pulmonaire n'est qu'une forme de la scrophule. Il prétend, en outre, que la diathèse tubercule consiste dans un défaut d'animalisation du sang, qui a lui-même sa source dans l'abaissement du chiffre de ses globules. Ce sont ces considérations, surtout, qui ont engagé le Dr Delstanche à recourir, pour combattre la phthisie, à l'huile de morue associée aux autres moyens dont il vient d'être question (*Arch. de la méd. belge, sept. 1849*).

Thompson regarde cette huile comme le meilleur de tous les remèdes connus, pour combattre la maladie qui nous occupe. Sur trente-sept phthisiques auxquels il administra ce médicament, dix furent guéris, trois ne purent supporter son usage, à cause de la répugnance qu'il leur inspirait ; chez douze la maladie cessa de faire des progrès ; les autres n'en éprouvèrent aucun effet appréciable (*Lancet, 27 juin 1846*).

D'après Bureau-Rioffrey, l'expérience des meilleurs observateurs a prouvé que le tubercule scrophuleux se guérit plus aisément que le tubercule pur. « Il est donc aisé de comprendre, dit-il, comment les auteurs ont admis des cures de phthisie scrophuleuse par l'huile de foie de morue, quand, en réalité, il n'y avait de cure que pour la diathèse scrophuleuse. La phthisie s'étant guérie dès qu'elle avait été délivrée de sa complication, comme des phthisies à diathèse syphilitique ont paru guérir par le mercure, quand en réalité, la maladie accessoire seule avait été guérie par ce médicament. » Selon notre auteur, l'engraissement est le moyen de guérir la phthisie, et il regarde l'huile de foie de morue comme un des premiers aliments pour commencer cet engraissement (*De la curabilité de la phthisie et des scroph., p. 165*).

Bennet, médecin à l'infirmerie d'Edimbourg, a vu des cavernes se cicatriser sous l'influence de ce médicament, et des malades guérir complètement. Voici comment il s'exprime : « Les effets de l'huile dans beaucoup de cas de phthisie, sont très-frappants, ainsi qu'il est facile de s'en assurer à l'hôpital et au dispensaire. Des individus présentant comme symptômes principaux, de l'émaciation, des sueurs abondantes, une toux continuelle et de l'expectoration, et un tel degré de faiblesse qu'ils ne pouvaient se tenir debout; après quelques semaines de l'usage du médicament, ils pouvaient se lever et marcher aisément, avec un mieux manifeste de la santé générale et l'embonpoint. Les signes physiques de la maladie continuent les mêmes pendant quelque temps; mais si l'on persiste dans le traitement, l'on trouvera bientôt les râles ou les gargouillements humides disparaître et être remplacés par des souffles secs qui deviennent de plus en plus permanents; la pectoriloquie alterne avec la bronchophonie; la respiration est plus facile, et évidemment le travail ulcératif et la sécrétion purulente des crachats réprimés. Arrivés à ce point, les malades se sentent si bien qu'ils insistent pour quitter l'hôpital se croyant guéris, et ils ne veulent plus revenir à la visite du dispensaire. Il a souvent été dans l'impossibilité de faire continuer le traitement à des malades arrivés à ce point d'amélioration. Retournant à leurs habitudes, à leurs excès, à leur manque de régime, ils revenaient quelque temps après avec la réapparition des

mêmes symptômes précédents. Un nouveau traitement
amenait les mêmes bienfaits, puis la même négligence re-
produisait les mêmes malheurs, et ainsi de suite plusieurs
fois. Quelques individus sont rentrés et ressortis ainsi jusqu'à sept ou huit fois, leurs cavernes pulmonaires dispa-
raissant chaque fois pour reparaître ensuite dans l'espace
de six ans, et toujours ils se croyaient guéris quand ils de-
mandaient leur sortie. Malgré ces difficultés à maintenir
assez longtemps les malades à l'hôpital pour consolider
la cure, il a été assez heureux dans plusieurs cas pour
obtenir des guérisons complètes et durables, s'étant assuré
que les cavernes s'étaient complètement cicatrisées sans retour, tous les autres symptômes physiques et physiologiques de la phthisie ayant disparu. On sentait seulement
une légère matité à la percussion et de la résonnance de la
voix, dues sans doute à la crispation et à l'induration
du parenchyme pulmonaire aux endroits des cicatrices »
(*oper. cit.*).

D'après le professeur Forget, de Strasbourg, « il n'y a
que les tuberculisations légères, rares, disséminées, occultes
ou douteuses pendant la vie, qui soient susceptibles d'une
solide guérison. — « Les phthisies avérées, avec farcisse-
ment tuberculeux à tous les degrés, peuvent aussi donner
lieu à des guérisons apparentes, mais temporaires, suivies,
tôt ou tard, de recrudescence et de mort. »

Au reste, quoique la phthisie soit, aux yeux du savant
professeur de Strasbourg, une maladie presque constamment fatale, ce n'est pas à dire qu'il faille, à son avis,
abandonner, à leur propre sort, les malheureux qui en sont
atteints. « La médecine, dit-il, qui soulage, qui calme les
douleurs et qui retarde la mort, est peut-être aussi fré-

quemment utile que celle qui guérit; elle suffit à la gloire de l'art et doit suffire à l'ambition de l'artiste. »

Parmi les remèdes employés, par Forget, pour améliorer l'état des phthisiques, l'huile de foie de morue est celui qui lui a procuré les résultats les plus avantageux. Voici ses propres paroles : « L'huile de morue me paraît être d'une efficacité réelle, lorsqu'elle est agrée et supportée, ce qui est moins général que ne le prétendent ses prôneurs; elle mitige les accidents, entretient doucement la liberté du ventre, favorise le retour de l'embonpoint; bref, elle place les malades dans des conditions favorables, sinon à la guérison, du moins à la prolongation de l'existence » (*Bull. géner. de thérap.*, mars *1848*).

Scudamore et Behrend (*London medic. gaz.*, *1848*, *n.* *28*) déclarent (ce qui est bien difficile à croire) avoir guéri des centaines de phthisiques à l'aide de leur méthode, qui consiste, en ce qui concerne la prophylaxie de la maladie qui nous occupe, dans une nourriture abondante et substantielle, dans l'usage de la bière forte, de l'huile de foie de morue et d'un exercice convenable. Quant au traitement curatif, il a aussi principalement pour base l'huile de foie de morue, administrée pendant des mois entiers, à la dose de deux ou trois cuillerées par jour.

Ce qui a dû nécessairement conduire ces praticiens à exagérer, outre mesure, la portée de leur méthode, c'est que, par une excentricité dont il serait difficile de se rendre compte, ils excluent du diagnostic de la phthisie l'auscultation et la percussion, et regardent l'amaigrissement associé à une respiration brève ou petite comme le symptôme caractéristique de cette affection !

Helff prétend que l'huile de foie de morue peut quelquefois être employée utilement dans la dernière période de la phthisie. Il rapporte, entre autres, le cas d'un jeune homme, de 25 ans, atteint de phthisie à sa troisième période, chez lequel la présence des tubercules dans les poumons avait été constatée à l'aide de la percussion et de l'auscultation, et dont l'état s'améliora tellement sous l'influence de ce médicament, qu'il put reprendre ses occupations habituelles, quoique restant un peu sujet à la toux (*Gaz. médic. de Prusse, 1849, n. 18*).

Lebert est peu partisan de l'huile de foie de morue dans le traitement de la phthisie pulmonaire. Toutefois, il avoue que, tout en l'ayant vu échouer un grand nombre de fois, il en a obtenu les résultats les plus avantageux dans plusieurs cas de tuberculisation pulmonaire, bien constatés (*ouv. cité*).

D'après un rapport fait, en 1849, par les médecins de l'hôpital de Brompton, affecté au traitement de la phthisie, il y avait dans cet établissement, lorsque l'emploi de l'huile de foie de morue y fut introduit 542 phthisiques dont 293 (190 hommes et 103 femmes), dans la première période de la maladie, et 249 (139 hommes et 110 femmes) dans la deuxième et la troisième période.

Les résultats obtenus par l'huile de foie de morue dans la première période de la maladie furent : *guérison.* 18 pour 100 chez les hommes, et 28 pour 100 chez les femmes. *Amélioration sensible :* 72 pour 100 chez les hommes, et 62 pour 100 chez les femmes. *Progrès ordinaires de la maladie :* 10 pour 100 chez les hommes et environ 10 pour 100 chez les femmes.

Les résultats obtenus dans la deuxième et la troisième période, furent : *guérison.* 14 pour 100 chez les hommes, et environ 14 pour 100 chez les femmes. *Amélioration sensible :* 53 pour 100 chez les hommes, et 61 pour 100 chez les femmes. *Progrès ordinaires de la maladie :* 32 pour 100 chez les hommes, et 25 pour 100 chez les femmes.

Si maintenant l'on fait attention que dans le nombre des phthisiques traités auparavant dans le même établissement, par d'autres remèdes que l'huile de foie de morue, la guérison a été constamment dans la proportion de 5 pour 100, on sera forcé d'admettre l'action éminemment salutaire de ce médicament, dans le traitement de la phthisie (*The first med. rapport of the hospital for consumption, etc.*).

Payan, chirurgien en chef de l'hôpital civil et militaire d'Aix, affirme que depuis qu'il a renoncé aux anciens errements, et cherché à combattre la phthisie à l'aide de l'huile de foie de morue, associée à une alimentation tonique fortement animalisée et des soins hygiéniques convenables, il est parvenu à des résultats bien autrement satisfaisants que par le passé, résultats précieux bien que souvent passagers, et qui consistent à ralentir les progrès du mal, à prolonger la vie des malades, et parfois aussi à amener toutes les apparences d'une guérison durable et définitive, comme il pourrait en citer plusieurs exemples. Il est convaincu que l'huile de foie de morue, par son action générale sur l'organisme, comme corps gras, et par son action spéciale comme produit iodé, l'emporte sur tous les médicaments employés jusqu'à ce jour dans le traitement de la phthisie (*Essai thérap. sur l'iode*).

Williams, professeur de pathologie interne, au collége de l'Université de Londres, a publié des faits si merveilleux

et si multipliés en faveur de l'huile de foie de morue dans
la phthisie, qu'on serait presque tenté de les accueillir avec
défiance, si le talent et la bonne foi du praticien anglais ne
garantissaient leur authenticité. Chez 234 sujets, atteints
presque tous de phthisie au 2e degré, auxquels il a administré ce médicament, il a obtenu 206 fois les effets les plus
avantageux et les plus tranchés. Chez les uns, la marche
de la maladie a été suspendue momentanément; chez les
autres (au nombre de 100), les symptômes les plus alarmants ont fait place à un état voisin de la santé.

C'est surtout lorsque la maladie, arrivée à sa troisième
période, présente les symptômes les plus alarmants, tels
que : fièvre hectique, sueurs nocturnes, expectoration purulente, diarrhée colliquative, marasme, etc., c'est alors,
dis-je, que Williams a observé les effets les plus merveilleux de l'huile de foie de morue. Chez 62 malades appartenant à cette dernière catégorie, il a obtenu 34 fois une
amélioration qui n'avait point encore été démentie au moment où il a publié scs observations. Chez onze autres, il y
a eu, d'abord amélioration momentanée, puis la maladie a
repris sa marche, et s'est terminée par la mort. Il ne peut
donner des renseignements précis sur les 17 autres, et il
ignore si l'amélioration a persisté.

Williams administre l'huile de morue, de préférence,
une ou deux heures après le repas, d'abord à la dose de une
à trois cuillerées à café par jour, puis à celle d'une cuillerée
à soupe (*Arch. de la méd. belge, juin 1849*).

Dans le traitement de la phthisie par l'huile de foie de
morue, ce qui doit surtout fixer l'attention des praticiens, d'après Duclos, c'est l'existence de la fièvre; car on
a beaucoup moins de chance de réussir quand ce symptôme

existe que dans le cas contraire. S'il faut en croire ce praticien, l'huile de foie de morue enraye fréquemment la marche de la phthisie au 1er degré ; en général, elle ne fait que ralentir celle de la maladie au second degré ; rarement elle l'arrête ; enfin, elle n'exerce aucune influence favorable sur la maladie à sa troisième période (*Bull. de thérap.*, t. xxxviii, *p. 295*).

James J. Levick a recueilli, à l'hôpital de Pensylvanie, plusieurs faits qui témoignent en faveur de l'utilité de l'huile de foie de morue dans le traitement de la tuberculisation pulmonaire ; mais, contrairement à certains praticiens, au lieu de s'exagérer l'importance du remède, il s'applique à le réduire à sa juste valeur, valeur qui est à peu près celle qui lui est attribuée par une foule d'observateurs, aussi consciencieux qu'éclairés, et qu'on peut résumer comme suit : amélioration générale ; retour momentané de l'embonpoint ; diminution de certains symptômes, tels que l'expectoration ; mais pas de guérison bien positive. « Nous n'avons eu, dit-il, aucun cas de phthisie avérée dans lequel tous les signes rationnels de la maladie, aussi bien que les signes physiques, aient réellement disparu » (*The americ. journ. of the med. sc.*).

Ely, médecin du dispensaire de la Providence (Etats-Unis), a tenté l'usage de l'huile de morue chez vingt-quatre phthisiques. Sur ce nombre, quatre ont obtenu, sinon une guérison parfaite, au moins une amélioration telle, dans leur état, que le médecin américain a cru, mais peut-être un peu trop à la hâte, les considérer comme guéris. Chez quatre autres malades, le remède a produit une amélioration notable, mais momentanée. Chez douze autres, l'amélioration a été nulle ou presque nulle ; mais il faut remarquer que chez quatre d'entre eux, l'huile n'a été donnée que peu de jours avant la mort. Dans deux autres cas les malades ont quitté le dispensaire en voie de guérison, et l'on ne sait pas ce qu'ils sont devenus. Enfin, dans deux autres cas, l'huile n'a pu être supportée (*même journ.*).

Walshe, médecin anglais, regarde l'huile de morue comme un remède excellent contre la phthisie pulmonaire. Il dit que, sous son influence, le poids du corps s'accroît dans une proportion qui n'est pas en rapport avec la quantité d'huile ingérée, ce qu'il attribue à ce que l'assimilation des aliments devient plus facile. D'après lui, le poids du corps augmente quand la maladie diminue; il diminue, au contraire, si elle continue à faire des progrès (*Disease of the lougs*).

Un médecin distingué, du Val-de-Grâce, le Dr Champouillon, a publié plusieurs observations importantes sur l'emploi de l'huile de morue contre la phthisie. Ce praticien ne partage point l'enthousiasme de ceux qui lui reconnaissent une propriété spécifique contre cette maladie, mais il la regarde comme un moyen capable d'arrêter ou de modérer les progrès de la phthisie à son premier degré, de guérir la bronchite catarrhale, et, dans de rares exceptions, de guérir, au moins momentanément, la phthisie dans sa période la plus avancée. Ce qui justifie surtout, à ses yeux, la confiance qu'il accorde à ce médicament, c'est que, depuis onze ans, il a eu occasion de traiter plus de huit cents phthisiques, et que, dans tous les cas, il a vu la phthisie au troisième degré résister à tous les moyens employés. Au reste, voici le tableau statistique des résultats obtenus par Champouillon :

Sur 51 malades à la première période, 24 guérisons,

pas de décès. — Sur 37 malades à la deuxième période,
9 guérisons, 3 décès. — Sur 14 malades à la troisième, 6
guérisons, 4 décès.

75 autres phthisiques traités par l'iodure de fer, l'iodure
de soufre, l'iodure de potassium et la teinture d'iode, n'ont
éprouvé aucune amélioration (*Rev. clin.*, *1851, p. 317*).

Taufflieb a constaté, par des observations souvent répétées, que l'utilité de l'huile de foie de morue dans la phthisie pulmonaire dépend moins du degré de l'affection tuberculeuse que de l'état général des malades. Il prétend que la
phthisie qui se développe chez des sujets lymphatiques,
scrophuleux, chez lesquels les fonctions nutritives et circu-
latoires sont en général faibles et languissantes, est celle
qui cède le plus facilement à l'usage de l'huile de foie de
morue, surtout lorsqu'elle est peu avancée. Il pense, au
contraire, que l'emploi de ce remède est plus nuisible qu'u-
tile lorsque la phthisie s'est développée chez un sujet robuste et pléthorique, et qu'elle présente cet ensemble de
symptômes qui dénotent plutôt un état de surexcitation que
la torpeur et la langueur des fonctions de la vie organique.
Ce remède peut encore être utile, selon lui, et contribuer
à la guérison du malade dans la seconde période de la tuberculisation, lorsque la maladie n'a qu'une étendue bornée, qu'il n'existe qu'une seule vomique, et que la réaction
générale est modérée ; mais le plus souvent, dans ce cas, le
remède se borne à améliorer l'état général des malades, à
prolonger leur existence. Dans une période plus avancée,
elle peut encore nourrir et soutenir les malades, et les
mettre en état de résister encore longtemps aux ravages du
mal (*ouv. cité*).

Thurnbull rapporte (*The progress of improvement in*

the treatmen of consumption), que sur 22 cas de phthisie pulmonaire, où il a fait usage de l'huile de morue, il a obtenu 17 fois une amélioration rapide. Quelques semaines, dans plus de la moitié des cas, ont suffi pour faire disparaître les symptômes généraux. Dans cinq cas les tubercules étaient à l'état de crudité; dans huit à l'état de ramollissement; dans cinq il existait une cavité plus ou moins vaste au sommet des poumons.

Il est fâcheux que les observations du médecin anglais manquent, pour la plupart, de détails suffisants et n'aient pas été suivies assez longtemps. Ce qui diminue aussi leur valeur, c'est que l'huile n'a presque jamais été employée seule, mais concurremment avec d'autres agents thérapeutiques, choisis parmi les amers, les toniques, les expectorants, etc.

Le Dr Collas, chirurgien principal de la marine, vante les heureux effets de cette substance dans plusieurs affections chroniques des bronches, qui simulent la phthisie :

« J'ai fait pour ma part, dit-il, un merveilleux et fréquent usage de l'huile de foie de morue pour combattre les affections chroniques des bronches, qui avaient résisté à un traitement énergique par les opiacés, les révulsifs, les vomitifs à outrance, et qui entraînaient un *autophagisme* tout semblable à celui qui caractérise la phthisie » (*Revue coloniale, mars 1856*).

A tout ce qui vient d'être dit en faveur de l'huile de foie de morue contre la phthisie pulmonaire, nous pourrions encore ajouter les observations de Banking, Blakiston, Bonney, Chalk, Danielsen, Daumerie, Escallier, Everett, Luyckx, Lombard, Madden, Pasque, Toogood, Wilhelmi et d'une foule d'autres.

Contrairement à ce que nous venons de dire, certains praticiens n'ont pas eu beaucoup à se louer de l'emploi de cette substance, dans le traitement de la maladie qui nous occupe :

Piorry nous apprend qu'il a beaucoup employé ce médicament sans en obtenir de succès (*Traité de méd. prat.*, *t.* iii). Sandras affirme qu'il a administré cette huile à trente phthisiques, sans en retirer aucun avantage (*J. de méd. et de chir. prat., t.* xv, *p. 108*). Lombard, dans un rapport fait à la société helvétique des sciences naturelles, rapporte que les médecins Suisses n'ont pas eu beaucoup à se louer de l'emploi de cette substance, dans le traitement de la tuberculisation pulmonaire (*Lebert, op. cit., p. 749*).

Trousseau et Pidoux n'en ont obtenu que des résultats nuls ou peu satisfaisants : « Nous avons répété, disent-ils, les expériences de M. Pereyra, d'autres l'ont fait comme nous, et si nous confessons que dans quelques cas rares, nous en avons obtenu une amélioration notable dans les accidents de la phthisie, nous devons dire aussi que dans l'immense majorité des cas l'huile de foie de morue a échoué comme échouent les médications empiriques et rationnelles que l'on tente tous les jours contre la phthisie tuberculeuse » (*Trait. de thérap.*, etc., *édit. 1847*).

Le Dr Martin, de Bruxelles, a administré cette huile à plus de deux cents phthisiques. Les résultats qu'il a obtenus n'ont pas été heureux, et jamais il n'est parvenu à guérir un cas de phthisie au deuxième degré. Toutefois, il a vu, dans quelques cas, cet agent modifier, d'une manière avantageuse, la constitution des individus atteints de la maladie au premier degré (*Journ. de méd. et de chir.* etc., *publié par la soc. des sc. nat. et méd. de Bruxelles, mars 1847*).

Staquet, médecin de régiment dans l'armée belge, a eu occasion de traiter un grand nombre de phthisiques. Les uns ont pris de l'huile de foie de morue, les autres s'en sont abstenus. Néanmoins, les résultats ont été les mêmes de part et d'autre : il y a eu ou amélioration plus ou moins soutenue, ou état stationnaire, ou aggravation de la maladie d'un côté aussi bien que de l'autre. « Ainsi, dit Staquet, si je puis invoquer des faits en faveur de l'efficacité de l'huile de poisson, j'en possède aussi d'autres qui sont peu propres à la recommander. Pour ne pas sortir des bornes d'une sage prudence, pour nous mettre à l'abri de tout reproche de précipitation, je crois devoir me borner à ce simple énoncé, que les résultats que nous avons obtenus jusqu'ici ne sont pas concluants et nécessitent encore de nouvelles et nombreuses expériences » (*Arch. belg. de méd. milit., nov. 1852*).

Le Dr Smith, *dans un mémoire lu récemment à la société de médecine de Londres,* déclare que l'huile de foie de morue ni les graisses d'aucune sorte ne guérissent la phthisie. « L'huile, dit-il, fortifie et restaure le malade ; mais la phthisie n'en chemine pas moins, quoique lentement. A son avis, l'huile ne touche pas à l'essence de la maladie, mais l'amélioration très-notable qu'elle y apporte, dans la moitié des cas environ, prouve l'importance de la graisse dans l'économie animale.

Pour ma part, je dois confesser que ce médicament m'a peu réussi dans le traitement de la maladie qui nous occupe. Tous les phthisiques que j'ai traités, à l'aide de ce médicament, depuis quinze ans environ, ont été tôt ou tard victimes de cette affreuse maladie ; mais je suis parvenu, dans bien des cas, à améliorer l'état des malades, à ralentir les progrès du mal et à reculer ainsi le moment du terme fatal. Je dois ajouter que la plupart des phthisiques que j'ai soumis à l'usage de l'huile de foie de morue appartenaient à la classe indigente, ce qui m'a, presque toujours, empêché d'associer à ce médicament une nourriture substantielle et des soins hygiéniques convenables. Il se peut, que le remède eût mieux répondu à mon attente, si j'avais été dans des conditions meilleures.

Le D^r De Laplagne a publié, dans la gazette des hôpitaux, des considérations sur l'indication et la contre-indication de l'huile de foie de morue dans la phthisie, qui ne sont pas sans intérêt.

Suivant lui, pour administrer cette substance avec quelques chances de succès, il faut prendre en considération : le tempérament et le sexe du malade, son état général, la période et la forme de l'affection. Le tempérament sanguin est celui qui répugne le plus à son usage, le tempérament nerveux s'en accommode mieux, et le tempérament lymphatique est celui qui en obtient les résultats les plus avantageux. L'huile réussit mieux dans la seconde enfance et l'adolescence que dans les autres âges de la vie. Un état fébrile habituel un peu intense, des hémoptysies fréquentes, le mauvais état des voies digestives s'opposent, en général, à son emploi. C'est dans la 1re période de la maladie qu'elle est plus spécialement indiquée, et elle est plutôt nuisible qu'utile dans la seconde période. Elle ne convient pas dans la forme dite suraiguë ou inflammatoire, mais elle peut être avantageuse dans la forme lente ou chronique ainsi que dans celle qu'on désignait autrefois sous le nom de forme latente (*J. des conn. médic. et pharmac., n. 39*).

On a prétendu que l'usage de l'huile de foie de morue

pouvait déterminer chez les phthisiques une congestion vers les poumons et donner lieu à l'hémoptysie; mais il faut se mettre en garde contre une erreur facile à commettre, dans cette circonstance, et qui consiste à attribuer à l'action du remède un accident qui, au rapport de Louis, se montre dans les deux tiers des cas de tuberculisation pulmonaire.

Quoi qu'il en soit, le Dr Benson, de Dublin, prétend avoir vu, chez plusieurs phthisiques, l'emploi prolongé de cette huile déterminer une tendance à la congestion, et même quelquefois l'inflammation du tissu pulmonaire. A l'autopsie, il a trouvé les deux poumons congestionnés et hépatisés dans presque toute leur étendue (*Bull. de thérap., 1850, p. 184*). Le professeur Puchelt, de Heidelberg, a vu, pendant l'usage de ce médicament, l'hémoptysie survenir chez des phthisiques, qui auparavant n'avaient point craché de sang (*Med. ann. t.* vi, *c. 3*). Taufflieb a observé le même accident chez un grand nombre de phthisiques, soumis à l'usage de ce remède (*loc. cit., p. 74*).

Disons, en terminant cet article et pour nous résumer, que si, dans la généralité des cas, l'huile de foie de morue ne répond pas à l'attente du médecin, dans le traitement de la phthisie, on peut cependant le regarder comme le meilleur de tous les remèdes connus, pour combattre cette affection.

§ II.

CARREAU.

Le carreau (Phthisie Mésentérique) est une affection propre à l'enfance, caractérisée par la tuméfaction des ganglions mésentériques et leur dégénérescence tuberculeuse.

La maladie débute d'une manière obscure et lente : amaigrissement, d'abord léger, puis de plus en plus prononcé, langueur, affaiblissement, pâleur du teint, alternatives de diarrhée et de constipation. Après un temps plus ou moins long, le volume du ventre augmente et contraste, par sa grosseur, avec l'amaigrissement des cuisses et des jambes. On sent, lorsque les parois abdominales sont dépressibles, des nodosités inégales, des tumeurs arrondies, dures, bosselées. Enfin, la diarrhée colliquative, la fièvre hectique surviennent. Le malade dépérit graduellement, tombe dans le marasme et meurt d'épuisement.

Le prognostic du carreau est toujours grave, surtout lorsqu'il est arrivé à une période avancée. « Toutes les fois, dit Guersant, que le carreau est bien constaté, et il ne peut l'être réellement que par le toucher, il est ordinairement mortel, non pas, comme on l'avait cru, à cause des accidents qui dépendent du carreau lui-même, mais de ceux qui sont une suite nécessaire des maladies qui le compliquent » (*Dict. de médec.*, *2 édit.*, *art. carreau*).

Les effets curatifs de l'huile de foie de morue contre le carreau, sont loin d'être aussi manifestes et aussi certains que dans la plupart des maladies dont il a été question jusqu'à présent. Toutefois, plusieurs praticiens s'accordent à la regarder comme un remède efficace contre cette affection.

Leder a souvent observé que l'huile de morue exerçait la plus heureuse influence sur le carreau. Il a vu des enfants atteints de cette maladie, à un haut degré, se rétablir entièrement après un traitement de deux à trois mois (*Diss. de oleo jecoris aselli, p. 34*).

Vingtrinier, médecin en chef des prisons de Rouen,

assure que ce médicament lui a réussi, chez une demoiselle
des environs de Rouen, dans un cas de carreau où l'on
avait perdu tout espoir de guérison. La malade était
réduite à un état de maigreur extrême; il y avait fièvre
continue, diarrhée; le ventre était énorme, et les glandes
du mésentère étaient appréciables au toucher. Elle fut
guérie en six semaines, environ, sous l'influence de l'huile
de morue, à la dose de deux cuillerées par jour (*J. des
conn. méd., juin 1842.*)

Vaust, professeur à l'université de Liége, a guéri presque radicalement, à l'aide de cette de huile, une petite fille,
de sept ans, qui offrait une tuméfaction très-considérable
des ganglions mésentériques. La maladie avait résisté à
l'emploi de l'huile de pavot, continué pendant quatre mois
(*Ann. de la soc. de méd. d'Anvers, mars 1846*).

Taufflieb a vu guérir, sous l'influence de ce médicament,
un assez grand nombre d'enfants présentant les signes généraux ou rationnels du carreau. Mais il avoue que, dans la
généralité des cas, la tympanite intestinale ne lui a pas
permis de constater, d'une manière rigoureuse, l'engorgement des glandes du mésentère (*ouv. cité., p. 46*).

Pour mon compte, je puis affirmer que l'huile de foie de
morue m'a plusieurs fois réussi dans des maladies qui paraissaient offrir tous les caractères du carreau, sauf la
dégénérescence tuberculeuse des ganglions mésentériques
que je n'ai pu constater, d'une manière certaine. J'ai
encore été témoin de deux faits de cette nature il y a
quelques années :

F. Pardoen, âgé de 3 ans, d'une constitution scrophuleuse, était dans l'état suivant, lorsque je le vis, pour la
première fois, au commencement de janvier 1853 : L'en-

fant était triste, morose, il ne pouvait se tenir debout; son teint était d'une pâleur extrême; le ventre était démesurément gros, dur, rénittent, un peu douloureux et rendant un son mat à la percussion. Aucun signe physique n'y décelait la présence d'un engorgement glandulaire ni celle d'un épanchement séreux. Le petit malade était dans un état de faiblesse extrème. Il y avait diarrhée, marasme, fièvre hectique. Aucune altération ne paraissait exister du côté du système osseux. La maladie durait depuis long-temps, et l'on avait perdu tout espoir de guérison, lorsque je le mis à l'usage de l'huile de foie de morue, à la dose d'une demi-cuillerée à bouche par jour. Cette médication, opéra, si je puis m'exprimer ainsi, une espèce de résurrection. Peu à peu, sous son influence, la diarrhée, la fièvre cessèrent, le ventre se dégonfla, le malade reprit de l'embonpoint et des forces, et après un traitement d'environ cinq mois il fut complètement rétabli.

Le même médicament m'a également procuré les résultats les plus avantageux, chez un autre enfant, environ du même âge, et qui présentait, mais à un moindre degrés, les symptômes que je viens de rapporter.

Je ne puis affirmer que les deux cas dont il vient d'être question soient, bien réellement, des cas de carreau, car la palpation des tubercules, qui est le seul signe caractéristique de la maladie, a manqué; mais toujours est-il que l'huile de foie de morue s'est montrée, ici, d'une efficacité non douteuse, dans deux cas de maladies qui offraient tous les signes rationnels du carreau.

Plusieurs praticiens distingués, au nombre desquels il faut compter Brcfeld, De Jongh, Galáma, Heyfelder, Lion, Kopp, Krebel, Reinecker, Schmidts, Tortual ont également prétendu que ce remède leur avait réussi pour combattre l'atrophie mésentérique. De Jongh, entre autres, affirme que cette huile lui a donné les résultats les plus avantageux dans les cas les plus désespérés ! Mais ne devons-nous pas nous tenir en garde contre des assertions aussi brèves et aussi tranchées ? C'est surtout, dans une maladie dont le diagnostic est souvent difficile, comme dans le carreau, qu'il est utile de rapporter des observations détaillées, et qu'il importe d'éviter ces formules commodes qui rendent toute vérification impossible, et qui consistent à affirmer, purement et simplement, que tel remède a guéri telle maladie.

Il n'est que trop commun de confondre le carreau avec plusieurs états morbides qui s'accompagnent de tuméfaction du ventre et d'amaigrissement, tels que le gros ventre des enfants rachitiques, l'entéro-colite simple, l'affection tuberculeuse et ulcéreuse des intestins, chez les enfants phthisiques, et bien souvent, enfin, l'affection tuberculeuse du péritoine. De l'aveu des meilleurs praticiens de l'époque, la présence des tubercules, dans le mésentère, ne donne que très-exceptionnellement lieu à des tumeurs assez volumineuses et assez superficielles pour être appréciées au toucher. Il faut donc n'accepter qu'avec une prudente réserve tout ce qu'on a dit sur l'efficacité de certains médicaments dans le carreau, et se rappeler ces sages paroles de l'un des plus habiles praticiens de l'époque : « Tous les individus, dit Guersant, qui ont guéri de maladies intestinales qu'on a supposées appartenir au carreau au 1er degré, étaient dans un état trop douteux pour qu'on puisse en tirer aucune conséquence rigoureuse relative au traitement » (*Dict. de méd.*, art. *carreau*).

Concluons que l'utilité de l'huile de foie de morue contre la phthisie mésentérique est encore une question très-problématique, et qu'il s'agirait d'élucider par de nouvelles observations.

§ III

MENINGITE TUBERCULEUSE.

Peut-on s'en rapporter au témoignage de Bauer, qui prétend avoir vu l'hydrocéphale aiguë céder avec une promptitude étonnante à l'emploi de l'huile de morue?

On sait, aujourd'hui, que ce que l'on désignait, naguère, sous le nom d'hydrocéphale aiguë doit, dans la grande généralité des cas, être rapporté à la tuberculisation des meninges. On sait de plus, qu'il est fort rare que cette affection se termine autrement que par la mort. Il n'est donc pas facile de croire qu'on puisse la guérir avec l'huile de morue; et ici le doute est d'autant plus permis que l'on connaît, d'un côté l'extrème lenteur avec laquelle cette substance agit sur l'organisme, de l'autre la marche, presque toujours rapide, de la meningite tuberculeuse.

ART. IV.

HUILE DE FOIE DE MORUE DANS LE RHUMATISME ET LA GOUTTE.

§ I.

RHUMATISME.

L'huile de foie de morue est devenue, depuis un certain nombre d'années, un remède très en vogue contre le rhumatisme. Il a été surtout préconisé par les médecins allemands, qui le regardent comme le meilleur de tous les moyens connus pour combattre cette affection. On en a fait usage, surtout, dans les affections rhumatismales chroniques, chez des individus profondément débilités ou d'une constitution strumeuse.

De temps immémorial, l'huile de foie de morue est employée, comme un remède populaire contre le rhumatisme, en Angleterre, en Hollande et dans plusieurs autres pays. Elle passa dans la pratique des médecins, en 1766, époque à laquelle on commença à en faire usage, contre cette maladie, à l'infirmerie de Manchester, où elle fut, d'après Darbey (*Percival's med. essays*), introduite par le Dr Kay, l'un des médecins de l'infirmerie, et qui tenait ce remède d'une femme qui, à deux reprises différentes, s'en était bien trouvée contre de violentes douleurs rhumatismales dont elle était atteinte.

Darbey (*London medical. Journ., v. III, p. 392*) s'exprime en ces termes sur l'utilité de ce médicament contre le rhumatisme chronique : « L'huile de foie de morue est d'une utilité incontestable contre le rhumatisme, chez des sujets déjà avancés en âge et dont les muscles ont atteint un haut degré de rigidité. J'en ai vu plusieurs qui ne pouvaient même se lever de leur siége qu'avec la plus grande peine reprendre l'usage de leurs membres perclus après avoir pris l'huile de foie de morue seulement pendant quelques semaines, et guérir radicalement après un emploi plus prolongé de ce remède. »

Percival, dès 1771, a signalé les bons effets de cette huile contre le rhumatisme chronique. Elle guérit, selon lui, en produisant une crise par les sueurs, les urines troubles et chargées, ou par des selles abondantes (*op. cit*).

Conspruch, à une époque où l'huile de foie de morue n'était guère encore connue que comme remède populaire, en a fait usage avec succès dans un cas de prosopalgie rhumatismale (*Taschenbuch für angehende aerzte, 1796, Bd. II*).

Bardsley, membre de la société de médecine de Londres, nous apprend que l'huile de foie de morue jouit, dans le Lancashire, d'une grande réputation contre le rhumatisme chronique, et qu'on s'en sert beaucoup à l'hôpital de Manchester (1). C'est un remède qu'il a beaucoup employé et qui a quelquefois produit, entre ses mains, des résultats étonnants, et qui, quelquefois aussi a complètement échoué. « Les circonstances, dit Bardsley, dans lesquelles je l'ai trouvée la plus avantageuse, administrée à l'intérieur et à l'extérieur, sont les suivantes : 1° dans le rhumatisme chronique des gens âgés, où les muscles et les tendons sont devenus rigides, et les articulations à peu près inflexibles, en conséquence de ce que la maladie a été produite par un travail excessif, la fatigue, le froid et l'humidité ; 2° chez les femmes dont la constitution a été délabrée par des attaques réitérées de rhumatisme après l'accouchement, et surtout vers la vieillesse. J'ai vu peu de malades guérir entièrement par l'usage de l'huile, lorsqu'à leur entrée à l'hôpital, ils étaient incapables de se tenir debout ou de supporter le poids du corps. »

Bradsley prescrit ce médicament à la dose d'une demi-once à une once et demie deux ou trois fois par jour. Il observe qu'il produit de l'embonpoint, qu'il agit quelquefois sur les reins, parfois sur le tube digestif et dans quel-

(1) D'après Johnson, on en consomme, depuis 50 ans, plus de 240 pintes annuellement dans la seule infirmerie de Manchester.

ques cas sur la peau où il cause des éruptions, mais jamais des sueurs. Au rapport de ce praticien, il serait inutile de persister dans son emploi, si la rigidité et la douleur ne diminuent pas dans la première quinzaine de son usage. (*Ann. de litt. méd. étrang., t. 9, p. 156*).

L'huile de foie de morue a réussi entre les mains de Schenck, dans un grand nombre de cas de rhumatisme musculaire et articulaire chroniques , généralement très-graves, et dont quelques-uns avaient résisté, pendant long-temps, aux médications les plus variées.

Au reste, nous ne partageons pas l'enthousiasme du praticien allemand qui voit dans l'huile de morue un véri-table spécifique contre toutes les affections rhumatismales et arthritiques. « Cette huile, dit-il, guérit toutes les ma-ladies douloureuses et chroniques du corps humain, quel que soit le siége de ces maladies pourvu qu'elles soient de nature rhumatismale ou arthritique ; elle les fait disparaî-tre aussi sûrement que le quinquina guérit la fièvre inter-mittente » (*Hufeland's journ., t. 55 et t. 62*).

Scherer, médecin allemand, a rapporté plusieurs obser-vations qui constatent l'efficacité de cette huile, dans le rhumatisme chronique et notamment dans celui qui affecte les lombes et l'articulation coxo-fémorale (*Buyze, Dissert. de oleo jec. aselli, 1824, p. 6*).

Buyze, médecin hollandais, cite le cas d'un rhumatisme chronique occupant les genoux et l'articulation coxo-fémo-rale gauche, chez une femme, de 46 ans, qui fut avanta-geusement combattu par l'huile de foie de morue, adminis-trée pendant six mois, à la dose de 3 cuillerées à bouche par jour. La maladie durait depuis plus de trois ans, et avait résisté à une foule de remèdes, qui lui avaient été prescrits par différents médecins. — Buyze fait la remarque que l'huile, dans ce cas, a porté son action sur la nutrition, car la malade s'est acquis, sous son influence, un embonpoint extraordinaire (*Dissert. cit., p. 21*).

Basse est parvenu à guérir, à l'aide du même moyen, une femme, de quarante-quatre ans, atteinte d'un violent rhumatisme universel (*Sanitäts Bericht des Königl. med. colleg. Zu. Munster, 1830*).

Knood von Helmenstreit s'est bien trouvé de ce médicament dans le traitement du rhumatisme chronique. Il cite, entre autres, le cas d'un homme, de quarante ans, qui avait contracté un rhumatisme universel à la suite des campagnes d'Espagne et de Russie. La nuit, les douleurs étaient intolérables, et elles augmentaient encore par les changements de température. Les remèdes employés, pendant de longues années, n'avaient produit qu'un soulagement passager. Il fut complètement rétabli après avoir pris, pendant trois semaines, de l'huile de foie de morue, d'abord à la dose de 3, puis à celle de 4 cuillerées à bouche par jour (*Hufeland's journ., Bd. LXXIV, st. 5*).

Les professeurs Græfe, de Berlin, et d'Ammon, de Dresde, ont consigné, *dans le compte-rendu de la clinique de Berlin, pour 1832*, et dans le *Journal ophthalmique d'Ammon*, des observations qui déposent en faveur de l'efficacité de l'huile de foie de morue dans les affections de l'œil compliquées de rhumatisme.

Carron du Villards a acquis la conviction que l'huile de foie de morue est un remède très-efficace, dans un grand nombre d'affections rhumatismales chroniques. C'est, surtout, dans les cas où la maladie sévit sur une constitution faible et lymphatique qu'elle produit les résultats les plus avantageux (*Bull. de thérap., mai 1834*).

Osius prétend que ce médicament convient, surtout, dans ces douleurs, dites rhumatismales et goutteuses, qui surviennent chez les scrophuleux, et que l'on devrait plutôt désigner sous le nom de scrophule articulaire. Cette affection diffère du rhumatisme, selon lui, en ce qu'elle n'est point accompagnée de fièvre, qu'il y a moins de gonflement, qu'elle se développe lentement et est accompagnée de douleurs fixes ; et de la goutte, en ce qu'elle survient plus particulièrement chez les femmes et n'est point accompagnée de pléthore abdominale (*Klencke, op. cit., p. 134*).

Brefeld affirme que l'expérience réitérée lui a appris que l'huile de foie de morue réussit surtout dans le rhumatisme chronique, chez les scrophuleux. Au nombre des faits qu'il rapporte, on remarque le suivant dont je donne ici la substance.

Un homme, d'environ quarante ans, éprouvait, depuis deux ans, dans toute une moitié du crâne des douleurs intolérables, qu'il attribuait à un morceau de bois qui lui était tombé sur la tête, deux ans auparavant. Cependant, comme ces douleurs s'exaspéraient par le moindre changement de temps, Brefeld crut pouvoir les considérer comme étant de nature rhumatismale. Dans cette occurrence, il eut recours à l'huile de foie de morue, et le malade fut complètement rétabli après en avoir absorbé 16 onces (*op. cit.*).

Taufflieb s'est bien trouvé de l'huile de foie de morue dans plusieurs cas de rhumatisme articulaire, chez des individus éminemment lymphatiques ou d'une constitution scrophuleuse très-prononcée.

Une femme, de 21 ans, d'une constitution éminemment scrophuleuse, atteinte, depuis plusieurs années, d'un engorgement douloureux des articulations fémoro-tibiales, fut guérie en cinq mois, à l'aide de ce médicament, pris chaque jour à la dose de quatre cuillerées.

Une jeune fille, âgée de 15 ans, d'une constitution scrophuleuse, était affectée, depuis plusieurs années, d'un gonflement douloureux du genou droit et des articulations tibio-tarsiennes. On la mit à l'usage de l'huile de foie de morue, et après un traitement de sept mois l'engorgement des articulations avait disparu, et la malade pouvait marcher avec la plus grande facilité.

Deux femmes entièrement privées de l'usage de leurs membres depuis plusieurs années, par suite d'un rhumatisme articulaire chronique, au point qu'on était obligé de les transporter d'un lit à un autre, furent complètement rétablies après avoir pris de l'huile de foie de morue pendant cinq ou six mois.

Les résultats furent encore plus satisfaisants chez une fille, de 18 ans, atteinte d'un rhumatisme articulaire, de diverses articulations, accompagné d'un commencement d'hypertrophie du cœur avec tendance au rétrécissement des orifices auriculo-ventriculaires.

Chez plusieurs autres malades, ce remède ne produisit, entre les mains de Taufflieb, d'autres résultats qu'une amélioration plus ou moins notable, sans amener une guérison complète. Il échoua même complétement chez une femme, de 45 ans, atteinte, depuis longtemps, d'un rhumatisme articulaire, qui, plus tard, fut avantageusement combattu par l'usage du sublimé corrosif (*Gaz. méd. de Paris, nov. 1839*).

H. Bennet (*op. cit.*) signale les bons effets de cette huile dans trois formes spéciales de la goutte et du rhumatisme, que l'on désigne sous les noms de générale, d'erratique et de locale.

M. Delcour, de Verviers, affirme que ce médicament lui a souvent réussi contre le rhumatisme chez les individus à diathèse scrophuleuse, ou dont la constitution était fortement détériorée, tandis qu'il n'en a obtenu que des résultats négatifs chez les individus d'une constitution forte et d'un tempérament sanguin. Il cite le cas d'une femme, de 57 ans, d'une constitution scrophuleuse atteinte, depuis trois ans, de rhumatisme articulaire, et n'ayant pas quitté le lit depuis deux ans. Cette femme éprouvait, au moindre mouvement, des douleurs très-intenses dans presque toutes les articulations, dont le volume s'était accru, et qui étaient à demi ankilosées, déformées, noueuses. Il y avait amaigrissement très-prononcé, mouvement fébrile vers le soir, pouls petit, misérable, etc. Les médications les plus énergiques, les plus rationnelles, étaient demeurées sans succès. Elle fut guérie en six mois, au moyen de l'huile de foie de morue, administrée à la dose d'une cuillerée à bouche matin et soir. Delcour nous apprend qu'à « Verviers, où les affections rhumatismales chroniques, compliquées de scrophules, sont excessivement fréquentes, il n'est pas de praticien qui n'ait eu l'occasion de remarquer les effets admirables que produit l'huile de foie de morue dans ce cas » (*Ann. de la soc. de méd. de Gand, an. 1841, p. 185*).

Le même remède s'est également montré d'une grande efficacité, entre les mains d'un autre médecin belge, M. Jacquet, qui en a obtenu des succès remarquables chez deux individus, d'un tempérament lymphatique, atteints, depuis longtemps, d'un rhumatisme articulaire chronique très-étendu, rebelle à tous les traitements, et qui les obligeait à tenir constamment le lit (*Annal. de la soc. de méd. de Gand, ann. 1841, p. 184*).

Bouchez, de Verviers, a obtenu les succès les plus brillants de l'emploi de cette huile dans une espèce de rhumatisme qui a son siége dans les lombes et les articulations du bassin, et qu'il désigne sous le nom de rhumatisme fémorocoxal des femmes enceintes. D'après Bouchez, l'huile de foie de morue avant d'être généralement connue à Liége et dans ses environs, y était assez souvent vendue comme un remède secret pour combattre la maladie qui nous occupe (*Ann. de la soc. des sc. médic. et nat. de Málines, 1842, p. 52*).

M. Hendrickx, de Malines, a également obtenu les effets les plus avantageux de l'huile de morue dans l'espèce de rhumatisme dont il vient d'être question. Il dit que cette substance n'a point, comme on l'a prétendu, la propriété de ramollir les os et de produire ainsi le rétrécissement du bassin. Il a vu plusieurs femmes atteintes de rhumatisme accoucher d'enfants vivants, après avoir fait un long usage de ce médicament; il en a vu d'autres, au contraire, qui n'ayant pas voulu recourir à cette substance, ont succombé en couches (*Ann. de la soc. des sc. méd. et nat. de Malines, 1842*).

Stapleton a guéri, en quatre mois, par l'huile de foie de morue, à la dose de trois onces par jour, une femme d'un tempérament lymphatique, âgée de 38 ans, qui était atteinte d'un rhumatisme chronique qui avait successivement envahi différentes parties du corps, pendant l'espace de huit années, et s'était enfin fixé sur le bassin (*Bull. de la soc. de méd. de Gand, 1842, p. 155*).

M. Pigeolet, de Bruxelles, a vu, chez une personne, qui menait une vie très-sédentaire, des douleurs rhumatismales très-intenses, siégeant au bras et sévissant surtout la nuit, accompagnées de froid du membre, d'amaigrissement, etc., céder, en dix jours, à l'emploi de l'huile de morue. La maladie datait de six semaines, et avait été combattue en vain par les moyens les plus rationnels (*Journ. de méd., publ. par la soc. des sc. méd. et natur. de Bruxelles, an. 1845, p. 93*).

Plouvier, de Lille, cite deux faits à l'appui de l'efficacité de l'huile de morue contre le rhumatisme. Dans le premier cas, il s'agit d'une dame, de 58 ans, de beaucoup d'embonpoint, atteinte de lumbago et de sciatique chronique qui avait résisté à tous les moyens employés, et qui futavantageusement combattu à l'aide de cette substance. Dans le second cas, il est question d'un homme robuste, âgé de 40 ans, qui fut guéri, à l'aide du même moyen, d'une affection rhumatismale, prise d'abord pour une maladie de la moelle et combattue en vain par les saignées réitérées (*Journ. cit., publ. par la soc. des sc. natur. et méd. de Bruxelles, nov. 1854*).

Selon *l'auteur d'un mémoire, sur l'huile de foie de morue, présenté, en 1852, à la société médico-pratique de Paris,* ce médicament guérirait seulement deux variétés de rhumatisme :

« 1° Le rhumatisme musculo-fibreux, appartenant à la misère dans son degré le plus avancé, et reconnaissant pour causes les privations, l'encombrement, l'absence d'air et de lumière, une constitution primitivement chétive ou détériorée, la diathèse scrophuleuse et l'hérédité.

« Cette forme de rhumatisme, débutant par un simple

endolorissement des membres, envahirait successivement le rachis jusqu'à la nuque, et frapperait de roideur et de contracture plus ou moins permanente les muscles des membres et du tronc, sans jamais revêtir le caractère inflammatoire, s'accompagnant seulement d'œdème sans rougeur, et pouvant conduire jusqu'à la paralysie.

« 2° Le rhumatisme fibreux, développé sous l'influence d'un séjour prolongé dans les lieux humides et froids. Cette deuxième variété de rhumatisme, débutant par les articulations, présenterait d'abord une certaine mobilité, et attaquerait presque exclusivement les tissus fibreux. Sa marche lente et le plus souvent apyrétique, altérerait progressivement la nutrition et conduirait à l'épuisement sans entraîner ni contracture ni paralysie.» (*Bouchardat, ann. 1854, p. 115*).

Ph. Witterberg, hautélisseur, âgé de 66 ans, fut pris, après avoir travaillé dans une chambre humide, de douleurs assez fortes dans les lombes. Ces douleurs, au lieu de diminuer, parurent s'aggraver avec le temps. Lorsque je le vis, pour la première fois, le malade avait cessé toute espèce de travail, il marchait avec peine, le tronc courbé en avant et appuyé sur un bâton. La maladie durait depuis deux ans, et avait résisté à tous les moyens employés. Il avait séjourné plusieurs mois à l'hôpital civil de Tournai, sans obtenir le moindre amendement dans son état. Nous lui conseillâmes l'huile de foie de morue, d'abord à la dose de deux, puis de trois cuillerées à bouche par jour. Sous l'influence de ce traitement, les douleurs lombaires disparurent peu à peu, l'état du malade s'améliora d'une manière notable, et au bout de trois mois il fut complètement rétabli et put reprendre ses occupations habituelles.

Marguerite Leblanc, âgée de **32** ans, de petite taille, d'une constitution fortement détériorée et scrophuleuse, vivant dans la misère et les privations, était tourmentée, depuis 4 ans environ, d'une affection rhumatismale qui avait son siége dans les articulations coxo-fémorales, où elle éprouvait des douleurs sourdes, qui s'exaspéraient par les changements de température. La malade marchait avec peine et en dandinant. J'avais employé, chez cette femme, les moyens les plus variés, pendant plusieurs années, sans obtenir de changement notable dans son état, lorsqu'elle se décida, d'après le conseil d'une dame, à prendre de l'huile de foie de morue, à la dose d'un petit verre à liqueur matin et soir. A la suite de ce traitement, qui fut continué pendant six mois environ, les douleurs cessèrent, la malade recouvra peu à peu la faculté de marcher, et elle finit par se rétablir entièrement.

Un barbier, âgé de **32** ans, d'une constitution détériorée et scrophuleuse, était atteint d'un rhumatisme articulaire chronique, siégeant dans les genoux et les articulations tibio-tarsiennes. Les mouvements de progression étaient lents, difficiles et douloureux. Depuis six mois, il avait cessé de vaquer à ses occupations. Cet état durait depuis trois ans. Le malade avait considérablement maigri. L'huile de foie de morue fut administrée, à la dose de 4 cuillerées par jour. Sous l'influence de cette médication, qui fut continuée pendant tout un hiver, l'état général s'améliora, l'embonpoint revint, les douleurs cessèrent, les mouvements se rétablirent, et le malade finit par guérir complètement.

Un portefaix, âgé de 62 ans, d'une constitution faible et d'un tempérament lymphatique, ayant éprouvé, à différen-

tes. reprises, des attaques de rhumatisme, vint nous consulter, au commencement de mai 1853, pour un rhumatisme articulaire des genoux, qui durait depuis six mois
environ. Les mouvements étaient difficiles, douloureux;
c'est avec une peine extrême qu'il pouvait se livrer aux travaux de sa profession, et souvent il ne pouvait remplir sa
besogne sans l'aide de ses camarades. Nous lui conseillâmes
l'huile de foie de morue, à la dose de 3 cuillerées à bouche
par jour. Dès le huitième jour du traitement, il y avait déjà
amendement notable dans son état, et au bout de 15 jours
la guérison était complète.

Un ouvrier corroyeur, âgé de 15 ans, d'un tempérament
lymphatique, né d'une mère sujette au rhumatisme, éprouvait, depuis deux mois, des douleurs sourdes dans les genoux et dans l'articulation tibio-tarsienne du côté droit. Le
malade marchait avec difficulté, et ne pouvait vaquer à ses
travaux habituels. Je le mis à l'usage de l'huile de foie de
morue, à la dose de 2 cuillerées à bouche par jour. Il fut
complètement rétabli après un traitement de 20 jours.

Catherine Tanneur, journalière, âgée de 57 ans, d'une
constitution faible, d'un tempérament lymphatique fortement prononcé, vint nous consulter le 15 mai 1853. Elle
éprouvait, depuis deux mois, des douleurs assez intenses
dans la direction des muscles sacro-lombaires, ce qui l'em-
pêchait de vaquer à ses occupations habituelles. Je lui
prescrivis l'huile de foie de morue, à la dose de deux cuillerées par jour. Le 25 mai les douleurs avaient presque entièrement cessé, et son état était tellement amélioré qu'elle
a pu reprendre ses travaux habituels, et je ne fus pas peu
surpris de la rencontrer accroupie, dans la rue, occupée à
arracher l'herbe qui croît entre les pavés.

Un ouvrier, âgé de 50 ans, d'une constitution scrophuleuse, vint réclamer nos soins, le 10 mai 1853, pour des douleurs rhumatismales, qui avaient leur siége au côté droit du thorax, dans la direction des attaches du grand pectoral. La maladie existait depuis un mois et avait été vainement combattue par différents moyens locaux, et, entre autres, par l'application, *loco dolenti,* d'un emplâtre de poix de Bourgogne. Il fut entièrement délivré de ses douleurs après avoir pris, pendant environ dix jours, de l'huile de morue, à la dose de 2 cuillerées par jour.

Indépendamment des auteurs que nous venons de citer, une foule d'autres ont également publié des faits qui témoignent de l'utilité de ce médicament contre le rhumatisme. Nous citerons : Michaëlis, Harless, Mœnnig, Mœring, Spiritus, Schutte, Osberghauss, Reder, Roy, Fehr, Pasque, Amelung, Kolkmann, Alexander, Wesener, Fuch, Romberg, Munzenthaler, Moll, etc.

L'huile de foie de morue est loin d'avoir produit, entre les mains de tous ceux qui l'ont expérimentée contre le rhumatisme, des résultats aussi satisfaisants que ceux que nous venons de mentionner.

Les essais tentés avec ce médicament contre le rhumatisme chronique, à la Charité de Berlin, n'ont pas été couronnés de succès. Richter n'a pas été, non plus, plus heureux dans son emploi (*Gronert, Diss. de oleo jecoris aselli,* p. 22).

Gunther a vu plusieurs cas de rhumatisme articulaire chronique résister à son emploi. Toutefois, il attribue ces insuccès au peu de persistance de la part des malades, qui trop dégoûtés du remède l'abandonnèrent avant d'en avoir obtenu l'effet désiré (*Hufeland's journ., t. 59*). M. De

Paepe affirme que l'huile de foie de morue ne lui a presque jamais réussi dans le traitement du rhumatisme chronique (*Bull. de la soc. de méd. de Gand, 1847*).

Staquez ne lui a jamais vu produire de bons résultats (*Ann. de la soc. de méd. de Gand, mars 1841*). Haase borne son utilité au rhumatisme avec diathèse scrophuleuse (*Algemeine med. centralzeitung, p. 770*).

Pour ma part, je dois à la vérité de dire que ce remède n'a pas toujours répondu à mon attente. Jamais je n'en ai obtenu de succès chez les individus d'une constitution robuste, atteints de rhumatisme chronique. C'est ainsi qu'il a été de nul effet chez une femme, d'une constitution robuste, qui était atteinte d'un rhumatisme articulaire chronique, qui avait envahi la plupart des articulations des membres. Ce médicament a également trompé mon attente chez un tonnelier, d'une constitution très-forte, atteint, depuis de longues années, d'un rhumatisme articulaire chronique, qui s'était montré rebelle à tous les moyens employés. J'ai connu un campagnard, âgé de 60 ans, d'une constitution assez robuste, qui a pris de l'huile de poisson pendant plus d'une année, pour un rhumatisme chronique de l'articulation coxo-fémorale, sans en éprouver d'amélioration notable.

§ II.

GOUTTE.

L'on est loin d'être d'accord sur l'utilité de l'huile de foie de morue dans le traitement de la goutte. Les uns, tels que Brefeld, Delcour, Knood von Helmenstreit, Taufflieb, etc. ne lui accordent aucune efficacité dans ce cas. Les autres, au nombre desquels il faut compter Beckhaus, Gunther, Hacker, Katzenberger, Kolkmann, Monnig, Osberghaus, Osius, Schenck, Spiritus, Spitta, Wesener la considèrent, au contraire, comme un médicament fort utile contre la maladie qui nous occupe. Ne faut-il pas attribuer cette divergence d'opinions à la difficulté qu'il y a de distinguer, dans certains cas, le rhumatisme et la goutte, à la grande analogie des symptômes observés dans certains cas de goutte et de névralgie, et à la complication de la goutte avec d'autres affections chroniques ?

Reineker, s'il faut l'en croire, a vu céder à l'usage de l'huile de foie de morue, administrée pendant quatre mois, un cas de goutte des plus rebelles, qui durait depuis dix ans et avait résisté aux remèdes les plus vantés en pareil cas (*Bennet, op. cit., p, 177*).

ART. V.

HUILE DE FOIE DE MORUE DANS LES AFFECTIONS DU SYSTÈME NERVEUX.

§ I

GÉNÉRALITÉS.

Les névroses naissent sous l'influence des causes les plus nombreuses et les plus variées. Parmi ces causes, il en est une, surtout, qui mérite de fixer l'attention, c'est la faiblesse. Arrêtons-nous un moment sur cette cause, si féconde en névropathies, et qui peut fournir les indications les plus précieuses sur leur traitement.

La faiblesse, soit naturelle, soit accidentelle, originelle ou acquise est, sans contredit, le principe de beaucoup d'affections du système nerveux. Les preuves abondent à l'appui de cette vérité, si importante, et pourtant presque méconnue, de nos jours. D'après Tissot (*Trait. des malad. des nerfs*), « l'homme robuste ne connait pas les maux de nerfs, mais si on le soumet, pendant un certain temps, à une alimentation peu restaurante ou à d'autres causes débilitantes, cet homme fort que rien n'aurait ému devient une femme hystérique. »

Trousseau et Pidoux (*oper. cit.*) nous montrent l'état nerveux s'élevant et débordant à mesure que les matériaux d'assimilation décroissent ou s'atténuent. Andral signale l'affaiblissement de la constitution comme une des causes les plus puissantes de beaucoup de névroses (*Hématol. pathol.*). Qui pourrait ignorer que les accidents nerveux les plus divers ne soient fréquemment la suite des pertes abondantes de sang ? Sydenham (*De affect. hystericâ*) et beaucoup d'autres praticiens célèbres s'accordent à dire que les névroses, les plus diverses, sont fréquemment la suite des pertes immodérées ou intempestives du fluide sanguin. Rien de plus commun, que d'observer des troubles nerveux chez les femmes dont la menstruation est exubérante.

Observez ce qui se passe dans l'anémie et la chlorose, maladies caractérisées, surtout, par une diminution dans les globules du sang ; remarquez les nombreux troubles nerveux qu'elles suscitent, et vous aurez une idée de l'influence du sang sur les nerfs.

La soustraction des aliments, qui fournissent au sang les matériaux dont il est formé, n'influe pas moins que les évacuations sanguines sur le système nerveux. S'il nous fallait dérouler le tableau des accidents produits par l'inanition, le jeûne, la diète, l'emploi des aliments peu ou point restaurants, il nous faudrait parcourir toute la série des affections du système nerveux.

Défaut d'élaboration vitale, d'animalisation, étiolement des tissus, faiblesse : voilà ce qu'on remarque communément chez les scrophuleux. Aussi n'est-il pas rare de rencontrer chez eux des affections du système nerveux. Hufeland a vu des spasmes, des paralysies, l'hypocondrie et une foule d'affections analogues naître sous l'influence du vice scrophuleux (*Trait. de la malad. scroph., p. 112*). Alibert observe que les scrophuleux sont d'une grande irritabilité (*Malad. de la peau, t. 2*). Bousquet (*ouv. de Hufeland*) signale comme un fait digne de remarque la susceptibilité nerveuse qu'on rencontre fréquemment chez les scrophuleux, et qui va quelquefois jusqu'à produire des symptômes morbides, symptômes qui disparaissent par un traitement antiscrophuleux. Sauvage (*Nosolog., t. IV*) attribue au vice scrophuleux les accidents qu'il a vu survenir dans une famille dont tous les enfants étaient moissonnés par les convulsions, avant l'âge de six ans. J. Frank raconte que presque tous les malades chez lesquels il a pu observer la chorée offraient des traces de la diathèse scrophuleuse ou rachitique. Il rapporte que son père a observé des faits analogues (*Trait. de pathol., t. 2*). Baumes a vu un cas d'épilepsie dû au vice scrophuleux céder à un traitement dirigé contre la maladie primitive (*Traité de l'amaigrissement des enfants*) ; Herpin (*Du prognostic et du trait. curat. de l'épilepsie*), Leuret et plusieurs autres placent la scrophule au nombre des causes prédisposantes de l'épilepsie. D'après Lugol, la coqueluche est tellement commune parmi les enfants scrophuleux, qu'on n'en voit qu'un petit nombre échapper à cette maladie (*Rech. et observ. sur les causes des malad. scroph*).

Nous n'avons pas la prétention de rappeler ici tous les

faits qui prouvent l'influence de la faiblesse sur les désordres du système nerveux. Disons, en somme et pour nous résumer, que tout ce qui débilite l'économie prédispose aux névroses : faiblesse de constitution, flux excessifs de tout genre, inanition, diète prolongée, usage d'aliments peu ou point réparateurs, excès vénériens, etc., etc.

Nous venons de prouver qu'il existe des névroses par faiblesse : le rétablissement des forces par des moyens analeptiques convenables, voilà, bien évidemment, la première indication à remplir (*sublatâ causâ tollitur effectus*) dans ces sortes d'affections.

L'huile de foie de morue est un remède éminemment analeptique et réparateur ; c'est pourquoi l'on est en droit d'en espérer les meilleurs effets dans ce cas.

Aussi plusieurs praticiens en ont-ils obtenu des effets vraiment remarquables dans les névroses, mais surtout dans les névralgies. Peut-être s'étonnera-t-on de pareils résultats, mais cet étonnement cessera si l'on veut bien ne pas perdre de vue les quelques considérations que nous venons de présenter, sur l'origine des névroses, et si l'on a soin de se rappeler ce que nous avons dit, plus haut, sur l'efficacité de l'huile de foie de morue contre le rhumatisme chronique, maladie qui a beaucoup d'analogie avec la névralgie (1).

(1) Je serais presque tenté d'admettre que le rhumatisme ne serait qu'une névralgie disséminée dans les ramuscules nerveux, tandis que la névralgie, proprement dite, aurait son siége dans un tronc ou une branche principale de nerfs.

§ II.

NÉVRALGIES.

Osberghauss affirme que ce médicament lui a réussi dans un cas de névralgie sciatique très-opiniâtre (*Hufeland's, journ., sept. 1825*). Sattinger cite le cas d'une fille qui fut guérie, à l'aide du même moyen, d'une névralgie sciatique qui avait été combattue en vain, pendant six mois, par les remèdes les plus variés (*Ibid., Bd. LXXI*).

Munzenthaler a observé, chez un sujet rachitique, un cas d'hémicranie qui, après avoir résisté pendant six mois aux remèdes les plus divers, fut avantageusement combattu par l'huile de foie de morue, à la dose de 4 cuillerées par jour. Le même praticien prétend avoir guéri, à l'aide du même moyen, un moine, âgé de soixante-huit ans, qui était, depuis longtemps, tourmenté chaque soir par des accès de cardialgie, contre lesquels un grand nombre de remèdes avaient échoué (*Hufeland's, journal, 1834*).

Rust a vu disparaître, d'une manière rapide, sous l'influence de ce médicament, un cas de névralgie sciatique des plus opiniâtres. Le malade était dans un état déplorable : depuis seize semaines il ne pouvait ni marcher, ni s'asseoir, ni même rester couché sans éprouver les plus vives douleurs. Il avait consulté les premiers médecins de Berlin et essayé en vain une foule de remèdes, tant rationnels qu'empiriques (*De Jongh, op. cit.*).

De Jongh cite un cas de névralgie sciatique chez un homme, de 64 ans, qui fut guéri, en 4 mois, par l'huile de foie de morue, administrée d'abord à la dose de 2, puis de

3 cuillerées par jour. Le malade, qui fait le sujet de cette observation, pouvait à peine marcher, et éprouvait des dou_leurs très-intenses, depuis le grand trochanter jusqu'à la plante des pieds (*ouv. cité, p. 174*).

Taufflieb a vu, chez une femme pauvre, d'une constitution détériorée, sujette depuis longtemps à différentes névralgies, un cas de gastralgie des plus opiniâtres céder à l'usage du même médicament (*oper. cit., p. 82*).

Durrant a fait un fréquent usage de l'huile de foie de morue dans le traitement des névralgies ; et les résultats qu'il en a obtenus, dans les névralgies les plus rebelles, méritent de fixer, à un haut degré, l'attention des praticiens.

« Le premier cas dans lequel je l'ai employé, dit ce praticien, était certainement le cas de névralgie le plus grave que j'aie jamais rencontré. La douleur était si vive, qu'elle arrivait aux angoisses les plus déchirantes, et arrachait des torrents de larmes au malade. Fer, quinine, arsenic à haute dose, tous ces moyens n'avaient jamais produit qu'un soulagement momentané. Le malade prenait à peine l'huile de foie de morue depuis une semaine, que la douleur commençait à diminuer sensiblement, et en continuant encore quelques semaines, la maladie, qui durait déjà depuis plusieurs mois, fut entièrement guérie. Pendant deux années, le malade n'éprouva aucune atteinte de sa névralgie ; lorsqu'il en fut repris, M. Durrant se rappelant la résistance du mal à tant de moyens autres que l'huile de foie de morue, se décida à administrer l'huile d'emblée, et le résultat ne fut pas moins favorable. » Durrant a également obtenu les effets les plus avantageux de l'emploi de ce moyen dans un cas de névralgie dentaire, dans un cas très-grave de névralgie de la langue, dans plusieurs cas rebelles de sciatique, et dans deux ou trois cas de névralgie du rectum, avec ou sans complication d'hémorrhoïdes (*Associat. med. journ.*).

Une femme pauvre, âgée de 50 ans environ, éminemment scrophuleuse, éprouvait, depuis longtemps, dans le côté gauche de la face, des douleurs intolérables, revenant par accès plusieurs fois dans la journée, et appartenant bien évidemment au tic douloureux. Je la mis à l'usage de l'huile de foie de morue. Sous l'influence de ce traitement, la maladie s'améliora assez rapidement, et au bout de trois semaines, époque à laquelle la malade a cessé de venir nous consulter, la guérison était presque parfaite.

D'autres praticiens, au nombre desquels il faut compter Schenckius, Spitta, Rustius, Amelung, Moll et plusieurs autres, ont également obtenu des résultats avantageux de de cette l'huile dans le traitement des névralgies.

§ III.

PARALYSIE.

On a cherché dans l'huile de foie de morue un remède pour combattre la paralysie.

Roësch cite un cas d'hémiplégie, chez une fille, de 15 ans, de constitution strumeuse, qui fut avantageusement combattue à l'aide de cette huile (*Leder, dissert. cit.*).

Le Dr Schupmann, de Gescke, en Westphalie, cite deux cas de paraplégie par suite de couches, dans lesquels l'huile de foie de morue fut administrée avec un succès complet. Dans l'un de ces cas il s'agit d'une femme, qui, à la suite de ses couches, éprouva des tiraillements très-intenses dans les cuisses et les jambes, de la difficulté de marcher, puis après de nouvelles couches devint complètement paraplégique. La maladie durait depuis trois ans, et avait été vainement combattue par toutes sortes de moyens; elle céda à l'usage de l'huile de foie de morue, administrée pendant huit mois, à la dose de deux cuillerées par jour. L'autre malade présentait des symptômes tout à fait analogues, et fut également guéri à l'aide du même traitement (*Hufel. journ., 1830, p. 118*).

Taufflieb obtint des résultats non moins satisfaisants, dans un cas analogue, chez une femme de petite stature, chez laquelle les mouvements de progression étaient lents, difficiles, incertains, douloureux. La maladie, qui durait depuis cinq ans, était survenue à la suite d'un accouchement laborieux (*ouv. cité, p. 63*).

Un peintre, âgé de 38 ans, était atteint d'une affection de la moelle épinière avec semi-paralysie des extrémités supérieures. La maladie durait depuis plusieurs années, et avait été combattue sans succès par les remèdes les plus accrédités en pareil cas. Sous l'influence de l'huile de foie de morue, qui fut administrée pendant six mois, le malade prit un embonpoint remarquable, mais n'éprouva aucun changement dans son état maladif (*Plouvier, journ. de méd., de chir. etc., publié par la soc. des sc. méd. et nat. de Bruxelles, nov. 1854*).

On observe parfois à la suite du rhumatisme, une paralysie locale, purement symptomatique, que plusieurs praticiens désignent sous le nom de paralysie rhumatismale. Les ouvriers des ports, les blanchisseuses, les mariniers, ceux qui habitent des endroits humides, salpétrés, sont sujets à cette affection. Son traitement diffère des

autres espèces de paralysie, et prend quelque chose de la
nature, toute différente, de l'affection dont elle dérive. C'est
pourquoi on a cherché dans l'huile de foie de morue un remède pour la combattre.

Reinhart, Schutte, Spitta, Schupmann, Klenke, Osius,
etc., citent des faits qui tendent à prouver son utilité, dans
ce cas. Au congrès des naturalistes, tenu à Strasbourg, en
1842, MM. Stoeber, Ubersal et Erdmann louèrent beaucoup ses bons effets, dans le traitement de la maladie qui
nous occupe. De Jongh cite un cas de guérison dont voici
la substance :

Un batelier, âgé de 56 ans, sujet au rhumatisme, est
affecté de paralysie des extrémités inférieures, à la suite
d'une nouvelle attaque de rhumatisme : la sensibilité des
jambes, surtout des pieds est presque entièrement abolie, et
le malade, quoique soutenu, ne peut marcher qu'avec la plus
grande difficulté. La maladie dure depuis deux ans. On le
met à l'usage de l'huile de foie de morue, et après un traitement de quatre mois la sensibilité est rétablie, et la marche,
quoique encore incertaine, est devenue possible. Au bout
d'un an, la guérison est parfaite (*loc. cit., p. 178*).

§ IV.

COQUELUCHE.

Panck, médecin en chef de l'hospice des orphelins de
Moscou, regarde l'huile de foie de morue comme un excellent remède, pour combattre la coqueluche qui survient
chez les enfants scrophuleux (*Zeitschrift für die gesammte
Medicin.*).

Ravenhill-Pearce emploie, contre la même affection, cette huile, à la dose d'une cuillerée à café, deux fois par jour, associée à une alimentation substantielle. Localement, il éponge l'ouverture de la glotte avec une forte solution de nitrate d'argent (*un gram. par once d'eau distillée*) (*Gaz. médic. de Paris*).

§ V.

NÉVROSES DIVERSES.

Osius pense que l'huile de foie de morue est indiquée chez les individus dont le corps est amaigri et le système nerveux irritable. Il signale les bons effets qu'il en a obtenus dans un cas d'éclampsie, chez un enfant rachitique, dans deux cas de chorée, dans quatre cas d'épilepsie, dans un cas d'amblyopie amaurotique, chez une jeune fille d'un tempérament nerveux (*Fedotoff, de oleo jecoris aselli, p. 31*).

Osberghauss (*op. cit.*) prétend que ce médicament lui a réussi dans un cas d'épilepsie ; Kopp dans un cas de tremblement nerveux, qui affectait le bras droit, ainsi que dans un cas de chorée (*Leder, loc. cit.*).

M. B., Doyen de St-Brice, à Tournai, a vu céder à l'usage de l'huile de foie de morue, administrée pendant longtemps à une dose assez élevée, un cas d'amaurose, bien constaté par des hommes de l'art, et qui avait résisté à tous les moyens employés.

Sur l'invitation de ce vénérable ecclésiastique, j'ai soumis à l'usage de ce médicament deux indigents atteints d'amauroses rebelles. Le remède a été continué longtemps,

et à une dose assez élevée, sans produire aucun changement favorable dans l'état de la maladie.

L'amaurose est quelquefois produite par des causes débilitantes, telles que la faiblesse de la constitution, les évacuations sanguines copieuses, l'allaitement prolongé, les sup-
purations abondantes, etc. C'est peut-être dans cette espèce
d'amaurose, où l'usage des toniques et des analeptiques est,
bien évidemment, indiqué, qu'il serait permis de recourir à
l'emploi de l'huile de foie de morue, avec quelque espoir de
succès.

ART. VI.

HUILE DE FOIE DE MORUE CONTRE LES CACHEXIES.

Beaucoup d'auteurs s'accordent à considérer la cachexie
comme une altération profonde de la nutrition, dépendante
d'une maladie chronique, et caractérisée par la maigreur,
la bouffissure, l'infiltration, l'altération de la couleur, un
sang fluide et abondant en sérosités, la perte de cohésion
de la plupart des tissus, et la langueur de toutes les fonctions.

Beau prétend qu'il faut, pour rester fidèle à la bonne
tradition, comprendre sous le nom de cachexie la même
affection que l'on désigne, aujourd'hui, sous le terme d'a-
némie. Il définit la cachexie : une maladie apyrétique, ordinairement chronique, caractérisée par l'existence d'une
hydrémie (altération du sang qui consiste dans une diminution des globules et dans l'augmentation du sérum, avec
conservation de la proportion normale de fibrine) qui en-
traine avec elle la diminution des forces, la décoloration et
l'atonie des tissus.

On range parmi les cachexies : la *cachexie post-hémor-rhagie* ou qui survient à la suite des pertes sanguines, l'*anémie,* la *chlorose,* la *cachexie africaine,* affection qui sévit d'une manière particulière sur les nègres des colonies (Pouppé-Desportes, Segond) ; les *cachexies saturnine* (Tanquerel), *syphilitique* (Sennert, Ricord), *paludéenne* (Hoffmann, Bretonneau), celle *des prisonniers* (Sennert, Caleb Rose), celle par cause morale (De le Boe), celle qui est déterminée par des aliments de mauvaise nature, celle qui est produite par l'habitation de certains pays (Poupé-Desportes, Clarke, Beau), celle qui provient de la présence des vers, ou *cachexie vermineuse.*

Il est un certain nombre de cachexies qui, au lieu d'être primitives comme celles que nous venons d'énumérer, sont consécutives à un état pathologique antérieur. A ce genre, appartiennent la cachexie qui survient à la suite du cancer, celle qui est déterminée par la pellagre, etc.

Je viens d'énumérer les cachexies les plus fréquentes, celles dont l'existence a été la mieux constatée. Il me serait facile d'en grossir le nombre ; car on peut encore y ajouter celle qui est déterminée par l'abus du genièvre, qu'on pourrait appeler *cachexie alcoolique,* et qui est particulièrement observée en Belgique, et dans les départements du nord de la France (1) ; celle qui est produite par l'usage, longtemps répété, des préparations mercurielles, et dont l'existence a été constatée par tous les syphiliographes, celles, enfin, qui sont le résultat des excès vénériens, de la lactation prolongée, des maladies de longue durée, des fatigues excessives, etc., etc.

---

(1) On donne le nom de *blasés* à ceux qui sont atteints de cette cachexie, (Hécart., dict. rouchi-français).

L'emploi des toniques et des analeptiques étant spécialement indiqué dans le traitement de la cachexie, tout porte
à croire que l'huile de foie de morue, à cause de sa propriété analeptique, est appelée à rendre de grands services
dans le traitement de cette affection. Déjà, des faits assez
nombreux viennent confirmer cette manière de voir. C'est
ainsi qu'elle s'est montrée efficace dans la cachexie produite
par différentes affections chroniques.

Schenck a vu ce médicament produire des résultats avantageux dans deux cas de gastrite chronique, qui duraient
depuis deux ans et avaient été vainement combattus par
les remèdes les plus divers (*Hufeland's Journ., 1826*).

Rayé, de Vilvorde, prétend avoir guéri de la même manière, des individus atteints de gastrite, de péripneumonie
chroniques (*Ann. de la soc. de sc. nat. de Bruges, 1840*).

Dans le cancer parfaitement confirmé et déjà avancé,
alors que tout espoir de guérison s'est évanoui, l'huile de
foie de morue peut encore être utile, en améliorant l'état
général des malades et en prolongeant leur existence. C'est
ainsi que le professeur Dieffenbach, de Berlin, en a fréquemment obtenu de bons effets non contre le carcinome
lui-même, mais contre la cachexie qui l'accompagne ; et
dans bien des cas il a vu son emploi rétablir les fonctions
digestives, relever les forces, prolonger et adoucir l'existence des malades (*Gaz. médic. de Paris, 1845, n° 50*).

Au rapport du Dr Aikin, une jeune fille, de 15 ans, atteinte d'ascite et d'ictère, par suite d'un engorgement du
foie et des ganglions mésentériques, obtint une guérison
inespérée par l'huile de foie de morue, après avoir employé
longtemps et sans le moindre succès les préparations mercurielles et iodées (*Schmidt Jahrb., 1846, p. 16*).

Le Dr Vicente Manas a consigné, *dans les mémoires de l'académie de Madrid,* un cas de cachexie d'origine vénérienne, qui fut promptement et avantageusement combattu par l'huile de foie de morue, après avoir résisté à un traitement antisyphilitique complet (*Bull. de thérap., 1850, p. 41*).

Champouillon, médecin distingué du Val-de-Grâce, a administré l'huile de foie de morue à un grand nombre d'individus atteints d'affections pulmonaires chroniques. Huit individus affectés de bronchite chronique ont guéri. Sur trois cas de laryngite, un seul a été avantageusement modifié. Le remède a été de nul effet chez cinq malades atteints de pleurite chronique (*Ann. de thérap. de Bouchardat, 1852, p. 272*).

Thompson a vu l'huile de foie de morue produire les effets les plus prompts et les plus avantageux dans un cas de diabète sucré, qui avait résisté à tous les moyens employés. Au bout d'un mois de traitement la quantité d'urines, qui était d'abord de 10 pintes, était dans les vingt-quatre heures, réduite à trois pintes, l'embonpoint était revenu, et tout faisait présager une guérison prochaine si le traitement huileux n'avait pas été interrompu (*The Lancet*).

Des tumeurs d'apparence squirrheuse ont paru céder à l'usage de cette l'huile. Le professeur Lereboullet, de Strasbourg, cite un cas de ce genre dont voici la substance :

Une demoiselle, âgée de 63 ans, d'un tempérament lymphatique, porte au sein droit trois tumeurs dures, dont l'une est tout-à-fait libre, tandis que les deux autres adhèrent entre elles et avec la peau ; celles-ci forment la masse

la plus considérable de la tumeur dont le diamètre total est
de 15 centimètres. Cette tumeur, qui est attribuée à un
coup violent, reçu dans la poitrine, est le siége de douleurs
lancinantes presqu'habituelles qui deviennent quelquefois
très-vives, et s'étendent le long du bras. L'état général de
la malade est assez bon ; cependant le teint est pâle et un
peu jaunâtre. Elle fait usage pendant huit mois d'huile de
foie de morue, à la dose de 2 à 6 onces par jour, et sous
l'influence de ce traitement, la tumeur disparaît entièrement.

Cette tumeur avait-elle un caractère squirrheux ou était-
elle simplement de nature lymphatique? le professeur, de
Strasbourg, n'ose pas décider cette question. Toutefois, sa
dureté et les douleurs lancinantes qui l'accompagnaient, le
font pencher vers la première opinion (*Taufflieb, ouv.
cité, p. 84*).

Taufflieb a vu l'huile de foie de morue, associée à un régime fortifiant, ramener à un état de santé satisfaisant des
individus réduits au dernier degré de marasme, par suite
de bronchites chroniques très-graves. Il loue les bons effets
de ce médicament dans la pleurésie chronique, alors que
les accidents inflammatoires ayant été combattus par des
moyens appropriés, les forces vitales sont abaissées au point
que la nature ne peut plus opérer le travail de la réso rp-
tion. « Dans ce cas, l'huile de foie de morue, en améliorant par une action réparatrice l'état général des malades,
en imprimant une nouvelle énergie aux fonctions vitales,
active également l'action résorbante des vaisseaux chargés
de reprendre le liquide épanché qui sera plus tard éliminé
par les émonctoires naturels. »

Taufflieb considère l'huile de morue comme une ressource précieuse dans toute suppuration abondante qui compromet la vie des malades et peut provenir de causes très-variées. Il a pu surtout apprécier les avantages de cette substance chez un jeune homme, d'environ quinze ans, qui avait beaucoup maigri et était devenu d'une pâleur effrayante à la suite d'une vaste brûlure, qui occupait toute la jambe, depuis l'articulation tibio-tarsienne jusqu'à la partie inférieure de la cuisse, et fournissait une suppuration d'une extrème abondance. Il cite le cas d'une femme, de 37 ans, atteinte d'un cancer utérin, réduite à un état voisin du marasme, par suite d'écoulements abondants, blancs et rouges, qui se ranima, en quelque sorte, sous l'influence d'un traitement huileux, et permit d'espérer que sa maladie pourrait résister encore long-temps au mal dont elle était atteinte. Il prétend que ce médicament peut être utilement employé dans certains cas de syphilis très-graves et très-rebelles, alors que le malade se trouve réduit à un état de faiblesse et de prostration, par suite d'un traitement antisyphilitique très-énergique (*oper. cit.*),

Il n'est pas rare de rencontrer des enfants, de quatre à huit ans, qui s'affaiblissent peu à peu, sans qu'on puisse rencontrer, chez eux, aucune lésion capable d'expliquer cette espèce de dépérissement. C'est parmi ces petits êtres chétifs, cacochymes que la scarlatine, la rougeole et une foule d'autres affections exercent le plus de ravages. Avec un peu d'attention, on ne tarde pas à découvrir que cet état de dépérissement est le résultat d'une nutrition languissante et imparfaite. Taufflieb a obtenu dans ce cas les plus heureux effets de l'emploi de l'huile de foie de morue. « Après un traitement de quelques semaines et quelquefois même de quelques jours seulement, les enfants qui depuis longtemps mangeaient à peine quelques friandises et maigrissaient à vu d'œil recouvrent un appétit normal et se contentent de toute espèce de nourriture; ils ne tardent pas à reprendre des forces et de l'embonpoint, ainsi que cette gaieté particulière et cette agilité dans les mouvements qui, chez les enfants, dénotent le retour à un état de santé normal » (*loc. cit., p. 89*).

Le Dr Zipfehli (de Rottweil) cite le cas d'un diabète sucré qui avait réduit le malade à un grand état d'épuisement, et qui fut avantageusement combattu à l'aide de l'huile de foie de morue, administrée pendant trois mois à une dose assez élevée, et qui fut graduellement portée à une demi chopine par jour. Le malade rendait chaque jour une grande quantité d'urines dans lesquelles l'analyse chimique a pu constater la présence du sucre.

Faisons remarquer que le malade, habituellement mal nourri, fut, pendant tout le traitement, soumis à une alimentation des plus substantielles, ce qui, on peut le supposer, a pu contribuer à son rétablissement (*Algemeine Medicinische centrale-Zeitung., n° 54*).

Le Dr Henri Gintrac, de Bordeaux, a obtenu des résultats non moins satisfaisants dans un cas analogue (*Journ. de méd. de Bordeaux*).

Caleb Rose, médecin de la prison de Swaffhan, appelle l'attention des praticiens sur une forme particulière de scrophule qu'il désigne sons le nom de *cachexie des prisonniers,* et qui est assez fréquemment observée dans les prisons. Il y a, chez les malades qui en sont atteints : pâleur, maigreur, tristesse, perte d'appétit, insomnie, sueurs nocturnes, pouls vite, irritable et faible, engorgement plus ou moins prononcé des ganglions cervicaux. Rose a obtenu, contre cette affection, les succès les plus remarquables de l'emploi de l'huile de morue. « Aussitôt, dit-il, qu'un prisonnier montre les premiers signes de cette altération de la santé, que l'on sait aboutir au développement de la scrophule il est mis immédiatement à l'usage de l'huile de foie de morue; dans tous les cas, et en très-peu de temps les malades ont recouvré leur coloration, leur embonpoint et leur santé habituelle » (*Prov. med. et surg. Journal*).

Homolle vante l'efficacité de l'huile de foie de morue dans l'état cachectique produit soit par une alimentation insuffisante ou vicieuse, le défaut d'air ou de lumière, l'inaction, l'action prolongée du froid, une croissance trop rapide, les excès en tout genre, une suppuration abondante, une dentition difficile, avec affection chronique des bronches ou des voies digestives; soit par une diathèse morbide spéciale, cancéreuse, syphilitique, scorbutique etc. (*Bouchardat, Ann. de 1834*).

Cette huile est particulièrement indiquée, selon Bourchardat, dans cet état qu'il désigne sous le nom d'appauvrissement général de l'économie. « Dans les pays froids, c'est, dit-il, le premier et principal remède des dérangements de santé qui accompagnent la misère, et de cet état d'allanguissement général si commun chez les enfants capricieux des villes qui, élevés dans du coton, ne dépensent ni ne réparent d'une manière suffisante les aliments de la calorification, et sont éminemment prédisposés aux scrophules et à la tuberculisation (*Man. de mat. médic. etc.*, t. 2, p. 36).

Je ne connais pas de meilleur remède que l'huile de foie

de morue, pour combattre l'épuisement, qui survient à la
suite des maladies de longue durée. Je m'en suis, surtout,
bien trouvé dans la convalescence, si souvent interminable,
de la fièvre typhoïde, surtout quand le malade a été beaucoup affaibli, par une diète prolongée ou des évacuations
sanguines copieuses.

ART. VII.

HUILE DE FOIE DE MORUE CONTRE LES TACHES DE LA CORNÉE.

Plusieurs praticiens ont cherché dans l'huile de foie de
morue un remède pour combattre les taches de la cornée.

P. Forestus signale l'utilité de l'huile de lote (*gadus
lota L.*) contre cette affection. Il dit : « *Ex jecore cujusdam piscis vulgari lingua a nostris dicti Aelpuyck,
liquor quidam defluit, experimento certo obscuritati visus
admodum commodus et utilis. Capitur autem hic piscis
in aquis Veelandiæ prope Delphensem urbem. Est vero
hic piscis mollis, et valde limosus, subnigriusculus, et
aliquantulum latior anguilla, cujus jecur, quod valde
album est ac pingue, tegulæ alligatur cyatho subjecto vel
vitro in sole, ut ab eo pinguedo olei instar destillet. Vel
jecur tegulæ filo alligetur, vitro capaci imponatur, et
supra hoc alium vitrum magis capax instar galeæ seu
capitelli superponatur, et soli exponatur : exibit autem
liquor albus et clarissimus, ad modum olei puri destillan-
tis, et usui reservetur. Hoc liquore cilia tantum inungantur; et lacrymæ ab oculis exibunt, et is, qui visum
obscurum tenebrosumque habet, miraculi instar illico lu-
cidum et luminosum recuperabit. Oportet autem minime*

*hunc liquorem in'oculum stillare, verum satis est, si cilia
et palpebræ superiores eo inungantur; quo remedio......
mulier satis lumine orbata visum recuperavit, ita ut hoc
arcano felicissime in aliis multis usus fuerim »* (**Obs. et
curat. med., lib. XII, p. 43**).

Claudinus recommande également l'huile de lote contre
l'obscurcissement de la vue (**Empyr. rat., lib. 3**).

Schroeder nous apprend que le foie de lote, suspendu
dans un verre et exposé à la chaleur, donne une liqueur
jaune très-utile contre le néphélion et la faiblesse des yeux
(**Pharm. medico-chym., p. 728**).

Ettmuller fait également mention de cette huile contre les taches de la cornée et différentes affections de
l'œil. « *Mustela die Aal-Raupe, est celebris propter hepar, qui liquescit in liquorem oleaginosum pro usu op-
thalmico; quando scilicet hepar hoc in vitrum clausum
suspenditur, et exponitur leni solis calori. Undè œstivo
magis quam hyberno parari debet, hyemali enim tempore, dum mustelæ ova generant, et fœcundantur hepar
non liquescit. Hic liquor igneæ et penetrantissimæ est na-
turæ, et singulare specificum in debilitate visus, nubecu-
lis, albugine, panno, suffusionibus, omnibusque oculorum affectibus qui detersione opus habent* » (**Oper. omn.,
t. i, p. 815**).

Dehaen fait les plus grands éloges de l'huile de lote
contre la maladie qui nous occupe. « *Quæ anno proximè
præterito notavi, de admiranda virtute liquoris hepatis
piscis, quem mustelam fluviatilem vocant, in oculorum
maculis, et albugine; ea experimentis, admodum repeti-
tis, hoc anno confirmare gavisi sumus. Undè abesse ne-
queo quin hoc præclarum remedium etiam atque etiam
commendem* » (**Ratio med., pars dec., cap. VI, p. 457**).

Caron du Villards affirme que l'application, longtemps continuée, de l'huile de morue lui a été souvent très-utile pour combattre les taches de la cornée, résultant soit d'une légère ulcération, soit d'un épanchement interlamellaire. Il recommande de n'employer cette médication qu'après la disparition de tout symptôme inflammatoire. On commence par employer l'huile blonde, en touchant, plusieurs fois par jour, la partie malade avec un pinceau à miniature qui en est imbibé. Au bout de quelques semaines, on passe à un mélange égal d'huile blonde et brune, puis à la brune pure, enfin à la noire qui jouit, selon lui, d'une âcreté extrême. A l'appui de ce qu'il avance, Caron du Villards cite plusieurs faits dont voici la substance :

Le fils du colonel Soubeiran avait une légère opacité du centre de la cornée, suite d'une ophthalmie scrophuleuse. La plupart des résolutifs connus avaient été employés sans succès. Il fut guéri, en quelques semaines, par l'application externe de l'huile brune de foie de morue. — La fille du général Lallemand, blonde et lymphatique, portait depuis plusieurs années un obscurcissement très-développé sur la cornée, résultant d'une ophthalmie avec kératite. Soumise pendant plusieurs mois au même traitement, la tache finit par disparaître entièremeut. — Un charbonnier portait, depuis trente-cinq ans, une taie qui couvrait tout le champ de la pupille, au point qu'il ne pouvait plus se servir de cet œil. On toucha d'abord la partie malade avec de l'huile blonde, qui fut remplacée ensuite par de l'huile brune, pure d'abord, puis ensuite aiguisée avec du laudanum. La guérison fut complète en quatre mois.

Caron du Villards, a guéri, à l'aide du même traitement, une femme et un enfant, qui portaient depuis longtemps

des taches sur la cornée, qui avaient résisté à l'application
de différents topiques (*Guide prat. pour l'étude et le trait.
des maladies des yeux, t.* ii, *p. 135*).

Cunier a guéri deux cas de pannus celluleux, qui étaient
le résultat de fréquentes atteintes d'ophthalmie catarrhale
scrophuleuse, en combattant la diathèse scrophuleuse par
le calomel, l'iodure de potassium et quelques autres moyens
généraux, et en appliquant localement l'huile de foie de morue. La guérison a été opérée en trente-cinq jours. Dans
l'un de ces cas, la maladie datait de huit, dans l'autre de six
mois.

Le même praticien cite deux cas de néphélion, suites
d'une kératite traumatique, chez des sujets scrophuleux,
qui furent avantageusement combattus par l'huile de morue
instillée, matin et soir, entre les paupières, et un collyre au
précipité rouge (*Annal. d'oculistique, t.* iv, *nov. 1840*).

Delcour, médecin belge, s'est bien trouvé de l'application externe de cette huile dans deux cas d'obscurcissement
de la cornée. Dans l'un de ces cas, il s'agit d'une demoiselle, d'un tempérament lymphatique, portant, au centre
de la cornée, un ulcère résultant d'une ophthalmie catar-
rho-scrophuleuse qui gênait beaucoup la vision et avait résisté à différents moyens. Elle fut guérie, en quatre semaines, par des applications locales d'huile de foie de morue
(*Ann. de la soc. de méd. de Gand, 1841, p. 193*).

Au congrès des naturalistes, tenu à Strasbourg, en 1842,
Bertini signalait d'importantes guérisons de taies de la cornée opérées, à Halle, par l'emploi de la même substance.

L'huile blonde de foie de morue a réussi entre les mains
du Dr Compérat dans le leucoma, suite de kératite. Lorsqu'il y a dépolissement de la cornée, il introduit chaque

jour dans l'œil une goutte d'huile, seule ou associée au laudanum. Il cite entre autres cas de succès, celui d'un individu dont les deux cornées étaient dépolies. Après un traitement d'un mois, il y avait commencement de vision, et au bout de trois mois, les cornées avaient repris leur poli normal (*Bull. général de thérap., 1849*).

Ammon regarde l'huile de lote, associée à celle de noix, comme le moyen le plus généralement utile qu'il connaisse pour combattre les taches récentes de la cornée, qui surviennent à la suite de l'ophthalmo-blennorrhée des nouveau-nés. Il fait instiller une goutte de ce mélange dans l'angle interne de l'œil (*Cunier, Ann. d'oculistique, t.* XXII, *oct. 1849*).

Tavignot prescrit, fréquemment, contre ces mêmes taches un collyre préparé avec d'huile de foie de morue associée au camphre. On fait deux ou trois instillations dans l'œil par jour (*Journ. des conn. médico-chir., mars 1850*).

Le Dr Décondé emploie, depuis quinze à dix-huit ans, et avec un succès constant contre les ulcères de la cornée, l'huile de foie de morue, associée ou non au laudanum. Il importe de faire remarquer qu'il faut, avant tout, combattre les granulations, qui pourraient exister et entretenir ces ulcérations (*Arch. belges de méd. milit., 1858, n. 1*).

ART. VIII.

HUILE DE FOIE DE MORUE CONTRE LES VERS.

L'huile de foie de morue a été employée avec succès contre les vers, par un grand nombre de praticiens.

Buyze, médecin hollandais, veut que l'huile de foie de

morue, à cause de sa saveur et de son odeur désagréables,
soit préparable aux autres huiles pour combattre les vers
(*Diss. med. de oleo jecoris aselli, p. 8*).

Katzenberger loue son efficacité, en lavements, dans le
même cas. (*Hufeland's Journ.*, *1823*, *nov. neft, s.
118*). Osius, au rapport de Klencke (*op. cit., p. 140*), en
a obtenu des effets surprenants dans les mêmes circonstances.

Caron du Villards regarde cette huile comme un remède
excellent contre les lombrics et les ascarides, surtout quand
elle est administrée simultanément par la bouche et par le
rectum. (*Bull. de thérap., mai 1834*).

Wolfsheim recommande, pour combattre le tænia,
l'huile de foie de morue unie à la fougère mâle et au sulfate
de soude (*Stens, De oleo jecoris aselli, p. 17*).

Cazin (*Dublin quart. Journ., mai 1850*) cite le cas
d'une femme qui évacua douze lombrics après avoir pris
trois cuillérées de cette huile.

Brefeld, Galama et plusieurs autres praticiens ont également loué les propriétés anthelmintiques de l'huile de foie
de morue.

Pour ma part, j'ai été fréquemment témoin des propriétés vermifuges de cette huile. Tout récemment encore, j'ai
vu une petite fille évacuer huit lombrics, à la suite de son
administration.

CHAPITRE III.

THÉORIE DE L'ACTION THÉRAPEUTIQUE DE L'HUILE DE FOIE DE MORUE.

On a proposé différentes théories pour expliquer l'action curative de l'huile de foie de morue. Nous n'avons pas l'intention d'errer longtemps dans ce champ d'hypothèses. Toutefois, nous croyons ne pouvoir nous dispenser d'en parler. Au reste, soit que l'on rejette, soit que l'on adopte ces idées, purement spéculatives, il n'en doit rejaillir aucune défaveur sur une substance qui, ayant, pour elle, l'autorité des faits, peut fort bien se passer du secours des théories.

Beaucoup de praticiens rapportent le rachitisme, les scrophules, etc., à une lésion de la nutrition, et voient dans le corps gras le principe actif de l'huile de foie de morue.

La cachexie strumeuse n'étant, selon toute apparence, d'après Taufflieb, que le résultat d'une nutrition vicieuse et insuffisante, elle doit céder à l'usage de l'huile de foie de morue, qui a la propriété d'activer et de régulariser cette fonction, et, par suite, de faire disparaître les différentes lésions locales qui dépendent de l'état scrophuleux. Il explique de la même manière les succès qu'on obtient de cette huile dans une foule de cachexies, autres que la cachexie strumeuse (*ouv. cité, p. 13*).

Delcour partage entièrement la manière de voir de Taufflieb sur le mode d'action de l'huile de foie de morue. « Pour
que les solides, dit-il, trouvent à puiser dans le sang les
éléments de leur entretien et de leur réparation, celui-ci
doit charrier assez de parties nutritives, de chair coulante,
suivant l'admirable expression de Bordeu, pour suffire au
mouvement de composition de l'organisme ; or, il est des
maladies particulièrement caractérisées par l'insuffisance
des principaux éléments du sang, et dans lesquelles les accidents les plus graves et les plus variés résultent de cet
appauvrissement du liquide réparateur. C'est une vérité
que personne ne met plus en doute et qui se trouve tous les
jours confirmée par les découvertes de l'humorisme rationnel. C'est ce que l'on peut appeler les altérations chroniques
du sang, celles qui portent réellement sur sa composition
chimique, naissant surtout sous l'influence de certaines
conditions hygiéniques, et dans lesquelles enfin la nutrition
est plus ou moins profondément modifiée ; ce sont des altérations du sang par vice de nutrition. Eh bien, où trouve-
t-on plutôt ces qualités du sang que dans les scrophules,
le rachitisme, le rhumatisme chronique et dans les maladies invétérées de la peau, tous états morbides où l'huile de
foie de morue montre surtout sa puissance : il suffit d'ailleurs d'observer avec soin les effets produits par cette substance, pour ne pas tarder à reconnaître que le premier
résultat de son administration, chez la plupart des malades, c'est une amélioration notable des fonctions de nutrition. A mesure que la constitution se dépouille du type de
cachexie qu'elle avait acquis et qui est surtout remarquable
dans les affections dont nous avons parlé, les ravages de la
carie diminuent, les os et les articulations malades tendent

à revenir à l'état normal, les symptômes d'épuisement et de dissolution organique s'arrêtent, et à ces êtres chétifs et étiolés, qui semblaient déjà avoir un pied dans la tombe, succèdent des sujets pleins de vie et de santé. » (*Ann. de la soc. de méd. de Gand.*, *1841, p. 159*).

Lebert déclare que sa propre expérience lui a appris que ce moyen s'adresse essentiellement à la nutrition en général, et que mis en usage pendant longtemps, il peut améliorer notablement toute la constitution et agir ainsi sur la diathèse scrophuleuse (*ouv. cit., p. 99*). Mareska (*Arch. de la méd. belge*), Soubeiran et une foule d'auteurs recommandables partagent cette manière de voir.

Ascherson a vu que l'albumine mise en contact avec une graisse liquide, se coagule et se transforme en une cellule albumineuse renfermant une gouttelette d'huile. D'après lui, les choses ne se passent pas autrement dans l'économie vivante où le contact de l'albumine et de la graisse donne naissance aux cellules élémentaires qui, par différentes métamorphoses, produisent les différents tissus. Ascherson explique, par cette propriété des huiles, leur action salutaire dans les maladies où la nutrition est en souffrance (*Muller's arch., 1840*).

Bauer voit l'origine des affections scrophuleuses dans la rupture de l'équilibre qui existe entre les fonctions digestives de l'estomac et celles des intestins grèles, rupture d'équilibre d'où naissent, plus tard, du gonflement et des obstructions, une sanguification incomplète et l'épuisement. Il pense que, dans ce cas, l'huile se mêle avec la bile, favorise la digestion des intestins grèles, rétablit l'équilibre entre le travail digestif de l'estomac et celui des intestins et combat ainsi la scrophule dans sa source. Ce n'est pas

tout, l'huile est graduellement mise en contact avec l'albumine qui obstrue le système lymphatique et avec celle qui
est déposée dans le parenchyme des organes, et la transforme, selon la partie où leur contact a lieu, en chyle, en
lymphe ou en sang, de manière à faire servir ces liquides
à l'organisme (*Arch. von Muller's., ann. 1840*).

Williams croit, avec Ascherson, que l'huile de foie de
morue concourt à la formation des cellules élémentaires, et
avec Bauer, que le sang peut lui servir de véhicule pour
arriver aux dépôts morbides dont elle favoriserait l'absorption par son action dissolvante (*De Jongh*).

Klencke attribue les scrophules à une chylification insuffisante et viciée, et l'huile de foie de morue en fournissant à cette fonction quelques-uns des principes qui lui
manquent guérit la maladie.

Pour le professeur Burggraeve, les scrophules, la phthisie et le rhumatisme sont des affections asthéniques dont
la cause prochaine réside dans une respiration incomplète,
ou, si l'on veut, une combustion incomplète. Il s'agit, pour
rétablir l'énergie des fonctions, de ramener la combustion
à l'état normal en fournissant de la graisse aux chyle et
aux organes respiratoires (*Bull. de l'Acad. royale de méd.,
nov. 1843*).

Plusieurs praticiens attribuent l'efficacité de l'huile de
foie de morue aux différents principes que la chimie y a
découverts. Au reste, leur opinion varie sur le principe auquel il faut accorder cette action.

Falker voit ce principe dans les résines qu'elle contient.
Osius pense qu'elle ne doit ses propriétés ni à l'un ni à
l'autre des principes que la chimie y a découverts, pris iso-
lément, mais à tous ces principes réunis en un tout (*Med.*

ann., Bd. IV). De Jongh partage cette manière de voir ainsi que Devergie, qui ne saurait admettre les prétentions de ceux qui cherchent à remplacer les huiles de poisson par des huiles artificielles (*Ac. de méd. de Paris, séance du 3 mai 1859*).

Quelques médecins pensent que le brôme et le phosphore, contenus dans l'huile de morue, ne sont pas sans influence sur son action thérapeutique.

Beaucoup d'auteurs, tels que Dreifuss, Gmelin, Kopp et une foule d'autres, voient dans l'iode le principe actif de ce médicament.

Kopp objecte à ceux qui ne partagent sa manière de voir, à cause de la faible quantité d'iode contenue dans l'huile, qu'il en est probablement de cette dernière substance comme de certaines eaux minérales, dont les propriétés doivent bien plutôt être attribuées à la combinaison, toute particulière, dans laquelle le fer s'y trouve qu'à sa petite quantité. Mayer est entièrement de l'opinion de Kopp : il pense que l'iode, dans son association avec l'huile, a d'autres effets que dans l'état isolé ou dans d'autres combinaisons.

Asmus s'appuie sur ce que l'huile de foie de morue aurait les mêmes effets thérapeutiques que l'iode; Wackenroder, sur l'analogie d'action de cette huile et de l'éponge calcinée. Dreifuss soutient qu'il faut attribuer la supériorité de l'huile de foie de morue sur l'iode et ses préparations à l'état d'isolement, à la combinaison de ce principe avec une substance animale, ce qui rend, s'il faut s'en rapporter à lui, son usage plus supportable et permet d'en continuer l'emploi. Puchelt et Bennett, sans regarder l'iode comme le seul principe actif de l'huile de foie de morue, lui accordent, néanmoins, une grande part d'action. Bennett base son opinion sur la prétendue inefficacité de l'huile de poisson, qui ne contient pas d'iode.

Quant à moi, je ne saurais, en aucune façon, partager la manière de voir de ceux qui regardent l'iode comme le principe actif de l'huile de foie de morue. Voici les arguments sur lesquels je me fonde :

1° Il est certain que l'iode peut manquer dans l'huile de morue, sans que, pour cela, elle perde ses propriétés thérapeutiques (1).

2° Il a été constaté que des corps gras, autres que l'huile de foie de morue, et ne contenant pas un atome d'iode, peuvent produire les mêmes effets thérapeutiques que l'huile dont il s'agit.

3° La quantité d'iode contenue dans l'huile de foie de morue est tellement faible, qu'on ne peut guère lui accorder qu'une part d'action très-problématique.

4° L'huile de foie de morue paraît avoir des propriétés physiologiques toutes opposées à celles de l'iode : l'iode agit à la manière des stimulants les plus énergiques; l'huile de foie de morue n'agit point à la manière des stimulants; l'usage prolongé de l'iode amène l'amaigrissement, le marasme, au point qu'on en a fait un remède contre la polysarcie; l'usage de l'huile de foie de morue amène l'embonpoint, la polysarcie ; l'iode a une action, pour ainsi dire spécifique, sur le système glandulaire (on l'a vu produire l'atrophie des mamelles, du corps thyroïde, des testicules, des reins, du foie, etc.); l'huile de foie de morue n'a aucune action sur le système glandulaire.

(1) Nous avons vu, plus haut, que plusieurs chimistes y ont cherché en vain ce principe.

5° L'huile de foie de morue n'a point les mêmes effets thérapeutiques que l'iode : elle ne guérit point le goître, la syphilis tertiaire et d'autres affections, que l'iode guérit. Cette huile est un remède héroïque contre le rachitisme. Peut-on en dire autant de l'iode ?

Concluons, de ce qui vient d'être dit, que c'est bien plutôt le corps gras que l'iode qui doit être considéré comme le principe actif de l'huile de foie de morue.

CHAPITRE IV.

DOSES, MODE D'ADMINISTRATION DE L'HUILE DE FOIE DE MORUE.

L'huile de foie de morue s'administre, en général, à la dose de 2 à 6 cuillerées à bouche, par jour, chez les adultes. Chez les enfants on donne le même nombre de cuillerées à café. Au reste, ces doses peuvent varier, à l'infini, suivant les circonstances. D'après Bouchardat, « une règle à laquelle on ne pense guère ordinairement, et qui cependant domine la thérapeutique de l'huile de foie de morue, c'est la nécessité absolue de surveiller la dépense de l'huile qu'on administre, et d'activer cette dépense par tous les moyens rationnels. » Il pense que la dose à laquelle on l'administre doit être d'autant plus élevée que la température du lieu qu'on habite est plus basse (*Man. de mat. méd.*, t. 2, p. 572).

Suivant Lebert, il n'est pas nécessaire d'en porter la dose journalière au delà de 30 grammes. Williams ne l'administre, d'abord qu'à la dose de 1 à 2 cuillerées à café que l'on remplace plus tard par des cuillerées à bouche.

Pour mon compte, je n'emploie, guère, ce médicament à une dose plus élevée que celle de 3 cuillerées à bouche dans la journée. Je ne suis pas partisan de ces doses énormes d'huile de foie de morue, recommandées par certains prati-

ciens, surtout contre le lupus ; et je suis très-porté à les
considérer sinon comme nuisibles, au moins, comme su-
perflues. Ne sait-on pas, depuis les belles recherches de
Cl. Bernard, qu'une partie, seulement, des matières grasses introduites dans le tube digestif, celle qui est émulsionnée par le suc pancréatique, est absorbée par les chylifères, et que le reste est évacué avec les féces !

Rognetta (*Annal de thérap.*) critique vivement ces doses
monstrueuses d'huile de foie de morue prescrites par
Eméry. « On ne peut ignorer, dit-il, que quand on introduit dans le tube intestinal des masses considérables d'un
corps gras, il ne s'en absorbe qu'une petite partie, le reste
se combinant avec les sucs intestinaux et formant un composé insoluble, une sorte d'adipocire qui est expulsée avec
les matières fécales.... S'il est vrai que l'action des remèdes
dynamiques est tout entière dans la portion absorbée, l'on
n'obtient pas plus d'effet de ces prescriptions excentriques
de 1000 grammes que de 40 à 50 grammes, accompagnées
de précautions convenables connues des praticiens. »

Aux partisans des doses excentriques d'huile de foie de
morue, on peut encore opposer la théorie de Mialhe sur
l'absorption des huiles et des résines. D'après Mialhe, les
résines et les huiles n'étant absorbées qu'après avoir été sa-
ponifiées, en tout ou en partie, par les alcalis qu'elles ren-
contrent dans le tube digestif et dont la proportion, dans
l'économie animale, est toujours bornée, il est impossible
que ces substances puissent produire des effets thérapeutiques directement en rapport avec la quantité qui en est
ingérée. Selon ce médecin chimiste, 15 à 30 grammes
d'huile de ricin purgent aussi bien que 50 à 60 grammes ;
et 4 à 8 grammes de baume de copahu guérissent aussi

bien les écoulements muqueux qu'une dose plus élevée
(*Traité de l'art de formuler*).

Au reste, quand bien même l'huile de foie de morue
pourrait être absorbée aux doses énormes dont il s'agit, je
pense qu'il faudrait encore les proscrire pour éviter, soit
ces congestions sanguines vers les poumons, dont il a été
question, soit ces accumulations d'un fluide graisseux dans
le foie, les poumons et les reins, signalées par Gluge et
Thiernesse.

En cas de répugnance extrême pour ce remède, ou
quand il est vomi, on pourrait l'administrer en lavements,
dans une décoction d'amidon. De Jongh et Delcour en ont
fait usage de cette manière.

On se sert quelquefois de l'huile de foie de morue en
application extérieure. Bauer en fait usage, tantôt en frictions, tantôt sous forme de bains, et même quelquefois, ce
qui doit étonner, en inspirations. De Jongh l'emploie, tant
à l'extérieur qu'à l'intérieur, dans les douleurs rhumatismales et goutteuses, les engorgements glandulaires etc. Il
fait appliquer des compresses imbibées de cette huile sur
les ulcères scrophuleux, les affections scrophuleuses des
articulations et les exanthèmes de même nature. Bennett
fait envelopper la tête des individus atteints de favus d'un
serre-tête huilé, et il pratique, matin et soir, des onctions
sur la partie malade avec un pinceau imbibé de la même
substance.

Rosch fait frictionner les engorgements glandulaires
avec de l'huile de morue tiède; Veiel avec un mélange
d'huile et de fiel de bœuf; Kopp y fait appliquer des cataplasmes préparés avec de la farine, un jaune d'œuf et une
cuillerée d'huile de foie de morue. La méthode de Brefeld,

pour guérir l'ophthalmie scrophuleuse avec photophobie, consiste à frotter le bord des paupières avec un pinceau ou avec une plume trempés dans l'huile de foie de morue. Dans les taches de la cornée on touche, plusieurs fois par jour, la partie malade avec un pinceau imbibé de cette huile. David, Malmstein et plusieurs autres ont beaucoup employé ce médicament à l'extérieur contre les affections de la peau.

L'huile de foie de morue est fort désagréable à prendre et répugne, en général, à beaucoup de malades (1); c'est pour obvier à cet inconvénient qu'on a cherché, par différents moyens, à en faciliter l'administration et à vaincre le dégoût qu'elle inspire.

Plusieurs médecins conseillent, pour atténuer le mauvais goût de cette substance, de se boucher les narines en l'avalant. Ce conseil, d'après Bérard, est basé sur l'observation d'un phénomène physiologique qui prouve que certaines substances ne font impression sur l'organe du goût, qu'autant qu'elles sont odorantes.

Taufflieb conseille, dans le même but, de se rincer la bouche avec une cuillerée d'eau-de-vie, avant et après l'administration de l'huile (*ouv. cité, p. 91*).

Personne, je pense, ne sera tenté de suivre le conseil de Baarly, qui fait ajouter une goutte de créosote à chaque cuillerée d'huile, métamorphosant ainsi une saveur détestable en une autre plus détestable encore (*Provincial journ., oct. 1842*).

Le procédé imaginé par Ferrand, pour atténuer la sen-

(1) Cette huile répugne beaucoup moins, en général, aux enfants qu'aux grandes personnes. J'ai remarqué souvent que les enfants rachitiques, surtout, la supportent mieux que les autres, et la boivent même souvent avec plaisir.

sation désagréable qui suit l'ingestion de ce médicament, consiste : 1° à se mouiller la bouche avec une gorgée d'eau sucrée, 2° à mouiller exactement l'intérieur d'un verre, à y verser l'huile sur une couche d'eau d'un travers de doigt, et à avaler le tout, 3° à boire-immédiatement une gorgée d'un liquide aromatique.— Caron du Villards prescrit l'huile de foie de morue dans une émulsion d'amandes amères ou dans une certaine quantité de jus de citron (*Bull. de thérap., mai 1834*).

Frédéricq fait mâcher un morceau d'écorce d'orange ou de citron avant et après l'ingestion de l'huile (*Rev. médico-chir., v. 5, p. 114*).

Bouchardat conseille aux personnes qui ont une grande répugnance pour ce médicament, d'en faire une pâte avec le gluten en poudre impalpable, de Durand, de Toulouse. Il conseille également de prendre quelques gorgées de café noir sans sucre, avant et après avoir avalé cette huile.

James Murray facilite l'administration de l'huile de foie et lui enlève toute odeur, en la mettant en contact avec l'acide carbonique, à l'aide d'un appareil semblable à celui dont on se sert pour la fabrication des eaux gazeuses (*Pharm. journ.*).

Selwim Morris conseille, pour faciliter l'administration de l'huile de foie de morue, de la prendre dans une infusion de quassia. On remplit aux trois quarts une cuillerée à soupe de cette infusion, et on verse l'huile à la surface. L'auteur prétend que l'huile ingérée de cette manière ne donne lieu à aucune espèce de nausées (*Bull. géner. de thérap., 1853*).

Guyot a constaté que la glace, conservée dans la bouche, paralyse momentanément l'organe du goût; et il a pu, à l'aide de ce moyen, qui serait, je pense, entièrement applicable à l'huile de morue, masquer la saveur amère du columbo (*Scalpel., juill. 1856*).

Jeannel a constaté, tout récemment, que l'huile essentielle d'amandes amères, à la dose de 5 décigrammes pour 100 grammes, fait disparaître l'odeur nauséeuse et la saveur de poisson de l'huile de foie de morue la plus infecte (*Repert. de pharm*).

Leperdriel (*Repert de pharm.*) conseille, pour masquer le goût désagréable de cette huile, d'y ajouter 10 pour 100 de sel de cuisine. — Grimault conseille, dans le même but, d'associer 8 gouttes de nitro-benzine à 100 grammes d'huile (*Bull. gén. de thérap., mars 1860*).

Benedetti ajoute à l'huile de foie de morue de la poudre d'amidon ou d'arrowroot, et en forme une pâte, qui est avalée dans un morceau d'hostie mouillée (*Rep. de pharm*).

D'après Hankel, cette huile transformée en savon, au moyen de la soude caustique, forme une masse propre à faire des pilules ; mais est-il certain que l'huile ainsi transformée conserve ses propriétés thérapeutiques ?

On a proposé d'administrer cette huile dans des capsules solubles, comme on le fait, par exemple, pour le baume de copahu. La forme capsulaire est, sans contredit, un moyen excellent pour dissimuler l'odeur et la saveur désagréables de certains médicaments, qui se prescrivent à des doses minimes et fractionnées ; mais lorsqu'il est nécessaire de les porter à une dose assez élevée, comme cela arrive fréquemment pour l'huile de foie de morue, l'emploi des capsules n'est guère praticable.

Un médecin de Gand, le D^r De Rudder, a proposé de remplacer les capsules, dont il vient d'être question, par les vessies natatoires de nos poissons de rivière, tels que les gougeons, les ablettes et les perches. Ces vésicules étant presque toujours divisées en deux loges, séparées par un rétrécissement, on les coupe en cet endroit et on y introduit l'huile, à l'aide d'une seringue en verre, par l'ouverture de séparation, qui est ensuite fermée, au moyen d'une ligature en fil de soie (*Bull. de la soc. de méd. de Gand, 1847*).

On sent que ce moyen n'est pas plus applicable, dans la généralité des cas, que l'emploi des capsules, dont il vient d'être question.

Le moyen conseillé par Berton, pour faciliter l'ingestion de l'huile de foie de morue, a beaucoup d'analogie avec le précédent. Il consiste à introduire cette huile dans les intestins de certains poissons, puis à diviser ces espèces de boudins en un certain nombre de compartiments par des ligatures en soie. En coupant les boudins à l'aide d'un ciseau, entre les ligatures les plus rapprochées, l'on obtient des capsules plus ou moins grosses, qui peuvent s'avaler avec assez de facilité (*Rev. médic.*).

A quel moment de la journée convient-il d'administrer l'huile de foie de morue ? Plusieurs praticiens, au nombre desquelles il faut compter Bennett et De Jongh, conseillent de l'administrer après le repas. D'après Bennett, elle donne des nausées et détermine le sentiment d'un poids sur l'estomac quand on la prend le matin à jeun ; elle passe plus facilement quand elle est ingérée après un léger déjeûner, et le soir après que le dîner a été digéré (*op. cit.*).

Lorsque les malades sont faiblement tourmentés par des nausées, des renvois ou des envies de vomir, lorsque l'ingestion de l'huile est suivie d'un dégoût pour les aliments, des praticiens eonseillent de l'administrer au moment de se coucher. Ce mode d'administration a réussi, quelquefois, chez des personnes qui, jusque-là, n'avaient pu s'habituer à l'usage du remède.

On a proposé différents moyens pour aider l'action de cette huile. De Jongh conseille d'employer, de concert avec cette substance, les bains de houblon, de camomille, de potasse, les bains de mer, surtout (*ouv. cit., p. 164*). — Panck, médecin de l'hôpital des orphelins de Moscou, dit qu'un bon régime, l'exercice, l'air de la campagne, les bains tièdes, chargés de sel et de savon, secondent puissamment l'action de ce médicament. Quand il y a constipation, ce médecin conseille d'associer cette huile avec celle de ricin (*loc. cit.*). Kopp fait prendre à ceux qui ont la digestion difficile un peu de vin de Bordeaux, immédiatement après l'ingestion du médicament. — Bouchardat pense que l'exercice est indispensable pour qu'une quantité suffisante d'huile de foie de morue puisse être utilisée. Dans le midi et pendant l'été, il conseille, de concert avec l'exercice, les bains de mer ou l'hydrothérapie.

L'huile de foie de morue n'agit qu'avec une extrême lenteur. Si l'on veut en obtenir des effets constants il est essentiel d'en continuer l'emploi pendant des semaines, des mois, une année et au-delà. C'est surtout à ce médicament que s'applique le précepte, tant recommandé par les praticiens, d'augmenter progressivement la dose du médicament, et d'en suspendre l'usage de temps en temps.

S'il faut en croire Berthé, les huiles ne sont plus assimilables après trois ou quatre semaines de leur administration, et il faut, au bout de ce temps, en suspendre l'emploi, pendant quelques semaines, si l'on ne veut pas fatiguer les intestins en pure perte (*Bouchardat*).

FORMULAIRE

DES PRÉPARATIONS D'HUILE DE FOIE DE MORUE.

§ I.

PRÉPARATIONS EXTERNES.

Baume d'huile de foie de morue (DESCHAMPS).

Savon d'huile de foie de morue. . . . . 60 gram.
Alcool à 90° centig. . . . . 60 gram.

F. Fondre au bain-marie et renfermez dans des flacons à baume opodeldoch.

Liniment antirhumatismal (BRACH).

Huile de foie de morue . . . . 30 gram.
Liqueur amm. caust. . . . . 16 gram.

M. en agitant.

Employé à l'extérieur contre les engorgements des glandes lymphatiques, les douleurs rhumatismales et goutteuses.

Collyre (TAVIGNOT).

Huile de foie de morue . . . . 30 gram.
Camphre. . . . . 4 gram.

F. dissoudre.

On fait deux ou trois instillations dans l'œil par jour, contre les taches de la cornée.

Autre (CUNIER).

Huile de foie de morue . . . . 2 part.
Extrait de belladone . . . . 1 part.

M. — Contre l'ophthalmie scrophuleuse et les ulcères de la cornée. On l'introduit dans l'œil à l'aide d'un pinceau.

Autre (Cunier).

Précipité rouge. . . . . 2 décigr.
Huile de foie de morue . . . . 4 gram.
Cérat. . . . . 2 gram.

M. — Comme topique, dans les ulcérations interciliaires, dans les nuages de la cornée, dans le pannus celluleux.

Pommade (Brefeld).

Huile de foie de morue . . . . 4 gram.
Cérat. . . . . 2 gram.

M. — Contre les ulcères et les fistules.

Autre (Brefeld).

Huile de foie de morue . . . . , 4 gram.
Oxide rouge de mercure. . . . . 20 centig.
Cérat. . . . . 3 gram.

M. — Employée dans les même cas

Autre (Brefeld).

Huile de foie de morue . . . . 10 gram.
Sous-acétate de plomb liquide. . . . . . . 5 gram.
Axonge. . . . . 10 gram.

M. s. a. — On applique sur des plumasseaux pour panser les ulcères scrophuleux.

Savon d'huile de foie de morue (Behrend).

Huile de foie de morue . . . . 30 gram.
Carbonate de potasse ou de soude. . . . . 3 gram.

M. — Dans l'eczéma chronique de la face. Il faut enduire les croûtes, matin et soir, à l'aide d'un pinceau, après avoir fait laver la partie malade avec une solution de 3 gram. de potasse ordinaire ou de soude dans 200 à 250 grammes d'eau.

Autre (DESCHAMPS).

Huile de foie de morue . . . . *. 60 gram.
Soude caustique . . . . 8 gram.
Eau . . . . 20 gram.

Ce savon peut être employé à la manière des emplâtres, et peut servir à panser les plaies. Richter employait un savon analogue contre les exanthèmes chroniques.

§ II.

PRÉPARATIONS INTERNES.

Potion (PERCIVAL).

Huile de foie de morue . . . . 16 gram.
Eau de Menthe. . . . . 16 gram.
Liq. de potas . . . . 40 gouttes.

M. — A prendre en une seule fois.

Autre (TORTUAL).

Huile de foie de morue . . . . 8-12 gram.
Gomme arabique . . . . Q. S.
Eau de fenouil. . . . . 32 gram.

Faites une émulsion à laquelle vous ajouterez :
Sirop d'écorce d'orange. . . . . 16 gram.

Une cuillerée à café tous les trois heures aux enfants rachitiques

Autre (BREFELD).

Huile de foie de morue. . . . . . . } ana 125 gram.
Vin de Hongrie ou de Malaga. . . . }
Gomme arabique . . . . 32 gram.

Faites une émulsion à laquelle vous ajouterez :
Oleo-saccharum de menthe. . . . . 8 gram.

Deux cuillerées ordinaires, deux ou trois fois par jour.

Autre (Roesch).

Huile de foie de morue . . . .   30 gram.
Sirop d'écorce d'orange. . . . .   30 gram.
Eau distillée d'anis . . . .   30 gram.
Essence d'acore vrai . . . .   3 gouttes.

Contre les affections scrophuleuses, le rachitisme, etc., à la dose d'une cuillerée, 3 fois par jour.

Autre (Fehr).

Huile de foie de morue. . . . .   30 gram.
Carbonate de potasse liquide . . . .   8 gram.

M. et ajoutez s. a.

Sirop d'écorce d'orange. . . . .   30 gram.
Essence d'acore vrai. . . . .   3 gouttes.

1 à 2 cuillerées à café, matin et soir, dans les affections scrophuleuses, le carreau, la phthisie au début, le rachitisme, etc.

Autre (Flaschoen).

Huile de foie de morue. . . . .   240 gram.
Esprit carminatif de Sylvius . . . .   15 gram.

Dose. — 3 cuillerées par jour.

Autre (Jeannel et Moncel).

Huile de foie de morue . . . .   10 gram.
Eau distillée . . . .   20 gram.
 » aromatique de menthe . . . .   5 gram.
Carbonate de soude pur . . . .   1 décigr.

Dissolvez le sel dans l'eau, ajoutez l'huile, agitez. Sous cette forme, l'huile de foie de morue n'a plus cette viscosité qui la rend si répugnante, et la saveur en est très-supportable.

Cette formule est la conséquence rationnelle du phénomène constaté par MM. Jeannel et Moncel, de Bordeaux, de l'émulsionnement des corps gras par les carbonates alcalins.

Autre (Loze).

Mucilage de legumine, additionné de 1/20 ou 1/24
    de suc pancréatique. . . . .   1 gram.
Huile de foie de morue . . . .   6 gram.

Loze prétend que les résultats peu avantageux qu'on obtient de l'huile de foie de morue dépendent du peu de facilité de son absorption. Il affirme que, mélangée avec le suc pancréatique, elle se solidifie, se sèche, se conserve et peut ensuite se délayer comme une sorte de chyle artificiel qui est entièrement absorbé.

Autre (Beauclair et Viguier).

Huile de foie de morue . . . .   20 gram.
Sucre. . . . .   25 gram.
Carbonate de potasse. . . . .   1 gram.
Essence de menthe . . . .   6 gouttes.
Essence d'amandes amères . . . .   1 goutte.
M.

Autre (Sauvan).

Sucre. . . . . , .   60 gram.
Jaune d'œuf n° 1.

Broyez dans un mortier de porcelaine, et ajoutez :
Eau de fleur d'oranger . . . .   30 gram.

Introduisez ce mélange dans un flacon contenant :
Huile cyanhydrée (1). . . . .   90 gram.

Agitez le tout, en suivant la méthode de battage adoptée par Sauvan pour l'extraction des mucilages et la préparation des loochs.

D'après Sauvan, ce looch peut être classé parmi les médicaments agréables, et les personnes les plus délicates le prennent sans répugnance.

(1) L'huile cyanhydrée de Sauvan s'obtient en mélangeant cinq gouttes d'essence d'amandes amères avec mille grammes d'huile de foie de morue brune.

Autre (BOUCHARDAT).

Huile de foie de morue . . . .   10 gram.
Gomme arabique . . . .   20 gram.
Eau . . . . 200 gram.
Sirop de fleurs d'oranger. . . . .   50 gram.

Faites une potion. — Prendre par cuillerées, toutes les heures.

Autre (TROUSSEAU ET REVEIL).

Huile de foie de morue blanche. . . . . 250 gram.
Gomme arabique en poudre. . . . . 100 gram.
Eau distillée de menthe . . . . 100 gram.
Sirop de sucre. . . . . 550 gram.

Faites un mucilage avec la gomme et l'eau de menthe : ajoutez pa^r petites portions, et alternativement l'huile et le sirop. — A prendre une à huit cuillerées à bouche et plus tous les jours. — Contre les affections scrophuleuses, et surtout contre le rachitis.

Sirop d'huile de foie de morue (MOUCHON).

Huile de foie de morue récente. . . . . 100 gram.
Gomme arabique en poudre . . . .   50 gram.
Eau commune . . . .   50 gram.
Essence de menthe poivrée . . . .   4 gram.
Sirop de gomme arabique. . . . . 800 gram.

La gomme étant convertie en mucilage dans un grand mortier de marbre ou de porcelaine, on émulsionne peu à peu l'huile et l'essence, et on complète l'opération par des additions successives de sirop de gomme, pour réaliser mille grammes de saccharolé, qu'on introduit dans des flacons de 250 gram. de capacité.

Autre (DUCLOU).

Huile de foie de morue. . . . . 250 gram.
Gomme arabique pulvérisée. . . . . 156 gram.
Eau . . . . 375 gram.
Sirop de sucre . . . . 750 gram.

Mêlez. Faites un sirop. — Dose : 16 à 32 gram. par jour, et plus, progressivement.

Gelée d'huile de foie de morue (MARTIN).

Huile de foie de morue . . . . 125 gram.
Blanc de baleine (été.) . . . . 25 gram.
» (hiver). . . . . 20 gram.

Mêlez, chauffez au bain-marie et en vase clos ; coulez dans des flacons à large ouverture, laissez refroidir sans agiter. On peut administrer ce médicament avec une huile essentielle.

Autre (MOUCHON).

Huile de foie de morue. . . . . 60 gram.
Blanc de baleine récent . . . . 10 gram.
Sirop simple, ou tout autre approprié . . . . . 25 gram.
Rhum de la Jamaïque . . . . 25 gram.

Pour cent-vingt grammes de gelée, que l'on constitue en battant ensemble, à chaud, l'huile additionnée du *spermaceti*, le sirop et le rhum,
et que l'on coule dans un flacon à large goulot, lorsqu'elle a pris un
peu de consistance. — Cette gelée est, d'après Mouchon, d'un aspect
et d'une saveur agréables.

Autre (SAUVAN).

Gelée de lichen d'Islande. . . . . 125 gram.
Gélatine . . . . 5 gram.
Huile de foie de morue cyanhydrée (avec deux
  gouttes d'essence d'amandes amères). . . . . 125 gram.

Préparez la gelée de lichen d'après les règles ordinaires ; faites-y
fondre la gélatine et passez-la dans le pot qui doit la contenir. Ajoutez
alors l'huile de foie de morue ; remuez avec une spatule, jusqu'à ce que
le mélange soit homogène et que la gelée commence à se prendre. Cette
gelée est administrée aux mêmes doses que l'huile de foie de morue. Le
professeur Estor ajoutait à cette formule soixante grammes de sirop de
phellandrium.

Autre (DUROY).

Huile de foie de morue claire. . . . . 900 gram.
Eau
Ichthyocolle } ana . . . . Q. S.
Gomme arabique
Sucre } ana. . . . . 50 gram.

F. s. a. — On immergera complètement dans l'eau une hostie au pain azyme ; on étendra immédiatement sur la main l'hostie humectée, et on placera au milieu une cuillerée à café de cette gelée que l'on enveloppera avec soin en rabattant les bords de l'hostie ; enfin, on fera flotter cette préparation sur une grande cuillerée d'eau sucrée et on l'ingérera sans la mâcher.

Huile de foie de morue gélatinisée par la gélatine (MOUCHON).

Grénétine pure.	16 gram.
Eau commune	125 gram.
Sirop simple.	125 gram.
Huile de foie de morue.	250 gram.
Essence pour aromatiser.	Q. S.

Faites· dissoudre la gélatine dans l'eau bouillante ; ajoutez successivement le sirop, l'huile et l'aromate de votre choix ; placez dans un bain d'eau froide le vase contenant le tout ; battez la gelée pendant cinq minutes au plus et versez-la ensuite, encore coulante, dans un flacon de verre à large ouverture, muni d'un bon bouchon de liège et d'une capsule d'étain, ou, à défaut de flacon, dans un pot de porcelaine ou de faïence, que vous boucherez soigneusement. Vous recueillerez ainsi 500 gram. de gelée.

Huile de foie de morue gélatinisée par le fucus crispus (MOUCHON).

Fucus crispus	16 gram.
Eau de fontaine.	375 gram.
Sirop simple.	125 gram.
Huile de foie de morue.	250 gram.
Aromate agréable	Q. S.

Faites bouillir le fucus dans l'eau pendant vingt minutes ; passez le décocté au blanchet ; opérez-en la concentration pour la réduire au poids de 125 grammes ; additionnez-le du sirop, de l'huile et de la substance aromatique que vous aurez choisie ; battez vivement ce mélange, après l'avoir placé dans un bain froid, et coulez-le, encore un peu chaud, dans le vase destiné à le recevoir, soit dans un flacon ou dans un pot de la contenance de 500 grammes.

Mouchon fait les plus grands éloges de ces deux espèces de gelée, et notamment de la dernière, et il croit pouvoir, à l'aide de cette préparation, affranchir, à tout jamais, les malades des désordres dont on accuse si souvent l'huile de foie-de morue, et lever tout obstacle à son administration (*Rép. de pharm.*).

Solidification de l'huile de foie de morue (DELAHAYE).

Magnésie anglaise (sous-carbonate de magnésie).   .   10 gram.
Huile de foie de morue (brune) . . . . 50 gram.

M. — Au bout de dix à douze heures, le mélange est d'une bonne consistance et peut être facilement administré dans du pain azyme.

Pilules de savon d'huile de foie de morue (TROUSSEAU).

Savon d'huile de foie de morue . . . . 10 gram.

On roule le savon dans de la poudre de gomme adraganthe, puis on le divise s. a. en vingt pilules bien égales que l'on rend inodores en les couvrant de deux couches successives de miel et de gomme.

Huile de foie de morue au café (DUBOIS).

Huile de foie de morue. . . . . 500 gram.
Café en poudre (1) . . . . 60 gram.

Placez le tout dans une bouteille, remuez de temps en temps, et passez, au bout de quelques jours, au travers d'un morceau de flanelle.

J'ai vu bien des personnes, qui ne pouvaient supporter l'huile de foie de morue pure, prendre cette préparation sans répugnance.

---

(1) L'huile pyrogénée du café se dissout dans l'huile de morue.

LIVRE III.

DES SUCCÉDANÉS DE L'HUILE DE FOIE DE MORUE.

CHAPITRE I.

SUCCÉDANÉS EMPRUNTÉS AUX ANIMAUX AQUATIQUES ET AMPHIBIES.

§ I.

SUCCÉDANÉS EMPRUNTÉS AUX POISSONS.

Huile de foie de raie. — L'huile de foie de raie s'obtient de plusieurs poissons sélaciens de la tribu des rajides. On la retire principalement *de la raie bouclée, de la raie blanche, de la pastenague et de l'aigle.*

Cette huile se fabrique, en grand, sur les côtes de la Normandie. On la désigne, dans le commerce, sous le nom d'*huile de Rouen* (*Hogg*).

Le procédé suivi dans le nord de l'Écosse, il y a près de cent ans, pour extraire l'huile de foie de raie, consiste à exposer les foies dans un vase jusqu'à ce qu'une grande partie de l'huile en soit séparée et soit devenue rance, et à soumettre ensuite le tout à l'ébullition. « *Modus parandi hocce oleum ex hepate raiœ seu scatinœ communis majoris plerumque paratur ; sed scatina minor clavata, quam*

*hic loci Thornback dicimus, simile forsitan præbebit.
Hepar in patina locatum servant, donec major pars ejus
in oleum liquescat, unde admodum rancida fit; tunc decoquunt, puriore parte utuntur. Rancidum potius quam
recens decoquunt, quia plus olei præbet; minime vero dubium est, quin recens æquali virtute gauderet »* (*Webster,
medic. prax. systema, t.* III, *p. 85*).

D'après Gouzée, l'huile de foie de raie se prépare, à
Anvers, à l'aide du procédé suivant : on expose au soleil,
dans des vessies, les foies de la raie pastenague ; on décante
la partie huileuse qui ne tarde pas à surnager, et l'on re-
nouvelle plusieurs fois cette opération, afin d'obtenir une
huile plus limpide et plus pure. Cette préparation a lieu en
été. L'huile obtenue de cette manière a une couleur d'un
jaune-brunâtre, une odeur de poisson assez prononcée et
une saveur fade, qui laisse dans la bouche une impression
désagréable, *sui generis* (*Bull. médic. belge, janv. 1838*).

Gobley prépare cette huile en coupant les foies menu et
en les chauffant dans une bassine jusqu'à ce que l'huile s'en
sépare. On jette ensuite le liquide obtenu sur un tissu de
laine, et lorsque la majeure partie du liquide est écoulée,
on comprime, avec une spatule, sur l'étamine et on laisse
égoutter pendant vingt-quatre heures (*J. de pharmac.,*
avril 1844).

Vingtrinier obtient l'huile de foie de raie en faisant
bouillir les foies dans de l'eau ; on décante l'huile qui surnage et on clarifie par le repos et de nouvelles décanta-
tions, et l'on obtient ainsi une huile d'un jaune-clair, d'une
odeur analogue à celle de baleine ou de sardine fraîche
(*Bouchardat*).

Delattre prépare cette huile de la même manière que

celle de foie de morue (voir p. 48). D'après lui, il ne sera jamais possible de préparer l'huile de raie en abondance, attendu que le poisson dont elle provient, comestible et recherché, n'est pas très-multiplié.

Moquin-Tandon conseille de la préparer comme celle de morue, soit au bain-marie, par le procédé de Fleury, soit à la vapeur par le procédé de Hogg, en employant, à l'instar de M. Delattre, des ballons de verre au lieu de bassines.

L'huile de foie de raie est d'un jaune clair ou légèrement doré; quelquefois orangée ou bien un peu rougeâtre (Moquin). — D'après Delattre, l'huile provenant de *la raie batis* et de *la raie bouclée* est blanche, et celle provenant de *la raie pastenague* est rouge. Cette huile a la même densité que celle de morue, mais une saveur moins désagréable. L'huile blanche est très-douce, et les enfants d'un mois la supportent très-bien.

Le chlore, qui colore en brun foncé l'huile de foie de morue, n'altère pas la couleur de l'huile de raie. L'acide sulfurique la colore en rouge clair, et le mélange agité prend, au bout d'un quart d'heure, une belle couleur violette foncée, tandis que le même acide communique rapidement à l'huile de foie de morue une teinte noire. L'acide nitrique, qui colore en brun-rouge l'huile de morue, change à peine la nuance de l'huile de raie (Moquin, Dieu).

L'huile de foie de raie, préparée par l'ébullition dans l'eau, contient 18 centigrammes d'iodure de potassium par litre (*Girardin et Preisser*).

Gobley, par un procédé analogue à celui qui a été employé par MM. Girardin et Preisser, a obtenu 25 centigrammes d'iodure de potassium par litre d'huile de raie, c'est-à-dire 7 centigrammes de plus que ces deux chimistes (*J. de pharm.*, *avril 1844*).

Personne a expérimenté que cette huile contient moins d'iode que celle de foie de morue. — Il résulte des analyses récentes du Dr Delattre que la même huile contient moitié moins d'iode, un quart de moins de soufre, et un tiers de plus de phosphore que l'huile de morue (*Moquin*).

Plusieurs praticiens ont cherché à remplacer l'huile de foie de morue par celle de raie. On a même insisté sur la supériorité de cette dernière, supériorité qui était en partie fondée sur ce que l'huile de raie, préparée avec soin, répugnait beaucoup moins aux malades que celle de morue du commerce, qui était trouble et noirâtre (*Guibourt*). On croyait aussi, mais l'expérience a démontré le contraire, que l'huile de raie était plus riche en iode que l'huile de morue.

Quoi qu'il en soit, cette huile a produit, entre les mains de ceux qui l'ont expérimentée, les mêmes effets que l'huile de foie de morue. Ce remède n'est pas nouveau ; car nous lisons, dans une thèse soutenue à Edimbourg, vers 1781, par Samuël Moore, que l'huile de foie de raie est un remède vulgaire, en Écosse, contre le rachitisme. On pratique des frictions avec cette huile sur différentes parties du corps, et, sur la fin du traitement, on enveloppe le corps du petit malade, d'une chemise de laine trempée dans le même liquide. Moore affirme avoir eu de fréquentes occasions d'observer les bons effets de ce moyen, dans le traitement de la maladie qui nous occupe (*Webster, oper. cit.*, t. III, *p. 85*).

Gouzée, médecin principal de l'armée belge, a obtenu les résultats les plus avantageux de cette huile, dans plusieurs cas de rachitisme à un haut degré, rebelles à tous les moyens employés. Le praticien belge s'est également bien trouvé de ce moyen, dans un cas de tumeur blanche, qui durait depuis trois ans, et avait été vainement combattu par tous les moyens employés; dans plusieurs cas de douleurs articulaires chroniques, chez des sujets d'une constitution faible et lymphatique; dans deux cas d'ulcères sordides, rebelles, chez des individus scrophuleux (*Bull. médic. belge, janv. 1838*).

Trousseau a employé, dans son service, l'huile de foie de raie, et il lui a vu produire les mêmes effets que l'huile de foie de morue (*Journ. de méd. de Beau, 1844, p. 124*)

S'il faut en croire Delattre (*loc. cit.*), l'huile de foie de *raie batis,* de *raie blanche* et de *raie bouclée* l'emportent sur les autres huiles de poisson dans le traitement de la diarrhée séreuse, et des engorgements mésentériques des enfants, pendant la dentition; et l'huile de *la raie pastenague* jouit d'une efficacité remarquable, dans le traitement des dartres rebelles, de la teigne et des ulcères atoniques anciens.

Vingtrinier, Rayé et une foule d'autres praticiens ont également expérimenté cette huile, et tous s'accordent à la regarder comme douée d'une action thérapeutique identiquement la même que celle de foie de morue.

L'huile de foie de raie s'administre de la même manière, et à la même dose que celle de foie de morue.

Cette huile n'est guère plus employée aujourd'hui. « Pendant longtemps, dit le Dr Collas, on en a employé en médecine, concurremment avec l'huile de foie de morue, celle que fournissait le foie de raie. La difficulté de se procurer des approvisionnements suffisants pour les besoins de

la thérapeutique, l'abondance de l'huile de foie de morue
ont fait plus que l'expérience clinique pour conduire à cesser l'huile de foie de raie » (*Revue colon., mars 1856*).

Mérat et Delens (***Dict. cit.***) ont proposé de remplacer l'huile de foie de raie par le foie de ce poisson, qui n'a rien de désagréable, et est même recherché, comme aliment, par beaucoup de personnes.

Cette méthode n'est guère applicable dans beaucoup de cas, attendu que *le foie* de raie se putréfie très-vite. C'est pour obvier à cet inconvénient que nous avons cherché à le conserver dans du sel marin. Nous avons expérimenté qu'à l'aide de ce moyen, on peut le conserver plusieurs mois, sans altération.

Huile de requin. — Un nouveau succédané de l'huile de foie de morue a été signalé, tout récemment, à l'attention des praticiens, c'est l'huile de *squale* ou de *requin*.

Les *squales* ou *requins,* ordinairement connus sous le nom de *chien de mer* appartiennent, comme les raies, à l'ordre des *sélaciens*. On trouve ce poisson dans toutes les mers, surtout dans la Méditerranée (1). — M. Collas, chirurgien principal de la marine et chef du service de santé des établissements français dans l'Inde (2), s'exprime en ces termes sur l'abondance de ce poisson et le parti qu'on en peut tirer :

(1) Le professeur Owen (*Lectures on the comparative physiol. of the vertebralæ*) fait remarquer « que les myriades de chiens de mer, pris et rejetés sur nos côtes, montrent que les pêcheurs n'ont pas retiré tout l'avantage possible du fait anatomique (*la présence de l'huile dans le foie*) qui met à leur disposition une source abondante d'huile pure et ayant de la valeur. »

(2) Nous devons à l'obligeance de M. Moquin-Tandon, professeur d'histoire naturelle médicale à la faculté de médecine de Paris, d'avoir pú nous procurer les recherches du Dr Collas sur l'huile de requin.

« Répandu dans toutes les mers chaudes, commun sur les côtes de l'Océan, où il serait si facile d'utiliser les foies des roussettes, le genre squale est d'une capture facile ; la pêche du requin est un passe-temps, un divertissement que les commandants ne refusent jamais aux équipages. Dans plusieurs de nos colonies, le requin est un article que l'on trouve sur le marché ; à Taïti, j'en ai souvent vu vendre. Les pêcheurs des Antilles en prennent souvent ; à Pondichéry, le requin marteau se vend au grand bazar. Tous les marins savent combien les squales sont communs sur les côtes du Sénégal, dans les golfes des Antilles, du Mexique. A bord des navires, c'est un article dont la valeur vénale est complètement nulle ; il en est absolument de même dans les pays où on mange sa chair, puisque l'on abandonne les foies. L'organe hépatique des squales ne saurait donc atteindre jamais un prix bien élevé, et, à bord de nos navires de guerre, quelques kilogrammes de combustible serviront à le transformer en une matière utile » (*Revue citée, mars 1856*).

Les espèces du genre Squale qui peuvent fournir de l'huile sont nombreuses. M. Delattre en a retiré de l'aiguillat (*squalus acanthias Linn.*), du rochier (*squalus catulus Linn.*), de l'humantin (*squalus centrina Linn.*), de l'ange (*squalus squatina Linn.*), de l'émissole (*squalus mustelus Linn.*) et du renard (*squalus vulpes Linn.*). Delattre rejette la roussette (squalus canicula Linn.) parce que son foie produit, sur certaines personnes, les mêmes effets que les moules (1). Il affirme qu'on peut pêcher jusqu'à 8,000 squales dans une même journée (*loc. cit., p. 15*).

(1) Sauvages (*Dissert. sur les animaux vénimeux*), rapporte que quatre

Voici le procédé suivi par M. Collas pour la préparation de l'huile de squale :

« Après avoir lavé le foie avec soin et rejeté la vésicule, on le coupe par morceaux que l'on fait bouillir dans un grand vase de terre pendant à peu près une heure. Il faut que le feu ne soit pas trop vif. On agite constamment le bouillon avec une spatule de bois. Quand l'huile vient flotter sur l'eau, on l'enlève : on laisse alors reposer le bouillon pendant deux jours dans un vase non couvert ; on fait de nouveau bouillir le foie, et on retire l'huile qui vient flotter. On filtre ces huiles pour les priver des corps étrangers qui en altéreraient la pureté.

Une chaudière et un sceau à lavage feront à bord tous les frais de cette fabrication » (*Rev. cit., p. 268*).

Le Dr Delattre prépare l'huile de squale de la même manière que celle de foie de morue (*voir p. 48*).

L'huile de requin, telle que nous avons pu nous la procurer, chez un pharmacien de Lille, d'après l'indication du Dr Delattre (1) est d'une belle couleur légèrement ambrée. Son odeur et sa saveur rappellent l'huile de foie de morue (2). L'acide sulfurique, mis en contact avec cette huile, y produit, au rapport de Collas, une coloration qui a beau-

---

personnés, composant une famille, qui avaient mangé un de ces foies, tombèrent une demi-heure après, dans un assoupissement qui dura trois jours, et fut suivi d'une démangeaison universelle accompagnée de rougeur, qui ne se termina que par l'exfoliation complète de l'épiderme.

(1) Nous remercions ce savant confrère des renseignements qu'il nous a transmis, et de l'empressement avec lequel il a bien voulu mettre son ouvrage à notre disposition.

(2) M. Moquin-Tandon nous écrit, en date du 19 Juillet 1860, que le Dr Delattre, de Dieppe, a bien voulu lui transmettre des échantillons-types, de ses produits, pour les collections de la faculté de médecine.

coup d'analogie avec celle qu'il détermine dans l'huile de
foie de morue. Elle laisse déposer, à la longue, même après
plusieurs filtrations , une matière blanche, grumeleuse
(stéarine) que le docteur Collas désigne sous le nom de
squalin, pour la distinguer de la stéarine du commerce.

D'après Delattre, l'huile de squale èst plus riche en principes métalloïdes que celle de morue et de raie : elle con-
tiént plus d'iode et de phosphore que l'huile de foie de
morue, mais un peu moins de brôme et de soufre. Compa-
rée à l'huile de raie, l'huile de squale renferme deux fois
et demie plus d'iode, et seulement un cinquième en moins
de phosphore.

S'il faut en croire le docteur Collas, l'huile de requin est
employée, dans l'Inde, au traitement de la lèpre, et il ré-
sulterait d'un rapport fait, par le *Médical board,* que si
elle ne guérit point cette affection, elle produit, du moins,
une amélioration considérable dans l'état des malades qui
en sont atteints.

Le docteur Collas a beaucoup expérimenté (à la maison
de santé de Pondichéry) l'huile de requin, mais surtout le
squalin, en application locale, dans le traitement des plaies
et des ulcères rebelles, et presque toujours les succès, qu'il
en a obtenus, ont dépassé ses espérances. Voici sés propres
paroles : « J'ai essayé de l'huile pure de foie de requin
pour le traitement des plaies et des ulcères, et je n'hésite
pas à déclarer que ce sont là des topiques, le *squalin* surtout, on ne peut plus précieux pour le traitement des ulcères de mauvaise nature. Il suffit, pour employer le *squalin,*
de l'étendre comme du cérat sur de la charpie en plumas-
seau ; quant à l'huile, on l'emploiera en imbibant des plumasseaux ou des boulettes de charpie. On peut recouvrir le

21

topique d'un morceau de feuille de bananier ou de tout autre végétal pour empêcher l'huile de se perdre dans les
pièces du pansement. »

Collas regarde le *squalin* comme une conquête importante, pour la thérapeutique des pays chauds, et probablement aussi pour celle de nos arsenaux. Il le recommande
comme excipient pour certains topiques usités dans le traitement des affections de la peau. Le *squalin* ne parait pas
rancir comme l'axonge. Il a, d'ailleurs, beaucoup plus de
consistance que cette dernière qui devient entièrement
fluide à la température ordinaire de Pondichéry.

Le docteur Collas a tenté l'usage de l'huile de foie de
morue dans le traitement des plaies et des ulcères, et il n'en
a pas obtenu, loin de là, les mêmes succès que de celui de
l'huile de squale.

M. Delattre, de Dieppe, regarde l'huile de squale comme
étant préférable à toute autre dans le traitement des altérations du système osseux ; mais il est évident que le petit
nombre de faits rapportés par ce médecin ne suffit pas pour
justifier cette préférence. Au reste, voici, en substance,
les faits principaux relatés par le praticien de Dieppe :

Chez un jeune garçon, carie du corps de la seconde ver-
tèbre lombaire, avec abcès par congestion, fistules, lombaires et inguinales. La maladie durait depuis huit mois,
et avait résisté à tous les moyens employés. Le malade
était d'une maigreur extrême, il ne pouvait se tenir debout
et passait ses journées entières assis dans un fauteuil. Il
fut guéri, au bout de six mois, à l'aide de l'huile de squale,
administrée à la dose de deux à six cuillerées à bouche
par jour.

La deuxième observation, relatée par ce médecin, a

rapport à un cas de coxalgie du côté gauche, chez un enfant, de onze ans, qui fut guéri, à l'aide du même médicament, associé aux amers et à l'application de plusieurs
vésicatoires volants.

Dans la troisième observation, citée par le médecin, de
Dieppe, il s'agit d'un cas de phthisie pulmonaire, au premier degré, avantageusement combattu par l'huile de requin, administrée concurremment avec la digitale et l'iodure de fer.

Delattre affirme que cette huile lui a également réussi
dans des affections scrophuleuses graves, notamment, dans
un cas de carie du corps de la quatrième côte gauche, et
dans plusieurs ophthalmies scrophuleuses, pour lesquelles
l'huile de raie a été employée comme collyre, et l'huile de
requin à l'intérieur (*oper. cit.*).

M. Devergie, chargé de faire un rapport, à l'académie de
médecine, sur le mémoire de M. Delattre, a soumis à l'u-
sage de cette huile, douze malades atteints de scrophules,
à différents degrés, depuis le ganglion sous-maxillaire du
volume d'une noix jusqu'à des plaies fistuleuses au pied
avec tuméfaction considérable et carie commençante du
deuxième os métatarsien, ainsi que deux cas de lupus dont
l'un était généralisé à la figure et sur les membres.

« Sur ces malades, dit Devergie, l'huile de foie de squale
a produit tous les effets de l'huile de foie de morue. Le jeune
enfant à la carie du second os du métatarse et le lupus généralisé en sont une preuve évidente ; nous devons dire
qu'il nous a semblé que chez le dernier malade la marche
de la maladie vers la guérison était plus rapide que de
coutume.

» MM. Guersant, à l'hôpital des enfants, Barthez et

Bergeron, à l'hôpital Sainte-Eugénie, ont eu des résultats semblables. »

Devergie a constaté que l'huile de requin est généralement préférée par les malades à celle de morue, et il a vu des personnes qui avaient la répugnance la plus grande pour cette dernière, supporter la première pendant des mois entiers (*Rapport de M. Devergie à l'académ. impér. de méd., séance du 3 mai 1859*).

Huile de lophie. — D'après Delattre, on peut extraire de la *lophie baudroie* (*lophius piscatorius, Linn.*), poisson qui se trouve dans toutes les mers et appartient à l'ordre des acanthoptérigiens, une huile semblable à celle de *raie pastenague* et en ayant les propriétés ; mais on ne peut en préparer que de faibles quantités.

Huile de hareng. — La chair de hareng (*clupea harangus, Linn.*) contient en abondance une huile très-claire, très-douce et légère, qui lui donne une saveur des plus agréables. De Jongh l'a soumise à l'analyse, et n'a pu y découvrir aucune trace d'iode.

D'après H. Cloquet (*Faune des médec.*), on obtient cette huile en faisant bouillir les harengs dans de grandes chaudières. Cette préparation n'a lieu que lorsque la pêche a été très-abondante et a dépassé le débouché ordinaire. La quantité d'huile qu'on retire de ces poissons peut aller à la vingt-deuxième ou vingt-troisième partie de leur volume.

Un médecin belge, le docteur Dumont, affirme que les paysans de la Zélande et des poldres flamands mangent cru, le matin à jeun, le hareng gras, de Norwège, pour se guérir des rhumatismes chroniques. « Longtemps, dit-il, nous avons douté de l'efficacité de ce traitement singulier, mais des renseignements authentiques recueillis de la bou-

che de personnes dignes de foi, et une guérison, bien qu'incomplète, que nous avons eu occasion d'observer à Gand,
ont ébranlé notre incrédulité ; et la réflexion nous ayant
montré une analogie frappante entre ce traitement et celui
par l'huile de foie de morue, nous avons été amenés à considérer le résultat au moins comme probable, sinon comme
avéré. » (*Annal. de la soc. de méd. de Gand, 1841, p.
202*).

Le hareng étant un poisson excessivement commun, et
qui fournit, en abondance, une huile qui n'a rien de désagréable, il nous semble que ce serait un beau sujet de recherches d'expérimenter avec soin ses propriétés thérapeutiques.

Hufeland prétend que la laitance de hareng a produit
de bons effets au début de la phthisie trachéale et laryngée
(*Man. de méd. prat.*) ; mais on doit à la vérité de dire, que
ce remède a trompé les espérances du Dr Fischer, qui l'a
administré sans succès à l'un de ses malades, durant neuf
ou dix mois (*Ext. du Bull. des sc. médec. de Féruss, t. XII,
p. 81*).

Raspail (*Rev. compl. des sc., t. 2*) rapporte qu'au xvii[e]
siècle, on prescrivait l'usage des harengs-saurs contre la
goutte ; ce qui revient, selon lui, à prescrire, sous cette
forme épicée, l'huile iodurée de poisson.

Huile de salmone thymalle. — Le salmone thymalle
(*Salmo thymallus, Linn.*), ombre d'Auvergne, poisson
qu'on rencontre dans la mer du Nord, et au printemps,
dans les fleuves, qu'il remonte pour déposer son frai, fournit une huile qui jadis passait pour utile contre la brûlure,
les taches de la variole, les taies, les bruissements d'oreilles
(*P. Hermann, Cynos. mat. medic., t. 3, p. 743*).

Lanzoni (*Zoologia parva, pars 3ᵉ, cap. XIX*) fait également mention de cette huile. « *Hoc animal dat tantum axungiam, quæ in vitro clauso exponatur soli; sic liquescit, ac depuratur, datque liquorem oleaginosum, elegantem, rubicundum, qui est remedium contra foveas variolarum, et contra cicatrices, oculorum maculas, etc.* »

Graisse d'Anguille. — Ce poisson fournit une graisse qui a été employée autrefois, contre les taches de la variole, les scrophules, la goutte, etc. P. Hermann en parle en ces termes : « *Imprimis quoque pinguedo anguillæ ad progenerandos capillos illita capiti celebratur. Cum oleo momordicæ commendatur valdè in compescendo dolore hemorrhoïdum. Dicitur porro variolarum delere vestigia, in spasmo conducere et scrophulas sanare. Depprædicatur quoque hæc pinguedo in arthritide* » (*oper. cit.*, *t. 3, p. 743*).

§ II.

SUCCÉDANÉS EMPRUNTÉS AUX CÉTACÉS.

Huile de poisson ou de baleine. — L'huile répandue dans le commerce sous le nom d'huile de poisson, consiste, le plus souvent, dans un mélange de plusieurs sortes d'huiles obtenues du lard de la baleine commune (*balœna mysticetus, Linn.*), et de plusieurs autres cétacés. Cette huile a une odeur insupportable. Le commerce nous en fournit deux espèces : l'huile jaunâtre, qui découle spontanément du lard, et l'huile brune, qui est obtenue par la cuisson.

L'huile de poisson contient, d'après Van Santen, 3/4 de grain d'iode par 480 onces (*Mecklemb. med. conversationsblatt, 1841*).

Cette huile, dont l'usage est aujourd'hui généralement abandonné, était fréquemment employée, il y a une vingtaine d'années, surtout, par les gens du peuple. Hogg affirme que l'huile employée à l'hôpital S^t.-Louis, il y a environ quinze ans, n'était guère différente, si elle l'était, de l'huile de poisson qui sert à la préparation des cuirs (*op. cit.*). En 1843, on ne trouvait dans les meilleures pharmacies de Paris, qu'une huile noire et d'une odeur nauséabonde, qui n'était aussi, selon toute apparence, que de l'huile de poisson. Mouchon doutait encore, en 1844, que l'on pût se procurer en France de la véritable huile de foie de morue (*Journ. de chim. médic., 1844, p. 193-201*).

D'après Kopp, l'huile de baleine est employée, depuis fort longtemps, aux Indes occidentales, et principalement à l'île de la Trinité, contre les maladies de la peau et du foie, et contre les scrophules (*Denkwürdigkeiten inder aerzliche praxis*).

Sandifort rapporte que les paysans de la Basse-Saxe emploient contre les vers l'huile de baleine, à la dose d'une cuillerée (*Thesaurus dissert., v. 1, p. 267*).

Klencke regarde cette huile comme produisant les mêmes effets que celle de foie de morue, quoiqu'à un degré plus faible et d'une action moins spécifique (*op. cit., p. 53*). — Bretonneau l'a beaucoup expérimentée, surtout dans le rachitisme, et il la regarde comme étant tout aussi efficace que l'huile de morue.

Thompson a expérimenté l'huile de baleine chez trois individus atteints de phthisie pulmonaire, l'un au premier degré, et les deux autres au troisième degré. Sous l'influence de ce médicament, les deux premiers ont éprouvé une amélioration notable dans leur état : l'un a gagné quatre livres 3/4 en poids, en moins d'un mois, l'autre deux livres, en dix-sept jours (*Bouchardat*).

Huile de dauphin. — D'après Geiger, on prépare avec le foie du *delphinus globiceps, Cuv.*, animal appartenant à l'ordre des cétacés, une huile d'un jaune citron, qui a les mêmes propriétés que l'huile de foie de morue (*Geiger's magazin, août 1826*). — Klencke dit qu'un pêcheur, des côtes de Hollande, a guéri à l'aide de l'huile de foie de dauphin, deux petites filles atteintes de scrophules (*oper. cit., p. 57*).

Huile de dugong. — Cette huile qui se trouvait à l'exposition de Paris, en 1855, et qui avait été envoyée de l'Australie, provient de l'*halicore dugong, Illig.* (*trichecus dugong, Gmel.*), vulgairement *vache marine, sirène,* animal de l'ordre des mammifères marins qui vit dans la mer des Indes et dans certains parages de la Nouvelle-Hollande, principalement vers le détroit de Torrès.

D'après un rapport fait, en 1855, à la société zoologique d'acclimatation de Paris (*Bull. de la soc. zoolog. d'acclimat., t.* iii, *p. 247*) l'huile de dugong passe, en Australie, pour supérieure aux huiles de poisson par le goût et les propriétés thérapeutiques, mais elle ne contiendrait pas d'iode, fait qui est révoqué en doute par le professeur Chatin, jusqu'à examen ultérieur de sa part.

D'après Chatin, il y aurait à refaire, avec plus de soin, l'analyse de l'huile de dugong, afin de s'assurer si elle contient ou non de l'iode, et dans le cas où l'on y aurait reconnu l'absence de ce principe, il serait nécessaire d'expérimenter avec soin ses propriétés thérapeutiques (1).

(1) Ce qui précède est extrait, en partie, d'une lettre qui m'a été adressée, le 18 septembre dernier, par le professeur Chatin.

§ III.

SUCCÉDANÉS EMPRUNTÉS AUX AMPHIBIES.

Huile de phoque. — On obtient du lard du phoque commun (*phoca vitulina, Linn.*), *veau marin,* animal qui habite nos côtes et appartient à la tribu des carnivores amphibies, une huile connue dans le commerce sous le nom d'huile de la mer du Sud. Cette huile, qui est préparée en Norwège où les phoques sont très-abondants, est d'une couleur jaunâtre ou d'un brun clair. Selon les uns, la première se prépare immédiatement après la prise des phoques, et la seconde après que la putréfaction s'en est emparée. Selon d'autres, l'huile jaune s'obtiendrait par l'écoulement spontané, et l'huile brune par la cuisson.

L'huile de phoque contient, d'après Marquant, des traces d'iode. — S'il faut en croire Herber, l'huile très-pâle qu'on rencontre dans quelques pharmacies, et qui a une certaine ressemblance avec l'huile de ricin, n'est pas autre chose que de l'huile de phoque épurée. D'après Vingtrinier, on la préfère à l'huile de foie de morue, dans les pays septentrionaux. De Jongh s'est assuré du contraire, et il prétend que cette huile n'est plus employée, depuis longtemps, comme remède officinal, mais qu'on la fait servir fréquemment à la falsification de l'huile de morue (*op. cit.*).

CHAPITRE II.

SUCCÉDANÉS EMPRUNTÉS AUX ANIMAUX TERRESTRES.

§ I.

SUCCÉDANÉS EMPRUNTÉS AUX MAMMIFÈRES.

Lait. — Le lait, à cause de la quantité notable de beurre qu'il contient, peut être rangé parmi les corps gras ; ce n'est, à proprement parler, qu'une sorte d'émulsion, constituée par une solution mucilagineuse tenant en suspension une matière grasse, connue sous le nom de beurre.

D'après Payen (***Des subst. alim.**, p. 53*) le lait de femme contient 3,34 p. 0/0 de beurre ; celui de vache 3,70 p. 0/0 ; celui de chèvre 4,10 p. 0/0 ; celui de brebis 6,50 p. 0/0 ; celui d'ânesse 1,40 p. 0/0.

Il résulte de cette analyse qu'en avalant un litre de lait de vache non écrémé on consomme, en réalité, au moins une once de beurre. Cette notable quantité de matière grasse contenue dans le lait explique suffisamment le rôle qu'il joue dans les maladies de langueur, et notamment dans la phthisie pulmonaire. Depuis une longue suite de siècles, la diète lactée a joué un rôle important dans les affections chroniques des voies aériennes, et notamment dans la phthisie pulmonaire.

Hippocrate recommande son usage, mais seulement

quand la maladie est accompagnée de peu de fièvre. Il dit :
At tabidis lac dare convenit non valdè admodum febrici-
tantibus (Sect. V, aph. 64).

Celse (*De medic., lib. III, cap. XXII*) remarque avec
raison, combien il est difficile de guérir la phthisie invété-
rée, que c'est à son début qu'il faut chercher à la combattre. C'est surtout, dans cette dernière circonstance qu'il
proclame l'utilité de l'emploi du lait.

Aretée (*De diutur. morb. curat, lib. I, cap. 8*) loue les
bons effets du lait dans la phthisie pulmonaire. « *Si quis*
multum lactis potat, nullo alio eget alimento, in morbo
enim bonum medicamentum lac, ejusdem et alimentum
efficitur, nam hominum lacte vescentium nationes fru-
mentum non edunt. »

Galien (*lib. V, Meth. med., cap. 12*) vante l'utilité du
lait de femme et de celui d'ànesse contre la phthisie. Il
parle d'un lieu appelé **Stabias,** où il y avait une affluence
continuelle de phthisiques, à cause de la pureté de son air,
de la bonté de ses pâturages et de la qualité salutaire du
lait qu'on y trouvait.

Galien conseille surtout, l'usage du lait de femme, pris
directement. « *At mihi sanè nihil ad hæc omnia lacte*
videtur præstantius, præcipuè si quis ore apprehensa
mamma muliebri, lactet. Quòd si id fieri nequeat, bibat
saltèm lac asininum, dum adhùc calet, temporeque bre-
vissimo aëri expositum fuerit » (*De marasmo, lib. I*).

Ambroise Paré (*liv. X, ch. XXXIII*) dit en parlant
de la fièvre hectique : « Le lait d'ànesse pris chaudement,
et corrigé avec un peu de sel, de sucre ou de miel et
fenouil, ou anis, de peur qu'il ne se corrompe ou aigrisse en
l'estomach, ou bien le lait de femme succé de la mammelle,

sont fort recommandés en cette maladie, le tout pris jusques à demi-livre : mais celuy de la femme est plus utile, parce qu'il est plus doux et nourrissant, et approchant de plus près de notre naturel, moyennant qu'il soit pris d'une nourrice bien tempérée et habituée, même qu'il est singulier aux érosions de l'estomach et ulcères des poulmons, dont s'ensuit émaciation et phthisie. »

Amatus Lusitanus (*Curat. medic., cent. 2*) cite deux cas de phthisie rebelles, qui furent guéris à l'aide du lait d'ânesse, récemment trait, pris, chaque jour, à la dose d'une livre.

Félix Plater, l'un des plus habiles praticiens de son siècle, rapporte des observations fort curieuses, à l'appui de l'efficacité du lait, surtout du lait de femme dans le traitement de la phthisie. « *Non minùs in phthisicis etiam summopere lac muliebre commendatur..... Quod à muliere sanâ ægro sic propinari debet, ut illud à mammis ipsius in dies bis terve bonâ mensurâ exsugat, sicque à nutrice tanquam infans longo tempore lactetur. Quâ ratione aliquos restitutos novimus, aliquemque, convaluisse, non solùm, sed tantas etiam vires recepisse, ut ne lac sibi in posterum deficeret, nutricem de novo imprægnaverit* » (*Prax. medic., t.* III, *cap. V, p. 459*).

Sennert (*lib. II, pract. med., p. 216*) affirme que le lait est le meilleur des aliments dans la phthisie pulmonaire : « *Inter alimenta autem præcipuè, ut suprà, etiam dictum, primum locum lac obtinet. Optimè enim corpus nutrit, sanguini bonam materiam præbet.* »

Wepfer, célèbre médecin allemand, vante en ces termes (*Epist. ad verzascham*) l'utilité du lait dans la phthisie : *Certe divini quid tam in humano, quam in asinino lacte*

*latet, quod antehac nunquam credidissem, nisi id sensi-
bus comperissem. Vidi his meis oculis, quasi novos homi-
nes inde factos fuisse. Nam legitimo ejus usu habitum fir-
miorem, colorem nitidiorem et vires robustiores plurimi
acquisiverunt. »*

Morton (*Oper., t.* i, *p. 92*) conseille l'usage du lait, surtout dans la seconde période de la phthisie, et lorsque la
fièvre hectique est peu intense.

Ramazzini (*Oper. omn., p. 560*) considère le lait d'anesse
et de vache comme l'unique moyen à opposer à la consomption qui survient chez les nourrices, à la suite de l'allaitement prolongé. « *Unicum tamen præsidium in hujus
modi casu erit lactis asinini, seu vaccini usus, modo febris
acutior, acor nimius ventriculi ; et alia non obstent.* »

Van Swieten assure que son expérience personnelle a confirmé ce qu'ont dit, presque à l'unanimité, les plus célèbres
praticiens sur l'efficacité du lait dans la phthisie. « *Simul
et ex historia medica enumerati sunt casus, qui docent
insignem lactis humani utilitatem in phthisi curanda ;
quibus certe similes alii numerosi addi possent, si aliquid
dubii de hac re superesset, cujus veritatem etiam propriis
experimentis formare possem. Per annum et ultra lacte
humano virgo, summo loco nata, usa fuit, tali cum effectu
ut tussi, sputa purulenta, debilitas, macies penitus eva-
nuerint, et sana, vegeta, vivat* » (*Comment. in Herm.
Boerhaave aph., t. IV, p. 109*).

Fr. Hoffmann (*De mirabili lactis asinini in med. usu*)
a été témoin des heureux effets du lait dans plusieurs cas
de phthisie rebelles à tous les moyens ordinairement employés, en pareil cas. Ce grand médecin regarde le lait,
surtout celui d'anesse, comme le meilleur de tous les remè-

des connus pour combattre la phthisie, quand on l'administre d'une manière convenable, et surtout au commencement de la maladie.

Morgagni a guéri, à l'aide du lait de femme, pris directement, à la dosé d'une livre environ chaque jour, un habitant de Lucques, atteint d'une phthisie trachéale rebelle à tous les moyens usités en pareil cas (*De sedibus et causis morb., epist. 22*).

Pringle (*Observ. sur les malad. des arm., t. 1, p. 248*) affirme que le lait associé à l'eau d'orge, et auquel on ajoute du sucre et de la noix muscade, convient pour servir, en partie, de nourriture aux phthisiques. Plus loin, (*p. 251*) il ajoute que l'usage du cheval et le lait d'anesse sont deux grandes ressources pour combattre cette affection.

Quarin (*De morbis chron., cap.* xxix) prétend, avec raison, que dans la phthisié il ne suffit pas d'opposer des remèdcs à la fièvre, à la cacochymie purulente, etc., mais qu'il faut encore nourrir le corps et fournir un chyle de bonne qualité. D'après ce praticien célèbre, le lait convient surtout dans ce cas, parce qu'il s'animalise et se transforme plus facilement en chyle que tout autre aliment. Quarin préfère le lait de femme, pris directement à sa source, à toute autre espèce de lait, surtout quand la femme suit un régime presque exclusivement animal.

D'après Burserius (*Inst. med. pract., v. 4, p. 74*), le lait est généralement considéré comme le remède par excellence de la phthisie. Il convient surtout dans la phthisie, suite de l'hémoptysie. Le lait de femme, pris directement, doit être préféré à tout autre.

Selon Buchan (*Médec. domest., t. 2, p. 126*), le lait

seul est plus efficace dans la phthisie que tous les remèdes de la matière médicale. « J'ai connu, dit-il, un homme, réduit à un tel degré de faiblesse, par la pulmonie (phthisie pulmonaire), qu'il était incapable de se retourner dans son lit. Sa femme, qui, dans ce temps-là, nourrissait un enfant, eut le malheur de le perdre. Cet homme se mit à tetter sa femme, uniquement pour la soulager, et nullement dans la pensée de retirer aucun bien de son lait. Cependant en ayant éprouvé un soulagement considérable, il continua de la tetter jusqu'à ce qu'il fût parfaitement rétabli ; enfin c'est aujourd'hui un homme fort et plein de santé. »

Si l'on doit s'en rapporter à Buchan, c'est quatre ou cinq heures après le repas de la nourrice qu'il convient surtout de prendre le lait de femme. Avant ce temps, il conserve quelque chose de la nature des aliments ; plus tard, il jaunit et contracte même une odeur d'urine.

J. Frank recommande l'usage du lait dans la phthisie, surtout dans la phthisie scrophuleuse. Selon lui, il convient à la fois comme médicament, comme boisson et comme nourriture. L'on doit préférer le lait de femme à tout autre; puis vient ensuite le lait d'anesse, celui de jument, de chèvre et de vache (*Trait. de pathol. interne*).

Double (*Journ. génér. de méd. etc.*, t. xx, *p. 108*) affirme que l'expérience lui a appris que le lait de femme peut, dans certaines circonstances, produire les plus heureux effets, même dans la dernière période de la phthisie. « Il ne s'agit pas, dit-il, de rechercher si le lait est nuisible ou utile aux phthisiques, mais c'est encore un travail à faire que de préciser les circonstances où l'on doit y avoir recours et de déterminer quelles sont les espèces de lait qu'il faut préférer dans tel ou tel cas de phthisie. »

Suivant l'illustre auteur de la médecine physiologique (*Hist. des phlegm. chron.*), lorsque, dans la phthisie, les tubercules ne sont point arrivés à l'état de ramollissement, il peut être fort avantageux de nourrir exclusivement le malade de boissons laiteuses et farineuses légères. « Je conseillerai donc, dit-il, à tous mes collègues de tenter la cure des phthisies commençantes, chez les sujets qui ne sont pas épuisés, par le régime lacté, végétal et féculent sans mélange ; j'oserai même ajouter que, sans son aide, ils obtiendront fort peu de guérisons, malgré l'emploi des spécifiques les plus vantés ; et qu'avec lui ils pourront souvent se passer de tous les médicaments. Plus loin, il ajoute : « Deux pintes de lait frais par jour, avec deux ou quatre onces de pain, pour toute nourriture, m'ont procuré, en dix ou douze jours, soit dans les hôpitaux, soit dans ma pratique particulière à Udine, la guérison d'un grand nombre de toux rebelles qui persistaient depuis trois ou quatre mois, et qui avaient résisté à des vésicatoires réitérés, aux béchiques, au cautère même. »

Boisseau (*Nosogr. organ.*) pense que ce n'est pas à tort qu'on a considéré le régime lacté comme l'un des meilleurs moyens à opposer à la phthisie pulmonaire. D'après son opinion, ce régime, s'il est suivi avec persévérance, retarde la catastrophe s'il ne parvient pas à l'empêcher. « Que les médecins éclairés, dit-il, ne partagent point les préjugés du vulgaire qui s'étonne qu'un aliment fade puisse procurer une guérison ; le temps est passé où, à chaque maladie, il fallait un spécifique choisi parmi les drogues dégoûtantes. Nul aliment n'est aussi peu excitant que le lait pur ou combiné avec les fécules et les mucilages. »

Nous ne finirions pas, si nous voulions présenter ici l'a—

nalyse de tout ce qu'on a dit sur l'usage du lait dans la phthisie pulmonaire. Un volume suffirait à peine.

Disons, en dernière analyse, que la diète lactée fait par-- tie du traitement de la phthisie depuis plus de dix-huit siècles. C'est là, sans contredit, le plus bel éloge qu'on puisse en faire dans ce cas.

Beurre. — On a recommandé l'usage de cétte substance dans la phthisie pulmonaire, et dans d'autres affections qui la simulent.

Pline la conseille dans les ulcérations purulentes de la poitrine. « Purulentas autem exulcerationes pectoris pulmo- nisque, et a pulmone graveolentiam halitus, butyrum effi- cacissime Juvat, cum pari modo [mellis attici decoctum, donec rufescat, et matutinis sumptum ad mensuram lin- gulæ » (*oper. cit., lib. XXVIII, c. LIII*).

Pierre Borel fait mention d'une nourrice qui fournissait une partie de son lait à un pharmacien, qui en fabriquait du beurre, pour l'usage d'un phthisique : « Maria Caron Bononiensis Galla cupediarii filia, caffieriique vestium sartoris uxor tantam lactis copiam quotidiè fundebat è mammis, ut non solum duos pueros optimè lactaret sed etiam butyrum è lacte suo conficeret pro pharmacopæo qui eo ad curam phthisici utebatur, tamquam arcano op- timo ad tabem, nullum enim est remedium eo præstantius» (*Hist. et obs. medic., cent. III, obs. XXCII*).

Baglivi vante contre les toux catarrhales les plus intenses des boulettes préparées avec un mélange de beurre frais et de sucre : « Boli ex butyro recenti cum saccharo mixti, et vesperi sumpti, vehementissimas tusses catarrhales de- mulcent. » (*Prax. med., lib. 1, p. 115*).

Lanzoni regarde le beurre comme un remède fort avantageux contre la phthisie et l'ophthalmie (*Oper., t. 1, p. 394*).

Thunberg rapporte que les Japonais avalent des boulettes de beurre salé pour combattre la phthisie (*Voy., t.3, p. 52*).

Andry assure que le beurre, pris à jeûn, est plus efficace que l'ail, pour combattre les vers (*De la génér. des vers, p. 158*).

Trousseau affirme que le beurre est un excellent moyen pour combattre le rachitisme, et qu'on en fait usage à l'hôpital des enfants (*Bourchardat, Ann. cit., 1857, p. 133*).

Huile de pieds de bœuf et de pieds de veau. — Tout récemment, Thompson a publié des recherches, fort intéressantes, sur l'emploi de l'huile de pieds de bœuf dans le traitement de la phthisie pulmonaire. Sur 14 phthisiques auxquels il administra ce médicament, trois en ont obtenu les plus heureux effets, et la maladie s'est arrêtée; quatre ont vu leur état s'améliorer un peu, cinq n'en ont obtenu aucun effet, et les deux autres ont vu leur état s'aggraver d'une manière rapide. Sur sept autres phthisiques, à différents degrés, qu'il mit à l'usage de l'huile de pieds de bœuf, cinq en éprouvèrent une amélioration des plus marquées dans leur état. Deux de ces malades ont gagné 7 livres en poids, l'un en quarante-cinq jours, l'autre en deux mois ; deux autres ont gagné, l'un 4 livres 3/4 en trente-huit jours, l'autre 3 livres 3/4 en trois mois ; un cinquième n'a gagné que 1 livre en un mois (*Bouchardat, Ann. de 1853, p. 175*).

L'huile de pieds de bœuf a produit, entre les mains de Hall, les mêmes effets que l'huile de foie de morue dans certains cas de phthisie où cette dernière huile était contre-indiquée. Cette substance lui a également procuré des résultats avantageux dans la bronchite simple sans tubercules, et chez certains enfants qui, sans cause connue, et malgré un bon régime, restaient maigres et délicats.

D'après Hall, l'huile de pieds de bœuf, administrée à la même dose que l'huile de foie de morue, ne cause aucune répugnance au malade, et agit sur le tube digestif d'une manière très-douce, et en rétablissant la régularité des évacuations, plutôt qu'en augmentant leur fréquence. L'un de ses principaux avantages, c'est de pouvoir être supportée par les organes digestifs, lorsque les huiles de poisson ne le sont pas.

S'il faut en croire le praticien anglais, trois conditions sont indispensables pour assurer le succès de l'huile de pieds de bœuf : 1° faire choix d'une huile véritable, mais non épurée ; 2° commencer par de petites doses, une petite cuillerée, deux fois par jour, et n'augmenter que par degrés ; enfin, ne jamais prendre l'huile à jeun, mais seulement quand il y a des aliments dans l'estomac (*Bouchardat*).

Rivière (*Praxeos medic., lib. XVI, cap. I, p. 290*) vante les bons effets de l'huile de pieds de veau dans le traitement de la goutte. Il dit : « Oleum ex pedibus vituli extractum ad dolores arthriticos sedandos præstantissimum est. »

Ne faut-il pas attribuer à la grande quantité de matières grasses qu'il contient l'utilité du bouillon de cervelle de veau et de mouton, recommandé par Nauche, dans les affections lentes de la poitrine et de l'estomac ?

On met dans un litre et demi d'eau la moitié d'une cervelle de veau ou de mouton. On ajoute des navets, des carottes, la moitié d'un choux rouge et une botte de cresson, et l'on fait bouillir jusqu'à réduction à la moitié.

On ajoute à ce bouillon, qui est administré par tasses dans la journée, un peu de sirop de gomme ou un cinquième de lait (*Bouch., An. de thérap.,1841*).

Graisse de mouton et de chèvre. — D'après Celse (*lib. III, c. XXII*), un mélange de farine et de graisse de mouton ou de chèvre qu'on fait cuire, est un remède contre la phthisie. « *Farina etiam cum sevo ovillo caprinove mixta, deinde incocta, pro medicamento est.* »

Turkey, Mariatt et d'autres praticiens distingués ont adopté, pour traitement spécial de la phthisie, un remède dont l'usage est répandu, en Angleterre, depuis bien des siècles, et qui consiste à administrer, chaque jour au malade une décoction préparée avec un demi-kilogr. de graisse de mouton et un litre de lait de vache. Voici un fait emprunté à la pratique du Dr Young qui tend à prouver l'efficacité de ce remède :

« Le malade était un jeune homme de Portsmouth. Venu à Londres, il y eut une attaque d'hémoptysie, qui fut suivie d'une expectoration purulente et d'une fièvre hectique bien caractérisée. Il revint à mieux à la suite d'un traitement que je lui prescrivis, et il partit pour le Northamptonshire ; je n'espérais guère son retour. Quelques mois après il venait me remercier. La toux et la fièvre avaient complètement disparu, et il me raconta que de toutes les prescriptions que je lui avais faites en partant, il n'avait conservé que celle du lait et du suif de mouton, qui lui avait graduellement rendu la force et la santé. »

Le Dr Bressy conseille aux phthisiques le séjour dans les ateliers de fondeurs de suif, afin d'y respirer les émanaions qui s'échappent des graisses (*Bureau-Rioffrey, op. cit., p. 83*).

Selon Pline (*Hist. nat., lib. XXVIII*), on guérit la phthisie et la toux opiniâtre, à l'aide du suif de chèvre frais, pris dans un potage d'alica avec du vin miellé.

Graisse de Chamois. — Pline (*ibid., lib. XXVIII*) rapporte, sur le témoignage d'un auteur qu'il donne comme digne de foi, qu'une phthisie désespérée a été avantageusement combattue par l'usage du suif de chamois dans du lait.

Graisse de Daim. — Hermann signale l'utilité de la graisse de Daim contre la phthisie. « *Pinguedo damarum ad ulcera pulmonum atque phthisim commendatur præsertim si cum lacte assumatur* » (*Cynosura mat. med., t. 3, p. 512, 769*).

Graisse de chien. — Haeser, professeur à l'Université d'Iéna, dans un article sur la phthisie, consigné dans le *Journal de Hufeland*, s'exprime ainsi sur l'usage de la graisse de chien dans la tuberculisation pulmonaire :

« Je terminerai cet article par une simple remarque, bien que je sois persuadé d'avance qu'elle appellera le sourire sur les lèvres de plus d'un lecteur ; il existe un remède populaire contre la phthisie, dont je fis usage plus d'une fois et qui m'a paru posséder des vertus absolument analogues à celles de l'huile de morue, c'est la graisse de chien. »

L'emploi de cette graisse dans la phthisie n'est pas nouveau : Lentilius faisait recouvrir la poitrine des phthisiques d'une couche épaisse de graisse de chien (*op. cit.*).

F. Hoffmann (*Oper omnia, suppl. sec., pars tertia, p. 163*) dit : *Ex cane axungia in medicina usurpatur. Hæc quidem ejusdem est virtutis cum humana sed paulo eminentioris in phthisi.*

Le célèbre praticien, de Hall, cite le fait d'un phthisique qui fut guéri en alternant l'usage du lait d'anesse avec celui de graisse de chien récente, à la dose d'une demi-once tous les deux jours (*Med. rat. syst.*, *t. IV*, *cap. XI*).

Je connais un phthisique dont l'état a été notablement amélioré par l'usage, longtemps continué, de la graisse de chien, qui lui a été conseillé par un ecclésiastique. — Cette graisse a une saveur détestable.

Graisse d'ours. — Ritter, médecin allemand, prétend avoir dissipé plusieurs fois des taches de la cornée, qui existaient depuis plusieurs années, à l'aide de la graisse d'ours appliquée sur la tache avec un pinceau (**Rev. médic.**, *t.* x, *p. 449*).

Graisse de mangouste. — Il existe en Egypte un animal connu sous le nom de *mangouste d'Egypte, rat de Pharaon, viverra ichneumon, Linn.*).

Au rapport de Lemery (**Dict. des drogues**), les Indiens font beaucoup de cas de la graisse de cet animal contre les scrophules, le rhumatisme et la goutte.

Graisse de hérisson. — Jérôme Reusner, médecin allemand qui vivait au XVIIe siècle, rapporte (*obs. 115*) qu'un gentilhomme atteint de la goutte affirmait n'avoir jamais connu de meilleur remède contre ce mal que la graisse de hérisson. Il tenait ce remède d'un chirurgien autrichien, qui s'en était servi avec beaucoup de succès.

Graisse de porc. — L'usage, tant interne qu'externe, de la graisse de porc dans le traitement de la phthisie, remonte à une antiquité très-reculée.

Marcellus, médecin romain, qui vivait sous le règne de Marc-Aurèle, en fait mention. « *Axungiæ vetusti suilli, unciæ tres, ex vini vetustissimi cotyla una decoctæ, et phthisicis potum datæ, potenter iis remediantur* » (*Van den Bossche, Hist. medica*).

Pline parle également de son usage, tant à l'intérieur qu'à l'extérieur, dans le traitement de la maladie qui nous occupe. « *Ad tussim veterem recens* (*axungia*) *decoquitur quadrantis pondere in vini cyathis tribus addito melle. Vetus etiam phthisim in pilulis sumpta sanat, quæ sine sale inveterata est* (*op. cit., lib. XXVIII*).

Tissot (*Avis au peuple*) raconte qu'il a vu un chirurgien administrer le lard fondu à un phthisique, ce qui avait empiré le mal.

Schmidtmann, célèbre médecin allemand (*Summa obs. med., t.* III), prétend avoir guéri, en six semaines, à l'aide du lard pour toute nourriture, une femme, de 40 ans, atteinte de phthisie commençante.

Le Dr Popken, de Jever, préconise l'usage intérieure du lard rôti dans les affections strumeuses. Il fait prendre le matin à jeun 8 grammes de lard rôti. Il prescrit en même temps, comme moyens auxiliaires, le jambon bien fumé, mangé cru, la bonne bière non fermentée et le café de glands. D'après Popken, ce traitement guérit en 4 ou 6 semaines quand la maladie est légère, et en trois mois environ quand elle présente un certain degré de gravité (*Wochenschrift für die gesammte Heikunde, 1841*).

Klencke a vu disparaître, en peu de temps, sous l'influence du lard rôti, administré d'après la méthode de Popken, différentes affections scrophuleuses, telles que les ulcères, l'atrophie, la scrophule osseuse, etc. De pareils résultats suffisent, selon lui, pour refuser toute action à l'iode qui serait contenue dans l'huile de foie de morue (*ouv. cité, p. 14*).

Spilsbury a publié, dans le journal anglais (*The lancet*), plusieurs observations qui tendent à prouver l'efficacité des frictions lardacées dans le traitement de la phthisie. On fait, chaque jour et pendant une demi-heure, des frictions sur la poitrine, le dos et les côtes avec autant de lard que la peau peut en absorber.

Spilsbury avait observé, ce qui l'a déterminé à essayer ce traitement, que ceux qui, comme les bouchers, manient habituellement les graisses et les viandes, jouissent fréquemment d'une santé florissante, et sont presque toujours à l'abri de la phthisie (*Encyc., avril 1836*).

D'après les observations recueillies par Lohmeyer, sur 20 phthisiques soumis, par les médecins de l'armée prussienne, aux frictions lardacées, d'après la méthode de Spilsbury, six auraient succombé, la plupart auraient obtenu une amélioration notable, et quelques-uns une guérison, au moins apparente. Au reste, il est à noter que chez la plupart des malades, dont il s'agit, la présence des tubercules pulmonaires n'a point été constatée, à l'aide du stéthoscope. Toutefois, il est certain que plusieurs de ces malades offraient, au moins en apparence, tous les symptômes de la phthisie (*Medicinische Zeitung etc., août 1838*).

Koller, médecin allemand, a publié plusieurs observations qui tendent à confirmer l'utilité des frictions lardacées dans le traitement de la phthisie. D'après lui, ces frictions méritent plus d'attention qu'on ne leur en accorde généralement. « Quand même, dit-il, elles n'auraient pas la faculté de guérir la phthisie (ce qu'il est loin de prétendre), elles présentent, au moins, l'inappréciable avantage de pallier les symptômes, alors surtout que l'état de colliquation en est venu au point que l'opium, la belladone et tous les autres moyens préconisés dans ce cas, ne produisent plus le moindre effet. »

D'après Koller, les frictions lardacées conviennent surtout quand la fièvre hectique, les sueurs nocturnes abondantes et les autres symptômes d'épuisement menacent l'existence du malade. « Si à cette période les frictions avec du lard sont faites d'une manière convenable, on voit disparaître la fièvre hectique et les abondantes sueurs nocturnes, et, peu à peu la toux et l'expectoration diminuent. Le malade ressent un bien-être extraordinaire, il reprend des forces, et même, comme je l'ai remarqué dans un cas, le corps émacié acquiert un certain degré d'embonpoint » (*Medic. correspondenz-blatt bayerischen Aerte, 1841, n. 28*).

Graisse d'hippopotame et de cheval. — Caullet de Veaumorel rapporte que les Hottentots avalent par écuelles la graisse d'hippopotame fondue, comme on avale du bouillon, et qu'on la regarde, au Cap de Bonne-Espérance, comme un remède excellent contre les affections de poitrine (*Dict. encyc., t.* IX, *p. 113*).

Hermann parle de l'utilité de la graisse de cheval contre la suppression des règles et les ulcères internes, surtout ceux du poumon (*oper. cit.*).

§ II.

SUCCÉDANÉS EMPRUNTÉS AUX OISEAUX.

Graisse de dindon. — Ainslie rapporte que la graisse de dindon est employée à l'intérieur, chez les Indiens, pour combattre la raideur des articulations ainsi que certaines affections paralytiques (*Mat. med. indic., t. 2, p. 200*).

Graisse d'autruche. — La mantèque, mélange de sang et de graisse d'autruche, était fort estimée et fort chère chez les Romains, qui, au rapport de Pline, la considéraient comme efficace contre les douleurs rhumatismales, les tumeurs froides, etc. Les Arabes, dit-on, en font encore usage aujourd'hui dans les mêmes circonstances (*H. Cloquet, Faune des med., t. 2*).

Graisse de héron et de caille. — Hermann (*oper. cit., t. 3, p. 709*) parle des bons effets de la graisse de héron associée à celle de caille contre les taches de la cornée.

Scroëder préconise cette dernière graisse contre la même affection. « Pinguedo oculis prodest maculas abstergendo » (*Pharm. med., lib. V, p. 719*).

Jaune d'œufs. — Pline (*op. cit., lib. XXIX*) signale l'utilité du jaune d'œuf dans la toux et les rhumes de poitrine. Aretée recommandait aux phthisiques de manger des œufs frais pour toute nourriture.

Reinerus Solenander (*Cons. medic. 28, sect. 9*) recommande aux phthisiques l'usage fréquent des œufs frais, à la coque ; mais il vaut mieux, selon lui, les avaler crus et chauds au moment où ils viennent d'être pondus.

J'ai connu une personne qui s'est guérie d'une bronchite chronique, qui durait depuis longtemps, en prenant chaque matin un jaune d'œuf mélangé avec du miel. La guérison a été complète au bout de six semaines. Ce remède lui avait été conseillé par une personne étrangère à la médecine.

§ III.

Graisse de serpent. — J.-G. Macasius (*Prompt. mat. med.*) range la graisse de serpent au nombre des remèdes à opposer aux scrophules.

Au rapport de Denham et Clapperton, les Arabes recueillent avec soin la graisse abondante qui se trouve dans le ventre des serpents, et ils la considèrent comme une espèce de panacée (*Voy. dans le nord et le cent. de l'Afrique*).

Labat (*Hist. nat. des Antilles*) raconte que la graisse des serpents vénimeux de la Martinique et de Sainte-Lucie, est un remède fort vanté, dans ces contrées, contre le rhumatisme, la sciatique, etc. On fait fondre cette graisse sur une assiette, et après l'avoir mêlée avec de l'esprit de vin, on fait des frictions, *loco dolenti,* puis on y applique un linge imbibé de ce même mélange.

Graisse de vipère. — Michel de Heredia, médecin de Philippe IV, roi d'Espagne (*Oper. omn., Lyon, 1665*), et Fonséca, célèbre médecin portugais (*Consult. medic.*), recommandent contre la phthisie les frictions avec la graisse de vipère le long de l'épine dorsale.

Wedel affirme que cette graisse lui a réussi dans deux cas de phthisie. « Dedi illam insuper interne binis phthisicis alterutri studioso, cum successu. Cum enim pinguedine canis quidam restituti sint tabidi cur non balsamica viperarum pinguedo præstaret idem » (*Miscell. cur., ann. 1671, p. 207*).

§ IV.

Beurre et bouillon d'écrevisses. — La plupart des espèces du genre *cancer, Linn.* contiennent en abondance une huile de couleur brunâtre. C'est probablement à cette huile qu'il faut rapporter les bons effets qu'on prétend avoir obtenu du bouillon d'écrevisse commune (*cancer astacus, Linn.*) dans le traitement de la phthisie pulmonaire.

Ettmuller (*Oper. omnia., t. 1, p. 782*) rapporte que de son temps on employait avec succès contre la même maladie un remède qu'il désigne sous le nom de *butyrum cancrorum*, et qui était préparé en soumettant à l'action de la presse, et à celle d'un feu doux, jusqu'à consistance convenable, une sorte de pâte faite avec du beurre frais et des écrevisses triturées ensemble dans un mortier (*H. Cloquet*).

Huile de crabes. — Le crabe de terre, tourlouroux, (*cancer ruricola Linn.*) habite en Amérique, surtout aux Antilles et à la Martinique.

La chair de ce crustacé est un aliment fort recherché des nègres et des Indiens. On obtient en exposant les viscères, le foie et les intestins de ce crabe à l'action de la chaleur, exprimant ensuite et tirant à clair, une huile de couleur, brunâtre, qui est employée par les Éthiopiens contre le rhumatisme (*Chevallier, Dict. des drogues simples et compos., t. 3*).

L'hermite Bernard ou soldat (*cancer Bernhardus, Linn.*) est un animal qui ressemble beaucoup à l'écrevisse. Il abonde sur nos côtes.

On rapporte qu'il en existe, en Amérique, une très-grande espèce dont on extrait une huile qui est très-recherchée des habitants de ces contrées, dans le traitement du rhumatisme. Voici, suivant Lemery (*Dict. des drogues*) la manière de la préparer :

« Les habitants des isles pêchent ce poisson, et aussitôt qu'il est pris ils l'enfilent par la tête, et ils l'exposent au soleil qui le fait fondre en sorte qu'il n'y reste que les arêtes; cette substance fondue est une huile épaisse comme du beurre; en hiver elle est de couleur blanc tirant sur le jaune, à demi-liquefiée ; en été elle est rougeâtre, d'une odeur puante et d'un goût de poisson désagréable. »

Huile de grillon domestique. — Cette huile s'obtient du *grillon domestique*, vulgairement *criquelion*, (*gryllus domesticus, Linn.*), insecte qui habite dans les maisons et se plaît, de préférence , derrière les cheminées, dans les trous et les fentes des murailles où il fait entendre, la nuit, un cri bien connu de tout le monde.

Clesius, de Coblentz, a recommandé l'huile de *grillon* pour combattre les taches de la cornée. On l'applique, matin et soir, avec un pinceau (*Bull. des sc. médic. de Férussac, mai 1827*). Le même remède avait été recommandé par Schroëder, pour fortifier la vue (*Pharmac. medec., p. 738*).

CHAPITRE III.

SUCCÉDANÉS EMPRUNTÉS AU RÈGNE VÉGÉTAL.

Huile d'œillette. — L'huile de foie de morue n'avait, pour tout succédané, il y a une vingtaine d'années, qne les huiles de raie et de baleine, et personne, que nous sachions, ne s'était encore occupé alors à lui trouver, hors de la classe des poissons, une substance huileuse qui put la remplacer. C'est à cette époque que nous avons cherché, par une expérimentation suivie, s'il ne serait pas possible de remplacer cette buile par une huile végétale, plus facile à prendre et plus à la portée de toutes les bourses. Nos tentatives ont été couronnées d'un plein succès.

En effet, nous avons constaté, par des faits assez nombreux, que dans le rachitisme et la carie scrophuleuse on peut, au moyen de l'huile d'œillette, obtenir des résultats non moins avantageux qu'avec celle de foie de morue. Ces faits ont été exposés, dans tous leurs détails, dans un mémoire qui a pour titre : *De l'emploi de l'huile d'œillette dans le traitement du rachitisme et de la carie scrophuleuse,* et qui a été publié, en 1844, aux frais de la société de médecine de Gand (1).

Sur 22 enfants affectés de rachitisme, qui ont été sou-

---

(1) Le professeur Trousseau et une foule d'auteurs, dont le nom fait autorité dans la science, ont bien voulu citer nos recherches avec éloge.

mis à l'usage de l'huile d'œillette, douze ont été guéris après un traitement de trois mois et demi (terme moyen) ; quatre ont obtenu une amélioration voisine de la guérison ; trois n'ont obtenu qu'une amélioration passagère ; chez les autres la médication a été sans effet.

La plupart des malades présentaient tous les symptômes du rachitisme à un haut degré. Plusieurs de ceux que nous avons guéris, étaient réduits à un état vraiment déplorable, qui ne laissait presqu'aucun espoir de guérison. Tous appartenaient à la classe indigente ; ils habitaient, pour la plupart, des réduits obscurs, peu aérés, et se nourrissaient d'aliments peu substantiels ; en sorte que les résultats obtenus ne peuvent être attribués qn'à la seule influence du traitement huileux.

L'huile d'œillette nous a également réussi dans le traitement de la carie scrophuleuse. Sur onze malades soumis à l'usage de cette huile, nous avons obtenu sept guérisons complètes et une incomplète.

Comme on peut le voir, dans notre mémoire, les cas compris dans cette série furent, pour la plupart, très-graves. Je citerai, en particulier, l'observation suivante :

Un enfant, âgé de cinq ans, d'une constitution éminemment scrophuleuse, portait neuf ulcères fistuleux entretenus par la carie : cinq à la partie postérieure et inférieure de l'avant-bras gauche, trois à la face dorsale du métacarpe du même côté, et une autre à la partie postérieure et inférieure du fémur, près de l'articulation fémoro-tibiale. La maladie durait depuis deux ans et avait résisté à une foule de moyens. Elle fut guérie après un traitement de trois mois.

Huile de coco. — On extrait, par expression, de l'amande

du cocotier (*cocos nucifera, Linn.*), arbre qui croît natu-
rellement dans les Indes, en Afrique et en Amérique, une
huile d'une saveur douce, égale, en bonté, à celle d'amandes douces.

L'huile de coco a des propriétés médicinales que M. le
Dr Thompson, dans un mémoire lu, tout récemment, devant la société royale de médecine de Londres, dit avoir
longuement expérimentées, et qui en font un excellent succédané de l'huile de foie de morue (*Athenœum du 14 déc.
1854*).

Le Dr Collas assure que dans l'Inde il emploie l'huile de
coco au traitement des plaies contuses, par écrasement,
par arrachement (*loc. cit., p. 271*).

On retire encore du coco une autre espèce d'huile, également employée en médecine, et qui est ainsi décrite par
M. Legoux de Flaix. Je cite le passage en entier, car je
pense que cet emploi de la noix de coco est à peu près
inconnu aujourd'hui :

« En concentrant, par l'ébullition, le lait de coco à un
feu modéré, on obtient une huile douce, agréable et bonne
à manger lorsqu'elle est récente. Les médecins du pays
composent avec cette émulsion un purgatif doux, facile à
prendre, et qui n'est point répugnant ; il ne donne point de
coliques ni de tranchées ; on l'administre contre la pléthore, et il est vermifuge à un degré éminent. Il se compose
avec une demi-pinte d'émulsion dans laquelle on fait dissoudre, par la cuisson, trois à quatre têtes d'ail à un feu
modéré, jusqu'à la consistance d'une marmelade, que l'on
fait prendre tiède au malade, à jeun, en y ajoutant, si l'on
veut, un peu de sucre » (*Tableau du commerce de l'In-
doustan, vol. 1, p. 296*).

Lallemant, D^r en médecine à Rio-Janeiro, assure que les Brésiliens possèdent, pour combattre le tænia, un remède aussi simple qu'efficace, et dont il s'est servi lui-même avec succès chez un de ses enfants. Ce remède consiste à prendre pour toute boisson le lait de six à huit noix de coco, et pour toute nourriture du riz bouilli dans l'huile extraite de l'amande de ces noix. Les adultes doivent s'astreindre à ce régime pendant deux ou trois jours, et les enfants pendant un jour seulement. Le lendemain du jour ou le terme de ce régime est expiré, on administre au malade une once à une once et demie d'huile de ricin, pour provoquer la sortie du ver solitaire.

M. Lallemant est convaincu que c'est à l'huile, seule, contenue dans le lait de coco qu'il faut attribuer le succès de ce remède. Ce que nous disons, plus haut, des propriétés vermifuges de l'huile préparée avec le lait de coco confirme cette manière de voir. Si cette opinion est fondée, il serait alors facile d'importer ce remède chez nous (*Casper's Wochenschrift, 1847, p. 729*).

Huile d'amandes douces. — Il résulte des observations recueillies par Duncann et Nunn, médecins de l'hôpital de Colchester, et leur expérience porte sur plus de 350 cas, qu'on peut substituer avec avantage l'huile d'amandes douces à l'huile de foie de morue dans tous les cas où cette dernière est indiquée, tels que la phthisie pulmonaire, les scrophules, etc. « Non-seulement, disent-ils, l'huile d'amandes douces a sur l'huile de foie de morue la supériorité de n'avoir pas de goût désagréable et d'être d'un prix médiocre, mais encore elle ne purge pas et n'excite aucun phénomène désagréable du côté des organes digestifs. Seulement, d'après ces médecins, il faut surveiller la sécrétion biliaire durant son administration, et s'abstenir de son emploi lorsque l'intestin présente des symptômes de congestion et d'inflammation locales.

Duncann et Nunn prescrivent l'huile d'amandes douces à la dose de 4 grammes en commençant, une demi-heure après chaque repas, et en augmentant graduellement la dose (*Medical gazette*).

L'huile d'amandes douces a été introduite dans la thérarapeutique de la phthisie pulmonaire bien avant Duncann et Nunn : Dodoens (*Prax. med.*) mentionne son usage contre la toux. Louys de Serres, médecin de Lyon, qui a vécu au commencementdu XVIIe siècle, dit, dans ses commentaires sur les œuvres de Jean de Renou : « L'huile d'amandes douces est digne de recommandation en plusieurs choses ; car en premier lieu, elle est grandement profitable aux phthisiques et tabides. »

Morgagni parle d'un phthisique qui rendit un calcul par la toux et fut guéri, après avoir été mis à l'usage de l'huile d'amandes douces et d'autres choses analogues (*loc. cit.,* *epist. 15, c. 21*).

L'huile d'amandes douces est considéré par plusieurs auteurs comme un vermifuge qui n'est point à dédaigner.

P. Forestus prescrivait aux jeunes enfants atteints de vers une émulsion préparée avec les amandes douces et amères, et les noyaux de pêche, ce qui les purgeait et provoquait en même temps la sortie des vers (*oper. cit., lib.* *XXI, obs. XXXI*).

Hoffmann fait les plus grands éloges de l'huile d'amandes douces contre les vers. « *Ita ego sœpius mirabili cum effectu ad vermes enecandos et symptomata lenienda oleum amygdalarum dulcium ad aliquot cochlearia imo unciam unam vel duas circa lecti introïtum vel summo mane pueris præscripsi sumendum* » (*Opera omn., De morbis infant., p. 492*).

Huile d'olives. — Aretée (*Lib. 1, cap. VIII*) recommande l'usage, tant interne qu'externe, de cette huile contre la phthisie. «*A gestatione quiete concessa utendum in præsentia pingui oleo, post frictiones oleum cum aceto infundatur, paulum primo, deinde adjiciendum usque ad heminas quinque, aut sex, aut multo plus etiam : sin minus, at saltem quantum quis ferre poterit, multoties enim, vel id solum pro omni alimento satisfecit.* »

Schenckuis (*Obs. med., lib. II*) cite le cas d'un espagnol qui fut guéri d'un cas de phthisie, des plus graves, en se nourrissant uniquement de pain et d'huile d'olives.

Quelle confiance peut-on accorder au témoignage de J.-G. Goetzius, qui affirme qu'un boulanger guérissait la toux à l'aide d'une infusion de fleurs de millepertuis dans de l'huile d'olives ? «*Pistor quidam oleo olivarum cum floribus hyperici infuso in jusculis sumto tussim in se suisque feliciter profligabat, quod secretum diuturno familiæ suæ usu probatum erat* » (*Ac. physico-med. nat. cur., t. 2, p. 451*).

Marino, médecin italien, prétend avoir été témoin, plus de cent fois, des heureux effets de l'huile d'olives, à hautes doses, dans certaines douleurs articulaires mobiles qu'il rapporte à la goutte vague, mais que, si l'on consulte les observations qu'il a publiées, appartiennent bien plutôt au rhumatisme articulaire.

Marino administrait cette huile à la dose d'une livre environ chaque jour, prise en plusieurs fois (*Raccolta di alcuni opusc. all' us. int. d'all' olio olive*).

D'autres médecins italiens tels que Malacarne, Masino, Camuzzoni et Marcolini (*Giacomini, op. cit.*) ont également obtenu des résultats avantageux de l'huile d'olives, à hautes doses, dans la goutte vague et les affections rhumatismales.

Richter (*Therap. spec., t. 2, p. 52*) conseille l'usage de cette huile, à la dose de deux ou trois onces par jour, dans le rhumatisme.

Au rapport d'Ambroise Paré (*liv. 20, c. V*) « l'huile d'olive, prise par la bouche fait mourir les vers. »

P. Forestus a vu un jeune homme, de 18 ans, rendre un grand nombre de vers, après avoir pris un mélange de suc de grenadier et d'huile d'olives. Il tenait ce remède d'un gentilhomme, qui lui avait assuré que la reine de France en faisait un usage habituel, chez ses enfants. (*oper. cit., lib. XXI, obs. XXVII*).

Rivière (*Prax. medec., lib. X*) affirme que l'huile d'olives, associée au vin, est un remède populaire contre les lombrics.

D'après Andry (*De la génér. des vers*), cette huile, prise à jeun à la dose de quelques cuillerées, est un remède efficace contre les vers.

Labillardière, membre de l'Institut, a été témoin de plusieurs cas de guérison de tenia, obtenus à l'aide de cette huile, administrée à hautes doses. Il raconte que lui-même s'est débarrassé d'un ténia en avalant, en plusieurs fois, une livre et demi d'huile d'olives. L'évacuation du vers a eu lieu au bout de vingt-quatre heures (*Mérat et Délens, dict. cit.*).

Nous trouvons encore dans les œuvres de Cœlius Aurelianus, de Celse, de Boerhaave et de plusieurs autres praticiens des faits qui déposent en faveur de la propriété anthelmintique de l'huile dont il s'agit.

Gouan, professeur de l'école de médecine de Montpellier, assure qu'il a eu plusieurs fois l'occasion de se convaincre de l'efficacité de cette huile contre certaines taies de la cornée (*J. génér. de méd.*, *t. 28, p. 460*).

Girot (*Rev. médic., Juin 1850*) affirme qu'il a obtenu des résultats avantageux de l'huile d'olives, en application sur la tête, dans le traitement de la teigne. Il cite entre autres faits de guérison, à l'aide de ce remède, celui d'une petite fille, de huit ans, qui était atteinte, depuis trois ans, d'une teigne faveuse, qui avait résisté à tous les remèdes employés. Voici sa méthode : on coupe les cheveux aussi courts que possible sans les raser, ensuite on applique sur la tête une coiffe double trempée dans de l'huile d'olives légèrement tiède. Cette application est renouvelée chaque soir.

Nous avons vu, dans un autre endroit, que Bennett employait un traitement analogue, mais qu'au lieu d'huile d'olives, il se servait d'huile de morue.

Huile de noyer. — Plusieurs praticiens ont cherché dans l'huile de noyer un remède pour combattre les taches de la cornée.

Jeze prétend que cette huile lui a réussi pour combattre le leucoma (*Anc. journ. de méd., t.* LIX, *p. 439*). Gouan (*Mém. de la soc. de méd. de Montpellier*) et Scarpa ont loué son efficacité contre la même affection.

Meyer a obtenu des effets avantageux de cette huile dans les taches de la cornée, suites de la variole. Il affirme que son efficacité est d'autant plus prononcée qu'elle est plus vieille (*Merc. génér. de l'Europe, an. 1787*). Caron du

Villards (*Guide prat. des malad. des yeux*) s'en est également bien trouvé contre les taches de la cornée. Nous avons vu, p. 207, qu'Ammon associe cette huile à celle de foie de morue pour combattre les taies récentes de la cornée, suites de l'ophthalmo-blennorrhée.

Nous trouvons, dans les annales de la science, plusieurs faits qui tendent à prouver l'efficacité de l'huile de noix contre les vers, et notamment contre le ténia.

Dioscoride affirme (*loc. cit.*) que l'usage des noix fait rendre le ver solitaire. De là, sans doute, est venue l'idée de recourir à leur huile dans le même but.

Au rapport de **P. Forestus** (*lib. 21, obs. 32*) l'huile de noix a été recommandée contre les vers, par **A. Gradus**, médecin de Milan, qui vivait au commencement du XVIe siècle. Il raconte qu'à Milan les femmes ont coutume de faire manger à leurs enfants, une fois par semaine, du pain rôti trempé dans de l'huile de noix, avec un peu de vin.

Passerat de la Chapelle a consigné, dans l'*ancien journal de médecine* (*t.* VI, *p. 305*) plusieurs observations, fort intéressantes, en faveur d'un remède dont il a obtenu les résultats les plus brillants contre le ténia, et qui consiste dans l'administration de cinq onces d'huile de noix que l'on fait suivre, deux heures et demie après, de quatre onces de vin d'Alicante (1). Ce traitement doit être continué plusieurs jours de suite, jusqu'à l'expulsion du ver.

Binet (*J. de méd., t.* XV, *p. 214*) et Baumes (*ibid, t.* LVI, *p. 406*) ont rapporté, chacun, une observation fort intéressante d'expulsion d'un ténia à l'aide du remède dont il s'agit.

____

(1) Le vin d'Alicante est, d'après Andry, un très-bon remède contre les vers.

Nous devons à la vérité de dire que Desbois de Roche-fort, qui a soumis ce remède à de nouveaux essais, l'a trouvé, le plus souvent, inefficace (*loc. cit., t.* ii, *p. 73*).

Dubois administre contre le ténia six gousses d'ail, broyées avec trois onces d'huile de noix (*Mérat et Delens, op. cit.*).

Huile de lin. — Murray (*Apparat. medic., t.* iii) signale l'utilité de cette huile contre la phthisie pulmo-naire. « *Porro in puella phthisica ex suppressis sputis purulentis fere suffocata, eadem restituit vitamque pro-longavit (Michel., l. c., p. 44); imo alia femina ex hæ-moptysi phthisica, solo usu olei hujus omnino sanata sistitur (gaz., l. c.).* »

Morton conseille, contre la même affection, l'usage fré-quent des corps gras, à l'intérieur; mais surtout l'huile de lin récente, à la dose d'une cuillerée chaque heure, pourvu qu'il y ait absence de diarrhée, et qu'aucun autre symp-tôme n'en contre-indique l'emploi. « *Inter lubricantia co-piosè utatur æger butyro recenti non salito in omnibus panatellis, cerevisiâ butyratâ, et si (benè ferat) oleo dulci communi, vel potiùs amygdalarum dulc., præsertim verò oleo lini recenter absque igne extracto, è quo capiat sin-gulis horis cochleare unum, nisi adstî diarrhea, vel ali-quod aliud symptoma contra-indicans* » (*op. cit., c.* viii).

Rœderer loue les bons effets du remède suivant, contre la phthisie chez les enfants : on administre chaque jour un bain chaud, puis on frictionne tout le corps, à l'exception de la tête, avec une cuillerée d'huile de lin (*Bouchardat, Ann., 1846*).

Desgenettes (*Hist. médic. de l'armée d'Orient, t.* ii, *p.* 48) nous apprend que les habitants du Saïd (Egypte) admi-

nistrent l'huile de lin aux enfants atteints de convulsions.
Il ajoute (ce qui n'est pas sans intérêt) que les nourrices
boivent souvent elles-mêmes le médicament qui doit agir
sur leurs nourrissons.

Murray (*loc. cit.*) loue l'efficacité de l'huile de lin contre
les vers. Herberden (*Med. transact.*, t. VI, *p. 49*) s'en servait avec succès en lavements contre les oxyures.

Huberbert préférait cette huile à toute autre pour combattre les lombrics, chez les enfants.

Cazin (*Traité des pl. ind.*) l'administre à la fois, et avec
succès, par la bouche et en lavement, contre les oxyures.
Il loue, comme un vermifuge qui lui a souvent réussi, chez
les enfants, un mélange d'une cuillerée d'huile de lin avec
quantité égale de jus de citron ou de vinaigre sucré.

Huile de sésame. — On extrait, en abondance, des semences de *sésame, sesamum orientale L.*, plante qui croît
dans l'Inde, au Japon, à Ceylan et dans plusieurs autres
contrées, une huile douée d'une saveur douce très-agréable
qui vaut, dit-on, la meilleure de nos huiles d'olives, et peut
se conserver longtemps sans acquérir une saveur rance. C'est
un assaisonnement extrêmement précieux fort usité dans
différents pays, surtout au Japon où le manque de beurre
et de graisse fait qu'on s'en sert presque exclusivement
pour tous les besoins de la cuisine.

Cette huile a la réputation de procurer de l'embonpoint,
ce qui la fait employer par les égyptiennes qui en prennent, dans ce but, plusieurs onces le matin. Elle est fréquemment employée, en Egypte, dans différentes maladies
de la peau : « *Oleo et jam ad multa alia Ægyptii uti
consueverunt, quippè ad eutis pustulas, asperitatem ac
omnem defedationem ex humore melancholico concita-*

tam, tum epoto, tum in cibis frequentato, vel ipso affectis partibus inunctis » (*Proper Alpin, De plantis Ægypti, p. 99*).

Huile de radis et de colza. — On retire de la semence d'une variété du radis cultivé, appelée *raifort de la Chine* (*raphanus chinensis oleiferus., Linn.*), une huile qui a beaucoup d'analogie avec celle de colza, et qui, d'après les expériences du Dr Oliviero, est très-utile dans les affections rhumatismales et pulmonaires (*Kluyskens, Annal. de littér. médic. étrang., t.* x, *p. 600*).

J'ai connu un vieillard qui s'est guéri d'un rhumatisme chronique, qui durait depuis longtemps, et avait résisté à une foule de remèdes, en prenant chaque jour un petit verre à liqueur d'huile de colza.

Beurre de Galam et de Bambouc. — Les semences du *bassia butyracea, Roxb.,* arbre qui croît en Afrique où il est connu sous le nom d'arbre à beurre, fournissent une huile concrète, d'un blanc assez parfait et d'une saveur assez analogue à celle du beurre de cacao, appelée *beurre de Galam,* du nom de la localité d'où il provient. Ce beurre est employé à une foule d'usages domestiques. Les nègres le regardent comme un remède précieux dans les douleurs rhumatismales. Ils en font des frictions sur tout le corps, dans la goutte, le rhumatisme, etc. (*Mérat et Delens, ouv. cité, t.* i, *p. 555*).

Le beurre de Bambouc est une huile végétale concrète qui, s'il faut en croire Mérat (*Dict. cit.*), provient de l'*elaïs guineensis, L.,* arbre qui habite toute la côte ouest de l'Afrique centrale.

Selon l'abbé Prévost, les nègres emploient ce beurre avec succès dans le rhumatisme, la sciatique et d'autres affections de cette nature. « Leur méthode, dit-il, est d'en frotter devant le feu les parties attaquées, pour y faire pénétrer la graisse autant qu'il est possible ; de les couvrir ensuite avec du papier gris, le plus doux, et de les tenir chaudement sous quelque drap fort épais » (*Hist. gén. des voyages, t.* II, *p.* **648**).

Nous lisons, dans le *Dictionnaire des sc. médicales* (*t.* III, *p.* **101**), que Geoffroy a obtenu des effets avantageux de cette huile dans plusieurs cas de rhumatisme.

Chocolat. — Cette préparation alimentaire contient, en abondance, une matière grasse connue sous le nom de beurre de cacao. On a recommandé son usage dans la phthisie pulmonaire. Gattereau en conseille l'emploi dans la phthisie nerveuse ainsi que dans toutes les variétés de cette affection.

Behrens rapporte que le cardinal de Richelieu fut guéri d'une hypochondrie dont il était atteint, et qui avait résisté à tous les moyens en faisant usage du chocolat (*Select. diætet., p.* **391**).

Huile iodée. — Plusieurs praticiens partant de cette idée que l'huile de foie de morue n'est qu'un corps gras iodé, ont cherché à lui substituer une huile iodée artificielle, qui eut les avantages de l'huile de morue sans en avoir les inconvénients.

Marchal, de Calvi, a obtenu les résultats les plus satisfaisants de l'huile d'amandes iodée dans les affections scrophuleuses et dans les affections tertiaires de la syphilis, qui paraissent établir la transition de la syphilis à la scrophule (*J. des conn. médic.,* **1848**).

Ricord et Gibert (*Bull. de l'Ac. de méd.,* août **1851**) ont également obtenu de bons effets de l'huile iodée, dans

certains cas de scrophules compliqués d'accidents syphilitiques.

Frène, médecin de l'Hôtel-Dieu de Lyon, prétend avoir
obtenu les résultats les plus satisfaisants de l'emploi de
l'huile iodée, en frictions sur toutes les parties du corps,
dans différents cas où l'huile de foie de morue est indiquée.

Putégnat, de Luneville, a expérimenté l'huile de proto-
iodure de fer (formule de Gille) dans la phthisie, l'adénite
scrophuleuse, les tumeurs blanches, etc., et les résultats
qu'il en a obtenus ont souvent répondu à son attente :
« Pour moi, dit-il, il y a un fait qui ne peut être douteux :
c'est que l'huile dite de proto-iodure de fer, est un médicament beaucoup plus actif que l'huile de foie de morue et
que celle iodée. »

Huile de foie de morue ferrugineuse. — Vezu, pharmacien à Lyon, a constaté, tout récemment, la solubilité
du fer métallique et du protoxyde de fer gélatineux dans
l'huile de foie de morue et dans les huiles fixes; ce qui l'a
déterminé à préparer une huile de foie de morue ferrugineuse.

D'après lui, cette huile est appelée à jouer un rôle
important en thérapeutique. Plusieurs médecins de Lyon
en ont obtenu les résultats les plus avantageux.

« La thérapeutique, dit M. le Dr Bonnaric, médecin de
l'hospice de l'Antiquaille (*Compte-rendu des hôpitaux de
Lyon, ann. 1858, p. 36*), n'a subi et ne pouvait guère
subir que des modifications de détail. Parmi les médicaments prescrits habituellement dans ce service, l'huile de
foie de morue tient le premier rang ; puis viennent les ferrugineux et les dépuratifs.

« Un grand nombre d'enfants prennent tous les matins

l'huile et le fer en deux temps. M. Vezu, pharmacien à Lyon, m'a fourni les moyens d'administrer d'un seul coup ces deux médicaments. Il a réussi à *faire* dissoudre, dans l'huile de foie de morue, le fer métallique porphyrisé ou réduit, et le protoxyde de fer gélatineux.

« Cette combinaison de l'huile et du fer, que j'ai adoptée avec empressement, m'a permis de supprimer le sirop d'iodure de fer si facilement altérable. Elle a été bien supportée par les petits malades, et m'a paru, même à dose moindre, agir avec autant et même plus d'efficacité que l'huile de foie de morue et le sirop d'iodure de fer administrés simultanément, mais non combinés. A la consultation gratuite, je ne prescris que l'huile de foie de morue ferrugineuse de M. Vezu, et tout en réalisant une notable économie à la pharmacie, j'ai pu m'assurer que les résultats n'étaient pas moins favorables qu'avant cette substitution. »

Rodet, ex-chirurgien en chef de l'Antiquaille, a obtenu les succès les plus remarquables de l'emploi de l'huile ferrugineuse dans plusieurs cas de pertes séminales avec atonie, chez des individus faibles, amaigris et épuisés par ces déperditions abondantes (*Gazette médic. de Lyon, oct. 1858*).

« L'association du fer à l'huile de foie de morue, dit le Dr Mary, est une idée heureuse. Loin de se nuire entre elles, chacune de ces deux substances conserve non-seulement toute son action, toutes ses propriétés, mais encore l'une semble annihiler les inconvénients de l'autre. Ainsi, d'un côté, sous l'influence de la préparation martiale, la saveur si désagréable, parfois si repoussante de l'huile de foie de morue, est sensiblement modifiée; de l'autre, les sels de fer perdent leur goût astringent et atramentaire par leur dissolution dans les huiles, qui protégent, en outre, la muqueuse intestinale contre leur action constrictive et irritante. Des malades, dont l'estomac n'avait pu supporter aucune de ces préparations, ont pu prendre parfaitement l'huile de foie de morue ferrugineuse de M. Vezu, et recueillir à la fois les bienfaits de cette double médication » (*Gazette des hôpitaux de Paris, 19 nov. 1859*).

L'huile de foie de morue ferrugineuse s'administre à la dose d'une à deux cuillerées à bouche chez les enfants, et à une dose double chez les adultes.

Savon. — Il existe un certain degré de parenté entre le savon et les corps gras, sous le rapport de leur composition chimique. Peut-être aussi peut-on considérer le savon comme ayant sur l'économie une action analogue à celle des corps gras. C'est du moins ce qui paraît résulter de la théorie de Mialhe, qui prétend que l'absorption des huiles a lieu, comme celle des résines, à l'aide des alcalis ou bases alcalines contenues dans le liquide de la muqueuse des intestins, qui les saponifie en tout ou en partie (1) (*Trait. de l'art de formuler*).

Je ne sais ce que l'on doit penser de la théorie de Mialhe; toujours est-il que le savon a été recommandé, par quelques médecins, dans plusieurs cas où l'huile de foie de morue est indiquée.

Boerhaave prescrivait fréquemment le savon pour combattre l'engorgement des glandes du mésentère, chez les enfants (*Kortum, Comment. de vitio scroph., t.* II, *p. 13*).

____

(1) D'après Cl. Bernard, les corps gras ne sont absorbés, dans le tube digestif et transmis dans le torrent de la circulation, qu'après avoir été émulsionnés par le suc pancréatique.

On a considéré le savon comme ayant une action marquée sur le système lymphatique ; mais nous ne possédons, sur ce point, que des observations peu nombreuses et incomplètes.

R. Whytt a vu des tumeurs glanduleuses opiniâtres céder à l'usage de cette substance, administrée à la dose d'une demi-once à une once et au delà, chaque jour (*Trait. des malad. nerv.*, t. II, p. *252*).

C'est bien à tort, selon Hufeland (*Trait. de la malad. scroph.*, p. *270*), qu'on voudrait bannir le savon de la thérapeutique des scrophules. C'est, pour lui, un médicament très-précieux, et dont il a obtenu les résultats les plus avantageux dans la première période de la maladie scrophuleuse, chez les enfants. Il l'administre, à la dose de huit à dix grains, soir et matin.

R. Whytt (*loc. cit.*) prétend que le savon, à la dose de six gros à une once par jour, lui a réussi plusieurs fois, pour combattre les vers, chez les enfants. D'après lui, ce remède fait également périr les vers ronds et les vers plats.

Boerhaave conseille, comme étant souvent fort utile contre la goutte la plus enracinée, l'usage du savon, donné trois fois par jour, à la dose d'un scrupule. Le Dr Klerk, au rapport de Pringle (*Obs. sur les malad. des armées*, p. *242*), employait le même moyen avec succès, à la dose d'une demi-once à une once par jour.

Liger, Bouillet, et plusieurs autres médecins regardent ce médicament comme le plus puissant de tous les remèdes connus pour combattre la goutte ; mais remarquons, que, chez la plupart d'entre eux, cette opinion a sa source bien plutôt dans des vues théoriques que dans l'observation des faits.

Liger (*Trait. de la goutte*) accorde au savon la propriété de détruire la cause première de la goutte, qui consiste, selon lui, dans une abondance de matières mucilagineuses étrangères à la masse des humeurs ! Klerk voit dans cette substance le meilleur dissolvant de la matière goutteuse ! Barthez (*op. cit.*) dit que les produits excrémentitiels du sang, chez les goutteux, subissent une décomposition qui y fait prédominer la substance terreuse, et que le savon enraie cette décomposition, en rendant les parties terrestres des humeurs plus parfaitement miscibles avec les autres parties constitutives !

Je me garderai bien de chercher ici à réfuter de pareilles théories. Ne suffit-il pas de les signaler pour en faire sentir toute l'absurdité ?

FORMULAIRE

DES PRÉPARATIONS EMPRUNTÉES AUX SUCCÉDANÉS DE L'HUILE DE FOIE DE MORUE.

Potion d'huile de foie de raie (RAYÉ).

Huile de foie de raie	90 gram.
Gomme arahique	15 gram.
Sirop d'opium.	60 gram.
Eau	60 gram.

Faites une potion. — A prendre en trois jours et en trois doses égales, dans les pneumonies chroniques.

Autre.

Decoction de salep	125 gram.
Sirop simple	32 gram.
Huile de poisson	64 gram.

Faites une potion. — A prendre dans la journée.

Autre (TROUSSEAU ET RÉVEIL).

	Adultes.	Enfants.
Huile de poisson	50 gram.	30 gram.
Sirop tartrique	50 gram.	30 gram.

Mêlez exactement, et agitez avant de l'administrer. — A prendre en quatre fois dans la journée.

Sirop d'huile de foie de raie (VANNIER).

Huile de foie de raie	125 gram.
Extrait de feuilles de noyer	15 gram.

Miel . . . . 735 gram.
Eau distillée. . . . . 6 gram.
Iodure de potassium . . . . 6 gram.
Sirop de quinquina. . . . . 375 gram.
Sirop simple. . . . . 1125 gram.
Essence d'anis . . . . 24 gram.

On en administre quelques cuillerées le matin à jeun.

Autre (MIALHE).

Sucre. . . . . 600 gram.
Amandes amères . . . . 50 gram.
Gom. arab. pulv. . . . . 50 gram.
Huile de raie. . . . . . , ... 100 gram.
Eau pure. . . . . 300 gram.

Broyez d'abord les amandes avec la gomme et environ 50 gram. de sucre ; ajoutez ensuite, petit à petit, l'huile préalablement mélangée avec environ 100 gram. d'eau ; battez bien et longtemps ; ajoutez ensuite, peu à peu, le restant de l'eau qui doit entrer dans le sirop ; passez la liqueur émulsive à travers un blanchet, et faites-y fondre le sucre à l'aide d'une température très-faible qui ne devra pas dépasser 40° centig., afin d'éviter la coagulation de la partie albumineuse de ces amandes.

Savon d'huile de foie de morue ioduré (DESCHAMPS).

Savon d'huile de foie de morue . . . . 30 gram.
Soluté d'iodure de potassium à parties égales. . . 8 gram.

Emploi intérieur en pilules, emploi extérieur en lotions.

Huile iodée (MARCHAL).

Huile d'amandes douces . . . . 1 gram.
Iode . . . . , . . 5 cent:

Avec 1 gramme de cette huile iodée incorporée, moyennant la gomme adraganthe, à quantité suffisante d'émulsion, on obtient l'émulsion iodée du même auteur.

Autre (Personne).

Huile de foie de morue . . . . 1 kilogr.
Iode. 5 gram.

On fait dissoudre l'iode dans l'huile, ensuite on fait passer un courant de vapeur d'eau jusqu'à complète décoloration, puis on ajoute de nouveau 5 gram. d'iode, et l'on continue le courant de vapeur pour obtenir, comme la première fois, une décoloration complète.

Il est préférable de mettre l'iode par petites fractions, pour éviter que le produit ne reste coloré par suite de l'action de l'iode sur certains principes qui accompagnent l'huile.

Lorsqu'on agit ainsi, on n'aperçoit pas de trace de vapeur d'iode indiquant la déperdition. L'eau qui se condense, possède une action très-acide, due à l'acide chlorhydrique. On la décante d'abord, puis on lave l'huile avec un faible soluté de bicarbonate de potasse ou de soude, jusqu'à ce que toute réaction acide ait disparu ; enfin, on laisse déposer et on filtre au papier.

On pourrait, en ajoutant successivement de nouvelles doses fractionnées d'iode, en introduire dans l'huile une quantité double et même davantage ; mais quelques précautions que l'on prenne alors, il est difficile de ne pas obtenir un produit fortement coloré.

Autre (Deschamps).

Iode . . . . 10 gram.
Huile d'amandes . . . . 100 gram.

Pesez dans un ballon ou dans un flacon, chauffez au bain-marie pendant quelques heures, agitez de temps en temps pour que l'iode ne réagisse pas très-fortement sur une partie de l'huile ; laissez-la refroidir, lavez avec de l'alcool pour enlever l'iode qui n'est pas combiné, et l'huile devenue soluble, lavez-la avec de l'eau alcaline, puis avec de l'eau, filtrez-la, etc.

1 gram. de cette huile représente 0,081 gram. d'iode, et 2 gram. contiennent plus d'iode que 1 litre d'huile de foie de morue.

Autre (BOURGEOIS DE FAVERDAZ).

Huile d'amandes douces . . . . 500 gram.
Iode . . . . 1 gram., 80 cent.
Éther rectifié . . . . 4 gram.

Faites dissoudre l'iode dans l'éther et ajoutez la solution à l'huile. On met cette huile avec P. E. d'huile de foie de morue, on filtre et l'on a un produit clair et plus facile à prendre que l'huile de foie de morue.

Autre (BERTHÉ).

Huile d'amandes douces. . . . . 1 kilogr
Iode. . . . . . . : . . . . 5 gram.

Chauffez au bain-marie.

Ainsi préparée, cette huile est parfaitement transparente, sans odeur et n'a point cette saveur désagréable et rance qu'on trouve dans celle qui est préparée au moyen de la vapeur.

Huile brômo-iodurée (BOUCHARDAT).

Ioduré de potassium ou de fer   } ana . . . . 50 gram.
Bromure de potassium ou de fer }
Huile d'amandes douces ou de pieds de bœuf. . . 500 gram.

F. s. a. une mixture, à prendre de 1 à 5 cuillerées par jour.

Beurre brômo-iodé (TROUSSEAU).

Beurre frais. . . . . 125 gram.
Iodure de potassium . . . . 5 cent.
Bromure de potassium . . . . 20 cent.
Chlorure de sodium . . . . 2 gram.

Ce beurre est consommé dans la journée sur de très-minces tartines de pain.

Autre (BOUCHARDAT).

Sel brômo-ioduré . . . . 20 gram.
Beurre frais. . . . : . . . . 250 gram.

A consommer en deux ou trois jours.

Huile d'iodure de fer (GILLE).

Iode pur . . . . 2 gram. 25 cent.
Limaille de fer . . . . 15 gram.
Huile d'amandes douces . . . . 800 gram.

Triturez dans un mortier de fer l'iode et la limaille de fer, qui doit être parfaitement-décapée, ajoutez d'abord 30 gram. d'huile à peu près, triturez le mélange pendant une heure sans discontinuer ; laissez la réaction se faire pendant quelques heures, ajoutez le reste de l'huile ; introduisez le tout dans un flacon.

Huile de foie de morue ferrée (JEANNEL).

Huile de foie de morue brune . . . . 250 gram.
Eau distillée. . . . . 250 gram.
Carbonate de soude cristallisé pulvérisé . . . . 14 gram.
Sulfate ferreux cristallisé. . . . . 15 gram.

Mêlez dans un flacon à large ouverture, agitez de temps en temps au contact de l'air pendant huit jours, filtrez à travers un filtre mouillé, séparez l'eau de l'huile au moyen d'un entonnoir, filtrez l'huile une seconde fois.

Jeannel propose de faire usage de cette huile, pour communiquer à l'huile de foie de morue ordinaire la dose d'oxyde de fer qu'on jugera convenable, en se souvenant qu'un gramme de cette huile ferrée représente 1 centigramme d'oxyde ferrique.

FIN.

TABLE DES MATIÈRES.

LIVRE PREMIER.

CHAPITRE I.

CHAPITRE II.

LIVRE II.

DE L'HUILE DE FOIE DE MORUE.

CHAPITRE I.

CHAPITRE II.

CHAPITRE III.

CHAPITRE IV.

LIVRE III.

DES SUCCÉDANÉS DE L'HUILE DE FOIE DE MORUE.

CHAPITRE I.

CHAPITRE II.

CHAPITRE III.

FIN DE LA TABLE.

Tournai, typ. H. Casterman.